中医经典著作
学习大纲与辅导指南

洪蕾　邓莉　主编

全国百佳图书出版单位
中国中医药出版社
·北　京·

图书在版编目（CIP）数据

中医经典著作学习大纲与辅导指南 / 洪蕾，邓莉主编 .—北京：中国中医药出版社，2023.8

ISBN 978－7－5132－8357－1

Ⅰ．①中… Ⅱ．①洪… ②邓… Ⅲ．①中国医药学—著作—指南

Ⅳ．① R22-62

中国国家版本馆 CIP 数据核字（2023）第 162355 号

中国中医药出版社出版

北京经济技术开发区科创十三街 31 号院二区 8 号楼

邮政编码 100176

传真 010－64405721

山东华立印务有限公司印刷

各地新华书店经销

开本 787×1092 1/16 印张 21 字数 432 千字

2023 年 8 月第 1 版 2023 年 8 月第 1 次印刷

书号 ISBN 978－7－5132－8357－1

定价 48.00 元

网址 www.cptcm.com

服务热线 010-64405510

购书热线 010-89535836

维权打假 010-64405753

微信服务号 zgzyycbs

微商城网址 https://kdt.im/LIdUGr

官方微博 http://e.weibo.com/cptcm

天猫旗舰店网址 https://zgzyycbs.tmall.com

如有印装质量问题请与本社出版部联系（010－64405510）

《中医经典著作学习大纲与辅导指南》

编委会

主　审　王世纯　刘　璐

主　编　洪　蕾　邓　莉

副主编　任　毅　杨艳梅　蒲晓东

编　委　徐　玉　尹　涛　李全鑫　唐　波　杜　磊

　　　　　张　飞　曹　晋　涂雅丹

秘书组　张广蓉　赵学良　唐禄俊　胡凌霜

序一

古往今来，各学科都有自己的经典，那些具有重要指导作用的著作，都必须重点阅读。在中医学领域中，学界公认的经典著作就是《黄帝内经》(包括《素问》和《灵枢》)、《伤寒杂病论》(包括《伤寒论》和《金匮要略》)和温病学系列著作。它们经过了历史检验，融汇了古代哲学、历史、人文、天体、地理、宗教、医药理论等多学科知识，思想深邃，流传深远，影响巨大，不仅是我们民族文化中的重要组成部分，也是全人类的宝贵财富！

学中医，成大医，必须读书，而且要读经典著作。正如宋代史崧在《灵枢·叙》中强调："夫为医者，在读医书耳，读而不能为医者有矣，未有不读而能为医者也。不读医书，又非世业，杀人尤毒于梃刃。"但是，历代留下来的书籍汗牛充栋，而人生苦短，书是读不完的，必须抓住读经典这条主线。历史的经验证实，中医学的根底在于经典，把经典著作背得滚瓜烂熟，然后旁及各家学说，此为学成良医的不二法门，也是造就杰出人才的必由之路。经典怎么读？如何通过原著领悟其精神？不少人望而却步，倍感迷茫。有鉴于此，重庆中医药学院经典著作教学团队主编《中医经典著作学习大纲与辅导指南》一书，书中集中医界黄埔之美誉的鲁之俊、冉雪峰、胡光慈、沈仲圭、任应秋、吴棹仙等众多知名中医大家的教学经验为一体，汇教研人员七十多年的积累于一身，提纲挈领，字字珠玉，是指导经典著作学习的宝贵材料。

面对当今海内外的经典学习热潮，本书对初学者具有引领入门的作用，对医学专家，尤其是西医学习中医的专家具有指点迷津的作用，对研究创新者具有启发开窍的作用。本书对我等老年中医也有温故知新的意义，当然，对养生保健来说亦是开卷有益！

2023年6月

序二

中医学源远流长，博大精深，为中华民族的健康和繁衍做出了巨大贡献。纵观我国历代医学书籍，卷帙浩繁，汗牛充栋，穷毕生之精力，亦难尽阅，若欲面面俱到，必然浅尝辄止，杂而不精。孔子曰："工欲善其事，必先利其器。"能否找到正确的方法，是学习中医必须面对的首要问题。古人有半部《论语》治天下，一部《伤寒》学中医之说，可见中医经典对学习中医的重要性。2008年，在中华中医药学会发起的"读中医经典，学中医名著"读书活动中，国医大师们指出：多读一些经典著作，并在此理论的指导下不断实践，为日后创新论、成名家奠定坚实的基础，使中医药队伍永远保持旺盛的生机。

中医经典《黄帝内经》《伤寒论》《金匮要略》和温病学系列著作是中医学发展史上具有里程碑意义的经典巨著，每一部经典均代表了该学术领域高超的理论与实践水平，对古代乃至现代中医有巨大的指导作用与研究价值。"问渠那得清如许，为有源头活水来"，这些经典著作凝聚了中医思想理论及临床实践的精髓，是中医学术的源头。无论是历代医学大家，还是当今活跃在临床上的高手，为了取得扎实的中医功底，精湛的中医医术，都倾注了大量心血研读上述中医经典。中医经典，不仅是几千年来中华民族与疾病做斗争的经验结晶，更是经过长期实践验证而公认的医学标准。只有深刻领会中医学基本概念，掌握医学准则，才能明辨是非、鉴别优劣，做到心中有定见，下手成方圆。

党的二十大报告中强调：“促进中医药传承创新发展。”新时代新征程，广大中医药工作者只有做好传承，才能更好地创新发展中医。

欣闻重庆中医药学院经典著作教研室与重庆市中医院中医经典科，在重庆市卫生健康委员会、重庆市中医管理局的统筹安排下，编撰出版《中医经典著作学习大纲与辅导指南》一书。纵观全书，内容丰富，重点突出，提纲挈领，释义清晰，是中医经典著作学习与辅导之创新佳作。《医宗金鉴·凡例》曰：“医者书不熟则理不明，理不明则识不清，临证游移，漫无定见，药证不合，难以奏效。”知其要者，一言而终，不知其要，流散无穷。《中医经典著作学习大纲与辅导指南》这本书为我们系统掌握中医经典理论，明确其义理，提供了良好的指引。

全书对经典著作的条文进行提要和分级，并在条文章节最后列出传世警言，可起到循序渐进、加深学习印象的作用。书中仅对重点词语进行解释，不予通篇翻译，让读者原汁原味地体会经典条文。本书是一部对临床、教学、科研都有参考价值的工具书，也是中医药事业和中医药教育高质量传承创新的见证，它一定会受到中医学子、中医从业者、中医研究者的喜爱，故欣然为序。

王伟

2023年6月

前言

“读中医经典，守正统文脉”，是从事中医药临床活动的基本功。为了提高卫生工作者对中医经典理论把握的能力，在重庆市卫生健康委员会和重庆市中医管理局的组织下，重庆中医药学院经典著作教学团队编写了《中医经典著作学习大纲与辅导指南》，全书包括《黄帝内经》《伤寒论》《金匮要略》和温病学理论的学习大纲与三级掌握内容，便于大家学习。

本书涵盖了《黄帝内经》的《素问》81篇与《灵枢》81篇的主要条文，详述了《伤寒论》六经辨证与《金匮要略》脏腑辨证的主要内容，在温病学理论中列举了风温、春温、暑温、湿温、伏暑、秋燥等季节性外感疾病与大头瘟、烂喉痧等流行性疾病。

上述四大经典的学习内容均在保持本门课的完整性与基本要点的基础上，分别列出一级、二级、三级条文（一级为掌握内容，二级为熟悉内容，三级为了解内容），同时对原文重点词句进行注释并列出传世警言，以加强读者的学习记忆。

重庆中医药学院的前身是1951年创建的重庆中医进修学校，第一任校长鲁之俊，第二任校长冉雪峰，第三任校长胡光慈，教务处长任应秋，教师沈仲圭、吴棹仙等都是跻身全国中医药教育的中医名家，他们在校期间著述了全省第一批中医进修教材与大量中医药经典著作学习资料，如《内经讲义》《伤寒论讲义》《中医内科杂病证治新义》《温病整理》《冉注伤寒论》《中国医学史略》《中医温病概要》，录入大学教材至今的“天麻钩藤饮”等，都是中医前辈们为守住中医药正统文脉的奉献，由此也奠定了重庆中医药学院的基础。

1959年受四川省卫生厅委托，学校面向重庆、江津、涪陵、万县、达县、遂宁、泸州举办《伤寒》《金匮》及针灸、本草师资培训班，335人参加培训；1980年受卫生部委托，学校举办《内经》《伤寒》《金匮》及温病一年制全国古典医著师资培训班，共6期，结业236人。当年任课该进修班的经典著作教师，至今仍坚守在经典教学一线讲台上，成为本书的主要工作者。七十年一晃而过，经典学习依然是我们守正统文脉的抓手与基础。

《中医经典著作学习大纲与辅导指南》承蒙全国首届名中医王辉武先生与广州中医药大学王伟校长审阅书稿，并撰写序言，在此一并致谢。

本书编委会

2023年6月

目 录

《黄帝内经》大纲

《素问》

上古天真论篇第一

1. 掌握黄帝内经第一问（问在如何活百岁）。

2. 掌握病因发病学观点。

3. 掌握肾气主宰人体生长壮老已全过程。

4. 熟悉真人、至人、圣人、贤人养生。

四气调神大论篇第二

1. 掌握四季养生的范式。

2. 掌握春夏养阳，秋冬养阴。

3. 掌握治未病原则。

4. 熟悉顺应阴阳的规律就是遵道而为。

生气通天论篇第三

1. 掌握生之本，本于阴阳。

2. 掌握阳气的重要性。

3. 掌握煎厥、薄厥的病机。

4. 掌握阴阳相互为用的关系。

5. 掌握阴阳之要。

6. 掌握五脏五味关系。

7. 掌握长寿的筋、骨、气血标准。

8. 熟悉调顺阳气的重要性。

9. 熟悉阳气功能失调——阳气受邪的病机。

10. 熟悉阳气功能失调——阳气壅塞的病机。

11. 熟悉阳气功能失调——大偻、脉瘘、痈肿、风疟的病机。

12. 熟悉风为百病之始，精神清静而不病。

13. 熟悉一日中人体阳气的盛衰变化。

14. 熟悉阳气功能失调——伏气发病。

15. 了解五味过盛的病机。

金匮真言论篇第四

1. 掌握藏精是不病的关键。

2. 熟悉一日之时可阴阳。

3. 了解四时五脏阴阳应象。

阴阳应象大论篇第五

1. 掌握阴阳总纲、治病求本。

2. 掌握阴阳特性——阴阳消长、阴阳转化，以及飧泄、䐜胀病机。

3. 掌握大自然中的阴阳交流状态、人体阴阳分布状态。

4. 掌握阴、阳、味、形、气、精相互转化的关系。

5. 掌握阴阳与性味的关系，壮火与少火的特点。

6. 掌握阴阳发病的机理。

7. 掌握阴阳标志。

8. 掌握因势利导的治法。

9. 熟悉外感邪气致病特点。

10. 熟悉四时伏气发病。

11. 熟悉能冬不能夏，能夏不能冬。

12. 熟悉邪气入里次序。

13. 熟悉不同邪气致病部位具有倾向性。

14. 熟悉阴阳在针法中的指导作用。

15. 熟悉阴阳在四诊中的指导作用。

16. 了解人与天地相参——人有五脏化五气。

17. 了解五行与自然界、人体的对应关系。

18. 了解七损八益概念，人四十以后的生命阶段特点。

19. 了解天不足西北，地不满东南。

20. 了解人与天地相应而通于五脏。

阴阳离合论篇第六

1. 掌握三阴三阳之离合。

2. 了解阴阳具有无限可分性。

阴阳别论篇第七

了解十二经应十二月。

灵兰秘典论篇第八

掌握脏腑之间十二官的关系。

六节藏象论篇第九

1. 掌握人吸收天地之气而生。

2. 掌握五脏所主。

3. 了解人与天地相参——人体应天时。

4. 了解五运概念及重要性。

5. 了解嗜欲不同，各有所通。

五脏生成篇第十

1. 掌握肢、节、筋、脉、气、血的从属关系。

2. 掌握血是机体发挥功能的物质基础。

3. 熟悉五死色、五生色、五善色。

4. 了解五脏所合。

5. 了解过食五味则病生。

6. 了解人体针刺基础。

五脏别论篇第十一

1. 掌握奇恒之腑的概念。

2. 掌握传化之腑的概念。

3. 掌握魄门亦为五脏使。

4. 掌握五脏六腑的鉴别标准。

5. 掌握水谷入口，胃肠虚实交替。

6. 掌握气口独为五脏主。

7. 掌握病不许治者，病必不治。

异法方宜论篇第十二

熟悉砭石、毒药、灸焫、九针、导引等因地制宜的原则。

移精变气论篇第十三

1. 掌握精神情志在人体中的重要作用。

2. 熟悉上古之人祝由的缘由。

汤液醪醴论篇第十四

1. 掌握阳虚水肿的病机及治疗方法。

2. 熟悉今世之人用汤液的缘由。

3. 熟悉精神在治疗中的重要作用。

4. 熟悉病人为本，医者为标。

玉版论要篇第十五

掌握揆度者，度病之浅深也。奇恒者，言奇病也。

诊要经终论篇第十六

了解人与天地相参——人气与月数相应。

脉要精微论篇第十七

1. 掌握精明五气——五善色、五恶色。

2. 掌握五脏者，中之守也；得守者生，失守者死。

3. 掌握五脏者，身之强也；得强则生，失强则死。

4. 掌握脉象四时变动特点。

5. 熟悉诊法常以平旦。

6. 熟悉司外揣内的诊法。

7. 熟悉脉者，血之府。

8. 了解持脉有道。

平人气象论篇第十八

1. 掌握平人脉象。

2. 掌握虚里的概念、定位及临床意义。

3. 掌握脉无胃气则死。

4. 熟悉妊娠脉诊法。

玉机真脏论篇第十九

1. 掌握脾居中央以灌四傍。

2. 掌握五脏传变的机理。

3. 掌握五实死、五虚死定义及治疗方法。

三部九候论篇第二十

掌握三部九候的定义。

经脉别论篇第二十一

1. 掌握人体气血及水谷的循环路线。

2. 熟悉人之勇怯对发病的影响。

3. 熟悉生病起于过用。

脏气法时论篇第二十二

掌握合人形以法四时五行而治。

宣明五气篇第二十三

1. 掌握五脏所伤。

2. 了解宣明五气的其他内容。

血气形志篇第二十四

熟悉六经气血常数。

宝命全形论篇第二十五

1. 掌握古人生命观——以人为本，人生于天地之间。

2. 熟悉以外知内的一般规律。

3. 熟悉人与天地相参——天之阴阳以应人之虚实。

4. 熟悉五行相克关系。

八正神明论篇第二十六

1. 掌握刺法基本原则——法天则地，合以天光。

2. 掌握上工救其萌芽。

离合真邪论篇第二十七

掌握人与天地相参——经脉与天时相应。

通评虚实论篇第二十八

1. 掌握邪气盛则实，精气夺则虚。

2. 了解肥贵人则高梁之疾也。

太阴阳明论篇第二十九

1. 掌握太阴阳明为表里。

2. 掌握阳道实，阴道虚。

3. 掌握脾溉四时与脾不独主时。

4. 掌握脾为胃行其津液。

阳明脉解篇第三十

掌握四肢者，诸阳之本也。

热论篇第三十一

1. 掌握伤寒与热病的关系。

2. 掌握两感于寒。

3. 掌握伤寒留有余热的机理。

4. 掌握伤寒留有余热的治疗及禁忌。

5. 掌握病温与病暑的鉴别及暑病治疗方法。

6. 熟悉伤寒传变规律及特点。

7. 熟悉伤寒中于阳与中于阴的治疗方法。

刺热篇第三十二

了解五脏热的表现。

评热病论篇第三十三

1. 掌握阴阳交的定义、病因、病机。

2. 掌握正邪相争而发病的机理。

逆调论篇第三十四

1. 掌握不仁、不用的病机。

2. 熟悉胃不和则卧不安。

3. 了解人之病热机理。

4. 了解人之病寒机理。

5. 了解骨痹的定义。

6. 了解肉苛的病机。

7. 了解形神不合而发病。

疟论篇第三十五

熟悉不可针刺的情况。

刺疟篇第三十六

了解疟病的治疗。

气厥论篇第三十七

了解鼻渊、气厥的病机。

咳论篇第三十八

1. 掌握五脏六腑皆令人咳。

2. 掌握人与天地相参——脏气时节受病。

3. 了解五脏咳。

4. 了解六腑咳。

5. 了解此聚于胃，关于肺。

举痛论篇第三十九

1. 掌握疼痛的病机。

2. 掌握百病生于气。

3. 了解人与天地相参——医学模型。

4. 了解不同类型疼痛的病机。

5. 了解情志改变人体气机而致病。

腹中论篇第四十

了解不可服用芳草、石药的原因。

刺腰痛篇第四十一

了解不同经脉的腰痛。

风论篇第四十二

了解风病的临床表现。

痹论篇第四十三

1. 掌握痹证的病因及分类。

2. 掌握五脏痹。

3. 掌握脏腑内虚。

4. 掌握饮食不节。

5. 掌握荣气与卫气的区别及其在痹证发病中的影响。

6. 掌握痹证不发病的条件。

7. 熟悉痹证不痛的病机。

痿论篇第四十四

1. 掌握痿证的病机。

2. 掌握肺热叶焦的病机。

3. 掌握治痿独取阳明。

4. 熟悉脉痿、筋痿、肉痿、骨痿的病机。

厥论篇第四十五

1. 掌握寒厥、热厥的定义。

2. 了解热厥的病机。

病能论篇第四十六

1. 了解人卧而不安的病机。

2. 了解人不得卧的病机。

奇病论篇第四十七

1. 了解九月而喑的病机。

2. 了解息积的定义。

3. 了解伏梁的定义。

4. 了解厥逆的定义。

5. 了解脾瘅的定义、病机及治疗。

6. 了解胆瘅的定义、病机及治疗。

7. 了解胎病的定义、病机。

大奇论篇第四十八

了解肺雍、肝雍、肾雍的临床表现。

脉解篇第四十九

1. 了解肿腰脽痛的病机。

2. 了解少阳、阳明、太阴、厥阴经脉所病的病机。

刺要论篇第五十

1. 熟悉针刺勿伤病进之位。

2. 了解针刺之要。

3. 了解病邪留于人体具有层次性。

刺齐论篇第五十一

了解针刺深浅部位的要点。

刺禁论篇第五十二

了解不可针刺的情况。

刺志论篇第五十三

了解虚实之要。

针解篇第五十四

1. 了解虚实病邪的针刺要点。

2. 了解人与天地相参——人之身形与针相应。

长刺节论篇第五十五

了解疝、筋痹、肌痹、骨痹、狂的定义。

皮部论篇第五十六

了解邪气由表入里的过程。

经络论篇第五十七

了解五脏本色贵守常。

气穴论篇第五十八

掌握溪谷之会。

气府论篇第五十九

了解气腑之所在——三百六十五穴。

骨空论篇第六十

1. 了解督脉为病的机理及治疗原则。

2. 了解灸法治疗寒热疾病的选穴。

水热穴论篇第六十一

1. 掌握玄府的定义。

2. 了解四季取穴要领。

调经论篇第六十二

1. 掌握守经隧的重要性。

2. 掌握神、气、血、形、志的虚实病机。

3. 掌握虚实病机与气血的关系。

4. 掌握气血是人体重要的物质基础。

5. 掌握平人的标准。

6. 熟悉病因的分类。

7. 熟悉阳虚、阴虚、阳盛、阴盛的特点。

8. 了解五脏可生虚实之变。

缪刺论篇第六十三

熟悉缪刺的定义。

四时刺逆从论篇第六十四

熟悉除邪气以奉人气而生。

标本病传论篇第六十五

1. 掌握分清标与本的重要性。

2. 掌握二便不利治其标的优先性。

天元纪大论篇第六十六

1. 掌握万物生化以阴阳为纲。
2. 熟悉以阴阳为纲的宇宙变化观。

五运行大论篇第六十七

1. 掌握阴阳以象谓之。
2. 了解中医与古代文化的联系。

六微旨大论篇第六十八

1. 掌握升降是天地之气交流的形式。
2. 掌握人体气机的基本形式——升降出入。
3. 了解天地交流是世间万物变化的动力。

气交变大论篇第六十九

1. 掌握知道者，必博古通今，晓变化之理。
2. 了解上古对中医的要求。
3. 了解天地六度动变。

五常政大论篇第七十

1. 掌握用药知度、食养尽之、无伐天和。
2. 掌握顺应自然。
3. 了解大自然的气机变化。

六元正纪大论篇第七十一

1. 熟悉气机运行的关键在于不违背规律。
2. 了解天地相互运动是守常的前提。

刺法论篇第七十二

1. 掌握戾气的治疗手段：①不相染；②正气内存；③避其毒气。
2. 了解医者当明升降之道。
3. 了解治疗肺病的关键在于调理气机。
4. 了解守神的重要性。

本病论篇第七十三

1. 掌握发病的重要条件：①脏虚；②感邪。
2. 掌握饮食劳倦伤脾，水湿环境伤肾，异常情绪伤肝。

至真要大论篇第七十四

1. 掌握病机十九条。
2. 掌握正治。
3. 掌握反治。

4. 掌握诸寒之而热者取之阴，热之而寒者取之阳。

5. 掌握五味偏嗜消耗，久而增气，物化之常也，气增而久，夭之由也。

6. 熟悉中医学的治疗目的——以平为期。

7. 了解天地合气万物化生。

著至教论篇第七十五

掌握古时对中医知道者的要求。

示从容论第七十六

了解二火不胜三水。

疏五过论篇第七十七

1. 掌握气内为宝。

2. 熟悉脱营、失精的定义。

3. 了解圣人治病的要求。

征四失论篇第七十八

熟悉诊疗过程中的四种过失。

阴阳类论篇第七十九

了解三阴三阳的功能。

方盛衰论篇第八十

了解五脏气虚所梦病。

解精微论篇第八十一

1. 了解五脏之专精。

2. 了解泣涕与情志的关系。

《灵枢》

九针十二原第一

1. 熟悉医者把握针刺机理。

2. 熟悉十二原穴。

3. 熟悉久病犹可针而治。

4. 了解神气游行之处——节。

本输第二

1. 熟悉针刺必通十二经脉。

2. 熟悉各经脉之井穴。

3. 熟悉六腑之气出于三阳，上合于手。

4. 熟悉天突穴定位。

5. 熟悉五腧之禁。

6. 了解六腑之合。

小针解第三

1. 掌握粗守形者，上守神者的具体内涵。

2. 掌握穴位及诸节气血渗灌之处。

3. 熟悉浊气在中、清气在下的病机。

邪气脏腑病形第四

1. 熟悉荥穴、俞穴、合穴的治疗范围。

2. 了解情志致病伤心神，内外合邪伤肺脏。

3. 了解上工、中工、下工。

4. 了解六腑下合穴。

根结第五

1. 熟悉针之玄要在终始。

2. 熟悉诸经的根与节。

3. 熟悉狂生的定义。

4. 熟悉不同体质相应的不同针法。

5. 了解明阴阳之道、查虚实之变是针法的基本要求。

寿夭刚柔第六

1. 了解人分刚柔、强弱、短长、阴阳。

2. 了解人体内外可再分阴阳。

3. 了解药熨的方法。

官针第七

1. 了解对证选针的重要性。

2. 了解九针应九变。

本神第八

1. 掌握施刺要本于神。

2. 掌握生命由来与人的精神活动产生的过程。

3. 掌握养生在于顺应外环境，调节内环境。

4. 熟悉用针者，必查其精神志意。

5. 熟悉脏腑与情志相互影响。

6. 了解情志过激致病。

7. 了解情志过激致病的预后。

终始第九

1. 熟悉针刺治疗的纲纪。

2. 熟悉针刺治疗的目标。

经脉第十

1. 掌握人体的基本结构及气血运行的基础。

2. 掌握经络范例——手太阴肺经。

3. 熟悉经脉深而不见。

4. 熟悉十五络穴。

5. 了解其他十一经循行路线。

经别第十一

1. 掌握正邪之气的共用通道——经络。

2. 掌握手足经之经别。

3. 熟悉人之合于天地道。

经水第十二

1. 熟悉人体分阴阳。

2. 了解古代存在解剖实践的证明。

3. 了解五脏六腑十二经水。

经筋第十三

了解仲春痹、孟春痹、季春痹、仲秋痹、孟秋痹、季秋痹、仲夏痹、季夏痹、孟夏痹、仲冬痹、孟冬痹、季冬痹的临床表现与治疗。

骨度第十四

熟悉脉度的衡量标准。

五十营第十五

了解营气一日周流全身五十而大会。

营气第十六

1. 熟悉营气的循行路线。

2. 了解营气之道，内谷为宝。

脉度第十七

1. 掌握经脉、络脉、孙脉的分类依据。

2. 掌握五脏和是七窍功能正常的前提。

营卫生会第十八

1. 掌握营卫之气同源异类。

2. 掌握中焦的范围及功能。

3. 掌握气血同源。

4. 掌握血汗同源——夺血勿发汗，发汗勿夺血。

5. 掌握下焦的范围及功能。

6. 掌握上、中、下三焦特点。

7. 熟悉气至阳而起，至阴而止。

8. 熟悉一日之中分阴阳。

9. 熟悉昼不精，夜不瞑。

10. 熟悉人出汗的原因，漏泄的定义。

11. 熟悉酒入于胃先谷而出。

四时气第十九

1. 熟悉灸刺之道，得气穴为定。

2. 熟悉着痹的治疗。

五邪第二十

了解邪在五脏的临床表现与处置办法。

寒热病第二十一

了解春取络脉，夏取分腠，秋取气口，冬取经输。

癫狂第二十二

了解狂证的病机及临床表现。

热病第二十三

了解热病的症状。

厥病第二十四

掌握真心痛的临床表现及用针禁忌。

病本第二十五

1. 掌握大小便通利与否是治疗标本的依据。

2. 了解治标及治本的标准。

3. 了解客气、同气的概念。

4. 了解标本治疗的先后性标准。

杂病第二十六

了解不同疾病的选穴治疗。

周痹第二十七

了解众痹、周痹的定义及治疗。

口问第二十八

了解分经取治。

师传第二十九

1. 掌握劝诫交流的方法——指导医患沟通。

2. 熟悉顺应病人之情。

3. 了解古代对医家的要求。

决气第三十

1. 掌握一气化六气与精、气、津、液、血、脉的定义。

2. 掌握六气致病的病机。

肠胃第三十一

了解六腑传谷——人体消化器官分度。

平人绝谷第三十二

掌握胃肠虚实交替运化所化生的精气是养神的基础。

海论第三十三

1. 掌握人体四海的定义。

2. 掌握四海逆顺病机。

五乱第三十四

熟悉五乱病的刺法机理及补泻手法。

胀论第三十五

1. 熟悉五脏六腑，各有畔界，病各有状。

2. 了解胀的病机及治疗。

五癃津液别第三十六

1. 熟悉水液为病。

2. 熟悉津液形成泣的过程。

3. 熟悉消谷而虫作，津液为唾的机理。

4. 熟悉津液的功能。

5. 熟悉髓减的病机。

6. 熟悉水胀的病机。

五阅五使第三十七

1. 掌握五脏与五官的生理联系。

2. 掌握五脏与五官的病理联系。

逆顺肥瘦第三十八

掌握上合于天，下合于地，中合于人事。

血络论第三十九

了解血气俱盛而阴气多者与阳气蓄积的血液状态与针刺情况。

阴阳清浊第四十

熟悉人气之清浊归于肺胃。

阴阳系日月第四十一

1. 熟悉阴阳者，有名而无形，变化无穷。

2. 了解人身上下分天地。

3. 了解五脏阴阳。

病传第四十二

了解辨证施治的方法具有多样性。

淫邪发梦第四十三

了解发梦与脏腑的关系。

顺气一日分为四时第四十四

1. 掌握旦慧、昼安、夕加、夜甚的概念。

2. 熟悉旦慧、昼安、夕加、夜甚的机理。

3. 了解一日分四时概念。

外揣第四十五

1. 熟悉远者，司外揣内，近者，司内揣外。

2. 了解把握道理原则的重要性。

五变第四十六

1. 了解“天之生风者，非以私百姓也”。

2. 了解病因相同而病证不同。

本脏第四十七

1. 掌握形神和则长寿而邪不能害。

2. 熟悉视其外应，知其内脏。

3. 熟悉五脏者，所以参天地，副阴阳，而运四时，化五节者也。

禁服第四十八

熟悉刺之理。

五色第四十九

1. 熟悉其间欲方大，去之十步，皆见于外，如是者，寿必中百岁。

2. 熟悉五色各见其部。

论勇第五十

1. 熟悉人之忍痛与不忍痛缘由。

2. 熟悉人之勇怯缘由。

背腧第五十一

熟悉五脏之腧出于背者的位置。

卫气第五十二

熟悉营卫之气别阴阳，皆有标本虚实所离之处。

论痛第五十三

1. 了解人耐受针石火焫之痛的机理。

2. 了解人耐受“毒药”的机理。

天年第五十四

1. 掌握以母为基，以父为楯；失神者死，得神者生。

2. 掌握人体重要组成部分——神。

3. 掌握人体健康长寿的标准。

4. 掌握人体长寿的禀赋与外貌。

5. 掌握各年龄段体表特点。

6. 掌握人寿命短的机理。

逆顺第五十五

1. 掌握针刺禁忌。

2. 熟悉上工治未病，不治已病。

五味第五十六

1. 熟悉五味入五脏——五味各走其所喜。

2. 熟悉营卫之道。

3. 了解五谷、五果、五畜、五菜、五色所应五味。

4. 了解五脏病时的饮食五宜。

5. 了解五脏五禁。

6. 了解五脏常时的饮食五宜。

水胀第五十七

1. 熟悉水肿的临床表现。

2. 熟悉肤胀的病机。

3. 熟悉肤胀与鼓胀的鉴别。

4. 熟悉肠覃的病机。

5. 熟悉肠覃与石瘕的鉴别。

6. 熟悉肤胀、鼓胀的治疗。

贼风第五十八

了解祝由可治病的原因。

卫气失常第五十九

1. 熟悉皮、肉、气、血、筋、骨之病。

2. 了解肥、膏、肉的体质鉴别。

玉版第六十

1. 熟悉痈疽的病机。

2. 熟悉痈疽的治疗。

五禁第六十一

1. 熟悉五夺的定义。

2. 了解五禁的定义。

3. 了解五逆的定义。

动输第六十二

1. 熟悉清气入肺，其行以息往来主宰生命节律的意义。

2. 了解卒逢风寒而手足懈惰的病机。

五味论第六十三

了解过食五味伤五脏的缘由。

阴阳二十五人第六十四

1. 了解天、地、人不离五行。

2. 了解五行之人的特点。

3. 了解毛发反映人体气血盛衰。

五音五味第六十五

1. 熟悉三阴三阳之气血盛衰不同。

2. 了解妇人无须的生理基础。

百病始生第六十六

1. 熟悉病因分类——或起于阴，或起于阳。

2. 熟悉两虚相得。

3. 熟悉积与厥的病机。

4. 了解肠道积成的病机。

行针第六十七

1. 熟悉针刺得气的原因。

2. 了解六种行针情况。

上膈第六十八

了解上膈与下膈的病机。

忧恚无言第六十九

了解卒然忧恚不能言的病机及治疗。

寒热第七十

了解颈腋部鼠瘘治疗。

邪客第七十一

1. 熟悉持针之道。

2. 熟悉“凡此八虚者，皆机关之室”导致拘挛的缘由。

3. 了解形体官窍与天地相应。

通天第七十二

1. 熟悉人与天应不离于五。

2. 熟悉阴阳平和之人的状态。

官能第七十三

1. 了解用针之服必有法焉。

2. 了解医者通古验今洞察人体机妙。

3. 了解各得其人，任之其能。

论疾诊尺第七十四

1. 了解女子妊娠脉象。

2. 了解阴阳病机。

3. 了解伏气发病。

刺节真邪第七十五

1. 了解官针用法。

2. 了解解结的定义。

3. 了解用针之类，在于调气。

4. 了解用针必先察经络实虚。

卫气行第七十六

1. 了解卫气循行规律。

2. 了解卫气平旦阳气出于目，阴气入于肾的运行规律。

九宫八风第七十七

了解太一在九宫游走的原理。

九针论第七十八

1. 掌握五劳概念。

2. 熟悉五味、五并、五恶、五液、五走、五裁、五发、五邪、五藏、五主。

3. 熟悉手足阴阳互为表里的经脉。

4. 了解天地之大数与针应九之数的含义。

5. 了解九针大小长短法。

岁露论第七十九

1. 掌握人与天地相参与日月相应。

2. 熟悉年月时三虚与三实对发病的影响。

大惑论第八十

1. 掌握五轮学说。

2. 熟悉善忘的病机。

3. 熟悉善饥而不嗜食的病机。

4. 熟悉失眠的病机。

5. 熟悉目闭不可视的病机。

6. 熟悉多卧、少瞑的病机。

7. 熟悉卒然多卧的病机。

痈疽第八十一

1. 掌握上焦功能。

2. 掌握中焦功能及血的生成、运行。

3. 熟悉痈疽的鉴别。

4. 了解经脉留行不止。

《黄帝内经》条文

《黄帝内经》分为《素问》81篇与《灵枢》81篇，共计162篇。是中医药文化思想与理论的奠基之作，被历代医家奉为中医经典。学习《黄帝内经》的主要原文，并在学习原文的基础上，探索其学术内涵和应用价值，是深入了解中医药最基本的一环。

《素问》

《素问》集医理、医论、医方于一体，内容丰富，其中保存了20多种古代医籍，阐发了古代的哲学思想，强调了“人与天地相参”的整体观念，是中医基本理论的渊源。

上古天真论篇第一

本篇为《素问》第一篇，主要论述养生及长寿的重要意义，故名“上古天真论”。本文主要讨论人如何活到百岁、中医的发病观点、男女一生当中的生理变化过程、四种得道之人的养生。

一级条文

【提要】《黄帝内经》第一问（问如何活百岁）。

黄帝曰：余闻上古之人，春秋皆度百岁，而动作不衰；今时之人，年半百而动作皆衰者，时世异耶？人将失之耶？

岐伯对曰：上古之人，其知道者，法于阴阳，和于术数，食饮有节，起居有常，不妄作劳，故能形与神俱，而尽终其天年，度百岁乃去。

【提要】病因发病学观点。

虚邪贼风，避之有时，恬淡虚无，真气从之，精神内守，病安从来。

【提要】肾气主宰人体生长壮老已全过程。

帝曰：人年老而无子者，材力尽邪？将天数然也？

岐伯曰：女子七岁，肾气盛，齿更发长；二七而天癸至，任脉通，太冲脉盛，月事以时下，故有子；三七，肾气平均，故真牙生而长极；四七，筋骨坚，发长极，身体盛壮；五七，阳明脉衰，面始焦，发始堕；六七，三阳脉衰于上，面皆焦，发始白；七七，任脉虚，太冲脉衰少，天癸竭，地道不通，故形坏而无子也。丈夫八岁，肾气实，发长齿更；二八，肾气盛，天癸至，精气溢泻，阴阳和，故能有子；三八，肾气平均，筋骨劲强，故真牙生而长极；四八，筋骨隆盛，肌肉满壮；五八，肾气衰，发堕齿槁；六八，阳气衰竭于上，面焦，发鬓颁白；七八，肝气衰，筋不能动；八八，天癸竭，精少，肾脏衰，形体皆极，则齿发去。肾者主水，受五脏六腑之精而藏之，故五脏盛乃能泻。今五脏皆衰，筋骨解堕，天癸尽矣，故发鬓白，身体重，行步不正，而无子耳。

二级条文

【**提要**】真人、至人、圣人、贤人养生。

黄帝曰：余闻上古有真人者，提挈天地，把握阴阳，呼吸精气，独立守神，肌肉若一，故能寿敝天地，无有终时，此其道生。中古之时，有至人者，淳德全道，和于阴阳，调于四时，去世离俗，积精全神，游行天地之间，视听八达之外，此盖益其寿命而强者也，亦归于真人。其次有圣人者，处天地之和，从八风之理，适嗜欲于世俗之间，无恚嗔之心，行不欲离于世，被服章，举不欲观于俗，外不劳形于事，内无思想之患，以恬愉为务，以自得为功，形体不敝，精神不散，亦可以百数。其次有贤人者，法则天地，象似日月，辨列星辰，逆从阴阳，分别四时，将从上古合同于道，亦可使益寿而有极时。

重点字词

德全不危：养生之道完备而无偏颇。

天数：大自然赋予人类的自然寿命。

天癸：与肾密切相关，能够促进与维持男女生殖机能的物质。

淳德全道：顺应自然的变化，达到与天地相通的地步。

形与神俱：形体与精神活动一致。

传世警言

法于阴阳，和于术数。

虚邪贼风，避之有时，恬淡虚无，真气从之，精神内守，病安从来。

四气调神大论篇第二

本篇主要论述顺应春、夏、秋、冬四季的特点，结合调摄精神情志的养生范式，故名“四气调神大论”。本文主要介绍四季养生的范式、春夏养阳秋冬养阴及治未病原则。

一级条文

【**提要**】四季养生的范式。

春三月，此谓发陈，天地俱生，万物以荣，夜卧早起，广步于庭，被发缓形，以使志生，生而勿杀，予而勿夺，赏而勿罚，此春气之应，养生之道也。逆之则伤肝，夏为寒变，奉长者少。

夏三月，此谓蕃秀，天地气交，万物华实，夜卧早起，无厌于日，使志无怒，使华英成秀，使气得泄，若所爱在外，此夏气之应，养长之道也。逆之则伤心，秋为痎疟，奉收者少，冬至重病。

秋三月，此谓容平，天气以急，地气以明，早卧早起，与鸡俱兴，使志安宁，以缓秋刑，收敛神气，使秋气平，无外其志，使肺气清，此秋气之应，养收之道也。逆之则伤肺，冬为飧泄，奉藏者少。

冬三月，此谓闭藏，水冰地坼，无扰乎阳，早卧晚起，必待日光，使志若伏若匿，若有私意，若已有得，去寒就温，无泄皮肤，使气亟夺，此冬气之应，养藏之道也。逆之则伤肾，春为痿厥，奉生者少。

【提要】春夏养阳，秋冬养阴。

夫四时阴阳者，万物之根本也。所以圣人春夏养阳，秋冬养阴，以从其根，故与万物沉浮于生长之门。逆其根，则伐其本，坏其真矣。

【提要】治未病原则。

是故圣人不治已病治未病，不治已乱治未乱，此之谓也。夫病已成而后药之，乱已成而后治之，譬犹渴而穿井，斗而铸锥，不亦晚乎?

二级条文

【提要】顺应阴阳的规律就是遵道而为。

故阴阳四时者，万物之终始也，死生之本也，逆之则灾害生，从之则苛疾不起，是谓得道。道者，圣人行之，愚者佩之。从阴阳则生，逆之则死；从之则治，逆之则乱。反顺为逆，是谓内格。

传世警言

春夏养阳，秋冬养阴。

是故圣人不治已病治未病，不治已乱治未乱，此之谓也。

阴阳四时者，万物之终始也，死生之本也。

生气通天论篇第三

本篇主要论述阳气在生理和病理中的作用，以及阳气与阴气的关系。气为阳，主生，故名“生气通天论”。本文主要介绍阳气的重要性、阳气功能失调产生的疾病病机、阴阳之气相互作用的生理病理、五味对人体的作用。

一级条文

【提要】生之本，本于阴阳。

夫自古通天者，生之本，本于阴阳。天地之间，六合之内，其气九州、九窍、五脏、十二节，皆通乎天气。其生五，其气三。数犯此者，则邪气伤人，此寿命之本也。

【提要】阳气的重要性。

阳气者，若天与日，失其所，则折寿而不彰，故天运当以日光明。是故阳因而上，卫外者也。

【提要】煎厥、薄厥的病机。

阳气者，烦劳则张，精绝，辟积于夏，使人煎厥。目盲不可以视，耳闭不可以听，溃溃乎若坏都，汩汩乎不可止。阳气者，大怒则形气绝，而血菀于上，使人薄厥。

【提要】阴阳相互为用的关系。

阴者，藏精而起亟也。阳者，卫外而为固也。阴不胜其阳，则脉流薄疾，并乃狂；阳不胜其阴，则五脏气争，九窍不通。是以圣人陈阴阳，筋脉和同，骨髓坚固，气血皆从。如是则内外调和，邪不能害，耳目聪明，气立如故。

【提要】阴阳之要。

凡阴阳之要，阳密乃固，两者不和，若春无秋，若冬无夏，因而和之，是谓圣度。故阳强不能密，阴气乃绝。阴平阳秘，精神乃治。阴阳离决，精气乃绝。

【提要】五脏五味关系。

阴之所生，本在五味，阴之五宫，伤在五味。

【提要】长寿的筋、骨、气血标准。

是故谨和五味，骨正筋柔，气血以流，腠理以密，如是则骨气以精。谨道如法，长有天命。

二级条文

【提要】调顺阳气的重要性。

苍天之气清净，则志意治，顺之则阳气固，虽有贼邪，弗能害也。此因时之序。故圣人传精神，服天气，而通神明。失之则内闭九窍，外壅肌肉，卫气散解，此谓自伤，气之削也。

【提要】阳气功能失调——阳气受邪的病机。

因于寒，欲如运枢，起居如惊，神气乃浮。因于暑，汗，烦则喘喝，静则多言，体若燔炭，汗出而散。因于湿，首如裹，湿热不攘，大筋緛短，小筋弛长，緛短为拘，弛长为痿。因于气，为肿。四维相代，阳气乃竭。

【提要】阳气功能失调——阳气壅塞的病机。

有伤于筋，纵，其若不容。汗出偏沮，使人偏枯。汗出见湿，乃生痤疿。高梁之变，足生大丁，受如持虚。劳汗当风，寒薄为皶，郁乃痤。

【提要】阳气功能失调——大偻、脉瘘、痈肿、风疟的病机。

阳气者，精则养神，柔则养筋。开阖不得，寒气从之，乃生大偻。陷脉为瘘，留连肉腠。俞气化薄，传为善畏，及为惊骇。营气不从，逆于肉理，乃生痈肿。魄汗未尽，形弱而气烁，穴俞以闭，发为风疟。

【提要】风为百病之始，精神清静而不病。

故风者，百病之始也。清静则肉腠闭拒，虽有大风苛毒，弗之能害，此因时之序也。

【提要】一日中人体阳气的盛衰变化。

故阳气者，一日而主外，平旦人气生，日中而阳气隆，日西而阳气已虚，气门乃闭。是故暮而收拒，无扰筋骨，无见雾露。反此三时，形乃困薄。

【提要】阳气功能失调——伏气发病。

因于露风，乃生寒热。是以春伤于风，邪气留连，乃为洞泄。夏伤于暑，秋为痎疟。秋伤于湿，上逆而咳，发为痿厥。冬伤于寒，春必温病。四时之气，更伤五脏。

三级条文

【提要】五味过盛的病机。

是故味过于酸，肝气以津，脾气乃绝。味过于咸，大骨气劳，短肌，心气抑。味过于甘，心气喘满，色黑，肾气不衡。味过于苦，脾气不濡，胃气乃厚；味过于辛，筋脉沮弛，精神乃央。

重点字词

其生五，其气三："其生五"指阴阳之气衍生木、火、土、金、水五行。"其气三"指三阴三阳六气。张琦曰："其气三，天气、地气、人气也。"

阴之五宫："五宫"即"五官"，即贮藏阴精的五脏。

四维相代："四"指风、寒、暑、湿四种邪气。"维"即维系。"代"即更替。全句意指风、寒、暑、湿四种邪气更替伤人。

足生大丁："足"即足够。"丁"通"疔"，指疔疮。

寒薄为皶：寒邪外迫，液凝为皶，"皶"即粉刺。

郁乃痤：阳气内郁而成痤疮。

魄汗：肺主魄，魄汗即肺气机失常所致的出汗。

传世警言

夫自古通天者，生之本，本于阴阳。

阴者，藏精而起亟也。阳者，卫外而为固也。

阴阳之要，阳密乃固。

阴平阳秘，精神乃治。阴阳离决，精气乃绝。

阴之所生，本在五味，阴之五宫，伤在五味。

骨正筋柔，气血以流。

阳气者，精则养神，柔则养筋。

金匮真言论篇第四

本篇主要论述五脏与五行、五方、五色、五畜、五谷、五音、五味的相配关系及阴阳再分阴阳的思想，“金匮”即金做的匣子，意为珍贵；“真言”意为真实的道理，故名“金匮真言论”。本文主要介绍藏精的重要性，以及一日之时可阴阳、四时五脏阴阳应象理论。

一级条文

【**提要**】藏精是不病的关键。

夫精者，身之本也。故藏于精者，春不病温。夏暑汗不出者，秋成风疟。

二级条文

【**提要**】一日之时可阴阳。

阴中有阴，阳中有阳。平旦至日中，天之阳，阳中之阳也；日中至黄昏，天之阳，阳中之阴也；合夜至鸡鸣，天之阴，阴中之阴也；鸡鸣至平旦，天之阴，阴中之阳也。故人亦应之。

三级条文

【**提要**】四时五脏阴阳应象。

帝曰：五脏应四时，各有收受乎？岐伯曰：有。东方青色，入通于肝，开窍于目，藏精于肝，其病发惊骇，其味酸，其类草木，其畜鸡，其谷麦，其应四时，上为岁星，是以春气在头也，其音角，其数八，是以知病之在筋也，其臭臊。南方赤色，入通于心，开窍于耳，藏精于心，故病在五脏，其味苦，其类火，其畜羊，其谷黍，其应四时，上为荧惑星，是以知病之在脉也，其音徵，其数七，其臭焦。中央黄色，入通于脾，开窍于口，藏精于脾，故病在舌本，其味甘，其类土，其畜牛，其谷稷，其应四时，上为镇星，是以知病之在肉也，其音宫，其数五，其臭香。西方白色，入通于肺，开窍于鼻，藏精于肺，故病在背，其味辛，其类金，其畜马，其谷稻，其应四时，上为太白星，是以知病之在皮毛也，其音商，其数九，其臭腥。北方黑色，入通于肾，开窍于二阴，藏精于肾，故病在溪，其味咸，其类水，其畜彘，其谷豆，其应四时，上为辰星，是以知病之在骨也，其音羽，其数六，其臭腐。故善为脉者，谨察五脏六腑，一逆一从，阴阳、表里、雌雄之纪，藏之心意，合心于精。非其人勿教，非其真勿授，是谓得道。

传世警言

阴中有阴，阳中有阳。

阴阳应象大论篇第五

本篇主要论述阴阳作为宇宙万物之根本，具体为阴阳有清浊之分、阴阳与气味相关、阴阳与人体气机及喜怒密不可分并影响人体生理病理，天地之阴阳，人身之阴阳，各应其象，故名“阴阳应象大论”。本文介绍阴阳的总纲及其重要性、阴阳特性、阴阳在大自然及人体中的规律、阴阳在生理病理中的机理、阴阳指导下的诊法和治法等。

一级条文

【提要】阴阳总纲、治病求本。

黄帝曰：阴阳者，天地之道也，万物之纲纪，变化之父母，生杀之本始，神明之府也。治病必求于本。

【提要】阴阳特性——阴阳消长、阴阳转化，以及飧泄、䐜胀病机。

故积阳为天，积阴为地。阴静阳躁，阳生阴长，阳杀阴藏。阳化气，阴成形。寒极生热，热极生寒。寒气生浊，热气生清。清气在下，则生飧泄；浊气在上，则生䐜胀。此阴阳反作，病之逆从也。

【提要】大自然中的阴阳交流状态、人体阴阳分布状态。

故清阳为天，浊阴为地。地气上为云，天气下为雨；雨出地气，云出天气。故清阳出上窍，浊阴出下窍；清阳发腠理，浊阴走五脏；清阳实四肢，浊阴归六腑。

【提要】阴、阳、味、形、气、精相互转化的关系。

水为阴，火为阳。阳为气，阴为味。味归形，形归气，气归精，精归化。精食气，形食味，化生精，气生形。味伤形，气伤精，精化为气，气伤于味。

【提要】阴阳与性味的关系，壮火与少火的特点。

阴味出下窍，阳气出上窍。味厚者为阴，薄为阴之阳；气厚者为阳，薄为阳之阴。味厚则泄，薄则通；气薄则发泄，厚则发热。壮火之气衰，少火之气壮；壮火食气，气食少火；壮火散气，少火生气。气味辛甘发散为阳，酸苦涌泄为阴。

【提要】阴阳发病的机理。

阴胜则阳病，阳胜则阴病。阳胜则热，阴胜则寒。重寒则热，重热则寒。

【提要】阴阳标志。

天地者，万物之上下也；阴阳者，血气之男女也；左右者，阴阳之道路也；水火者，阴阳之征兆也；阴阳者，万物之能始也。故曰：阴在内，阳之守也；阳在外，阴之使也。

【提要】因势利导的治法（图1）。

病之始起也，可刺而已；其盛，可待衰而已。故因其轻而扬之；因其重而减之；因其衰而彰之。形不足者，温之以气；精不足者，补之以味。其高者，因而越之；其下者，引而竭之；中满者，泻之于内；其有邪者，渍形以为汗；其在皮者，汗而发之；其慓悍者，按而收之；其实者，散而泻之。审其阴阳，以别柔刚，阳病治阴，阴病治阳，定其血气，各守其乡，血实宜决之，气虚宜掣引之。

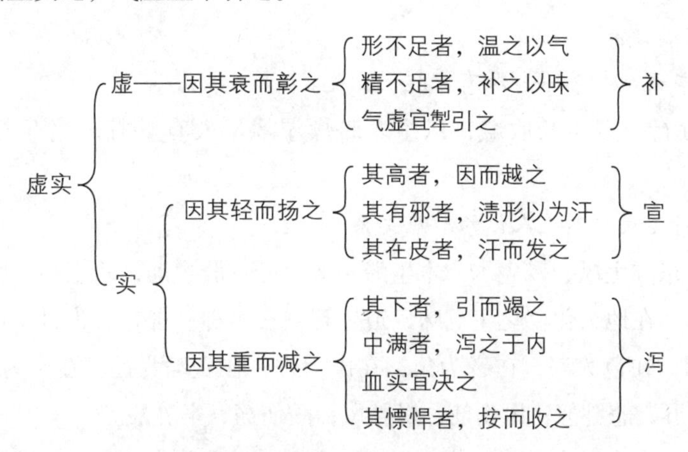

图1 因势利导治法图

二级条文

【提要】外感邪气致病特点。

风胜则动，热胜则肿，燥胜则干，寒胜则浮，湿胜则濡泻。

【提要】四时伏气发病。

冬伤于寒，春必温病；春伤于风，夏生飧泄；夏伤于暑，秋必痎疟；秋伤于湿，冬生咳嗽。

【提要】能冬不能夏，能夏不能冬。

法阴阳奈何？岐伯曰：阳胜则身热，腠理闭，喘粗为之俯仰，汗不出而热，齿干以烦冤，腹满死，能冬不能夏。阴胜则身寒，汗出，身常清，数栗而寒，寒则厥，厥则腹满死，能夏不能冬。此阴阳更胜之变，病之形能也。

【提要】邪气入里次序。

故邪风之至，疾如风雨。故善治者治皮毛，其次治肌肤，其次治筋脉，其次治六腑，其次治五脏。治五脏者，半死半生也。

【提要】不同邪气致病部位具有倾向性。

故天之邪气，感则害人五脏；水谷之寒热，感则害于六腑；地之湿气，感则害皮肉筋脉。

【提要】阴阳在针法中的指导作用。

故善用针者，从阴引阳，从阳引阴，以右治左，以左治右，以我知彼，以表知里，以观过与不及之理，见微得过，用之不殆。

【提要】阴阳在四诊中的指导作用。

善诊者，察色按脉，先别阴阳；审清浊，而知部分；视喘息，听音声，而知所苦；观权衡规矩，而知病所主；按尺寸，观浮沉滑涩，而知病所生。以治无过，以诊则不失矣。

三级条文

【提要】人与天地相参——人有五脏化五气。

天有四时五行，以生长收藏，以生寒暑燥湿风。人有五脏，化五气，以生喜怒悲忧恐。

【提要】五行与大自然、人体的对应关系。

岐伯对曰：东方生风，风生木，木生酸，酸生肝，肝生筋，筋生心，肝主目。其在天为玄，在人为道，在地为化。化生五味，道生智，玄生神。神在天为风，在地为木，在体为筋，在脏为肝，在色为苍，在音为角，在声为呼，在变动为握，在窍为目，在味为酸，在志为怒。怒伤肝，悲胜怒；风伤筋，燥胜风；酸伤筋，辛胜酸。

南方生热，热生火，火生苦，苦生心，心生血，血生脾，心主舌。其在天为热，在地为火，在体为脉，在脏为心，在色为赤，在音为徵，在声为笑，在变动为忧，在窍为舌，在味为苦，在志为喜，喜伤心，恐胜喜；热伤气，寒胜热；苦伤气，咸胜苦。

中央生湿，湿生土，土生甘，甘生脾，脾生肉，肉生肺，脾主口。其在天为湿，在地为土，在体为肉，在脏为脾，在色为黄，在音为宫，在声为歌，在变动为哕，在窍为口，在味为甘，在志为思。思伤脾，怒胜思；湿伤肉，风胜湿；甘伤肉，酸胜甘。

西方生燥，燥生金，金生辛，辛生肺，肺生皮毛，皮毛生肾，肺主鼻。其在天为燥，在地为金，在体为皮毛，在脏为肺，在色为白，在音为商，在声为哭，在变动为咳，在窍为鼻，在味为辛，在志为忧。忧伤肺，喜胜忧；热伤皮毛，寒胜热；辛伤皮毛，苦胜辛。

北方生寒，寒生水，水生咸，咸生肾，肾生骨髓，髓生肝，肾主耳。其在天为寒，在地为水，在体为骨，在脏为肾，在色为黑，在音为羽，在声为呻，在变动为栗，在窍为耳，在味为咸，在志为恐。恐伤肾，思胜恐；寒伤血，燥胜寒；咸伤血，甘胜咸。

【提要】七损八益概念，人四十以后的生命阶段特点。

调此二者奈何？岐伯曰：能知七损八益，则二者可调，不知用此，则早衰之节也。年四十而阴气自半也，起居衰矣。年五十，体重，耳目不聪明矣。年六十，阴萎，气大衰，九窍不利，下虚上实，涕泣俱出矣。

【提要】天不足西北，地不满东南。

天不足西北，故西北方阴也，而人右耳目不如左明也。地不满东南，故东南方阳也，而人左手足不如右强也。帝曰：何以然？岐伯曰：东方阳也，阳者其精并于上，并于上则上明而下虚，故使耳目聪明，而手足不便也。西方阴也，阴者其精并于下，并于下则下盛而上虚，故其耳目不聪明，而手足便也。故俱感于邪，其在上则右甚，在下则左甚，此天地阴阳所不能全也，故邪居之。

【提要】人与天地相应而通于五脏。

天有精，地有形，天有八纪，地有五里，故能为万物之父母。

惟贤人上配天以养头，下象地以养足，中傍人事以养五脏。天气通于肺，地气通于嗌，风气通于肝，雷气通于心，谷气通于脾，雨气通于肾。六经为川，肠胃为海，九窍为水注之气。

重点字词

七损八益：关于“七损八益”，历代注解不一。唐代杨上善认为“八益”是指上文“阳胜”之身热、腠理闭、汗不出等八个症状；“七损”是指“阴胜”之身寒、汗出、厥等七个症状。唐代王冰认为“七损”是指女子月经贵以时下，“八益”是指男子精气贵乎充满。明代张介宾认为七为阳、八为阴，而“生从乎阳，阳不宜消也；死从乎阴，阴不宜长也”，即阳常不足之意。清代张志聪观点与张介宾之说相反，谓“阳常有余而阴常不足也”。日本丹波元简的《素问识》认为女子七岁、二七、三七、四七为四益，男子八岁、二八、三八、四八为四益，共八益；女子从五七至七七、男子从五八至八八，共有七损。1973年从长沙马王堆出土的竹简《养生方·天下至道谈》云：“气有八益，有七孙（损），不能用八益去七孙（损），则四十而阴气自半也。”因其是房中养生术的内容，故近年发表的文章多从房中术解释。尽管诸说纷纭，但其基本观点均是调整人体阴阳，勿使紊乱，才是健康之本。

传世警言

左右者，阴阳之道路也。

壮火之气衰，少火之气壮。

气味辛甘发散为阳，酸苦涌泄为阴。

阴胜则阳病，阳胜则阴病。阳胜则热，阴胜则寒。重寒则热，重热则寒。

善诊者，察色按脉，先别阴阳。

天有四时五行，以生长收藏，以生寒暑燥湿风。人有五脏，化五气，以生喜怒悲忧恐。

天不足西北，地不满东南。

阴阳离合论篇第六

本篇主要论述三阴三阳的离合，“离”即阴阳分离，各尽所能；“合”即阴阳合一，相互包容。“离合”即是阴阳的变化过程，可生化无穷，故名“阴阳离合论”。本文主要介绍三阴三阳之离合，以及阴阳具有无限可分性。

一级条文

【提要】三阴三阳之离合。

帝曰：愿闻三阴三阳之离合也。岐伯曰：圣人南面而立，前曰广明，后曰太冲，太冲之地，名曰少阴，少阴之上，名曰太阳，太阳根起于至阴，结于命门，名曰阴中之阳。中身而上，名曰广明，广明之下，名曰太阴，太阴之前，名曰阳明，阳明根起于厉兑，名曰阴中之阳。厥阴之表，名曰少阳，少阳根起于窍阴，名曰阴中之少阳。是故三阳之离合也，太阳为开，阳明为阖，少阳为枢。三经者，不得相失也，搏而勿浮，命曰一阳。

三级条文

【提要】阴阳具有无限可分性。

余闻天为阳，地为阴，日为阳，月为阴，大小月三百六十日成一岁，人亦应之。今三阴三阳，不应阴阳，其故何也？岐伯对曰：阴阳者，数之可十，推之可百；数之可千，推之可万；万之大，不可胜数，然其要一也。天覆地载，万物方生，未出地者，命曰阴处，名曰阴中之阴；则出地者，命曰阴中之阳。阳予之正，阴为之主；故生因春，长因夏，收因秋，藏因冬，失常则天地四塞。阴阳之变，其在人者，亦数之可数。

阴阳别论篇第七

本篇主要论述阴阳与经、脉的关系，“别”即个别问题，故名“阴阳别论”。本文主要介绍十二经应十二月的关系。

三级条文

【提要】十二经应十二月。

黄帝问曰：人有四经、十二从，何谓？岐伯对曰：四经应四时，十二从应十二月，十二月应十二脉。

二阳之病发心脾，有不得隐曲，女子不月，其传为风消，其传为息贲者，死不治。

灵兰秘典论篇第八

本篇主要论述十二脏之间的关系，“灵兰”即灵兰之室，“秘典”即珍贵的经典，故名“灵兰秘典论”。本文主要介绍脏腑之间的关系。

一级条文

【提要】脏腑之间十二官的关系（图2）。

黄帝问曰：愿闻十二脏之相使，贵贱何如？岐伯对曰：悉乎哉问也！请遂言之。心者，君主之官也，神明出焉。肺者，相傅之官，治节出焉。肝者，将军之官，谋虑出焉。胆者，中正之官，决断出焉。膻中者，臣使之官，喜乐出焉。脾胃者，仓廪之官，五味出焉。大肠者，传道之官，变化出焉。小肠者，受盛之官，化物出焉。肾者，作强之官，伎巧出焉。三焦者，决渎之官，水道出焉。膀胱者，州都之官，津液藏焉，气化则能出矣。凡此十二官者，不得相失也。故主明则下安，以此养生则寿，殁世不殆，以为天下则大昌。主不明则十二官危，使道闭塞而不通，形乃大伤，以此养生则殃，以为天下者，其宗大危。戒之戒之！

藏　象

①心者——君主之官也，神明出焉。
②肺者——相傅之官，治节出焉。
③肝者——将军之官，谋虑出焉。
④胆者——中正之官，决断出焉。
⑤膻中者——臣使之官，喜乐出焉。
⑥脾胃者——仓廪之官，五味出焉。
⑦大肠者——传道之官，变化出焉。
⑧小肠者——受盛之官，化物出焉。
⑨肾者——作强之官，伎巧出焉。
⑩三焦者——决渎之官，水道出焉。
⑪膀胱者——州都之官，津液藏焉，气化则能出矣。

凡此十二官者，不得相失也。故主明则下安，以此养生则寿，殁世不殆，以为天下则大昌。

图 2　藏象总结图

重点字词

君主之官：心为生之本，一身之主，主神志，为人体生命活动的中心，如君王统筹全局。

相傅之官：比喻肺佐心以调气血、行营卫，即通过肺的协调功能，使脏腑治而有节。“相”，指佐助。“傅”同“辅”，辅佐之意。相傅，古代官名，辅助君主治国者，如相国、宰相、太傅等。

将军之官：肝主疏泄，主升发。张介宾曰：“肝属风木，性动而急，故为将军之官。”王冰曰：“勇而能断，故曰将军。”将军，刚武善战，主司护卫，有勇有谋，方可全功。

中正之官：中正之官，古代官名，负责评定当地的人事品级，以此比喻胆在人体脏腑中正直刚毅、不偏不倚的特性。王冰曰：“刚正果决，故官为中正；直而不疑，故决断出焉。”

臣使之官：心包为心之外围，行君相之令，故为臣使。

仓廪之官：比喻胃受纳水谷，脾运化精微物质的功能。“仓廪”，指贮藏粮食的仓库。

《礼记·月令》云:“谷藏曰仓，米藏曰廪。”

传道之官:“传道”，即转送运输，此指大肠传化饮食糟粕。王冰曰:“传道，谓传不洁之道。”

受盛之官:“受盛”，指接受、容纳之意。张介宾曰:“承奉胃司，受盛糟粕，受已复化，传入大肠，故云受盛之官，化物出焉。”

作强之官:肾主骨生髓，脑为髓海，髓充则骨强，智多生巧。张介宾曰:“肾属水而藏精，精为有形之本，精盛形成则作用强，故为作强之官。”

决渎之官:“决”，即疏通。“渎”，即水道。“决渎”，即疏通水道。比喻三焦具有通行诸气，运行水液的作用。

州都之官:“州都”，为水液聚集之处。张介宾曰:“膀胱位居最下，三焦水液所归，是同都会之地，故曰州都之官。”《水经注》云:“水泽所聚谓之都。”

六节藏象论篇第九

古代六十天为一个甲子周次，一个甲子周次为一节。六节定一年，六六之节，即三百六十天。“藏象”是指藏于体内的内脏及其表现于外的解剖形态、生理病理征象及与自然界相通应的事物和现象。文章前半部分讲六节，后半部分讲藏象，故名“六节藏象论”。本文主要介绍五脏所主、人体应天时、五运的概念、五味嗜欲不同等。

一级条文

【提要】人吸收天地之气而生。

天食人以五气，地食人以五味。五气入鼻，藏于心肺，上使五色修明，音声能彰。五味入口，藏于肠胃，味有所藏，以养五气，气和而生，津液相成，神乃自生。

【提要】五脏所主（图3）。

帝曰：藏象何如？岐伯曰：心者，生之本，神之变也，其华在面，其充在血脉，为阳

藏　象

心者——生之本，神之变，华在面，充在血，阳中之太阳，通夏气。
肺者——气之本，魄之处，华在毛，充在皮，阳中之太阴，通秋气。
肾者——封藏之本，精之处，华在发，充在骨，阴中之少阴，通冬气。
肝者——罢极之本，魂之居，华在爪，充在筋，阴中之少阳，通春气。
脾者——仓廪之本，营之居，华在唇，充在肌，此至阴之类，通土气。
生理特点　五神脏　五华　五体　五气　五季

图3　五脏生理特点图

中之太阳，通于夏气。肺者，气之本，魄之处也，其华在毛，其充在皮，为阳中之太阴，通于秋气。肾者，主蛰，封藏之本，精之处也，其华在发，其充在骨，为阴中之少阴，通于冬气。肝者，罢极之本，魂之居也，其华在爪，其充在筋，以生血气，其味酸，其色苍，此为阳中之少阳，通于春气。脾、胃、大肠、小肠、三焦、膀胱者，仓廪之本，营之居也，名曰器，能化糟粕，转味而入出者也，其华在唇四白，其充在肌，其味甘，其色黄，此至阴之类，通于土气。凡十一脏取决于胆也。

三级条文

【提要】人与天地相参——人体应天时。

黄帝问曰：余闻天以六六之节，以成一岁，人以九九制会，计人亦有三百六十五节，以为天地，久矣，不知其所谓也？岐伯对曰：昭乎哉问也！请遂言之。夫六六之节，九九制会者，所以正天之度、气之数也。天度者，所以制日月之行也；气数者，所以纪化生之用也。天为阳，地为阴；日为阳，月为阴。行有分纪，周有道理，日行一度，月行十三度而有奇焉，故大小月三百六十五日而成岁，积气余而盈闰矣。立端于始，表正于中，推余于终，而天度毕矣。

帝曰：余已闻天度矣，愿闻气数何以合之？岐伯曰：天以六六为节，地以九九制会，天有十日，日六竟而周甲，甲六复而终岁，三百六十日法也。夫自古通天者，生之本，本于阴阳。其气九州九窍，皆通乎天气。故其生五，其气三，三而成天，三而成地，三而成人，三而三之，合则为九，九分为九野，九野为九脏，故形脏四，神脏五，合为九脏以应之也。

【提要】五运的概念及重要性。

岐伯曰：五日谓之候，三候谓之气，六气谓之时，四时谓之岁，而各从其主治焉。五运相袭，而皆治之，终期之日，周而复始，时立气布，如环无端，候亦同法。故曰：不知年之所加，气之盛衰，虚实之所起，不可以为工矣。

帝曰：五运之始，如环无端，其太过不及何如？岐伯曰：五气更立，各有所胜，盛虚之变，此其常也。帝曰：平气何如？岐伯曰：无过者也。帝曰：太过不及奈何？岐伯曰：在经有也。

帝曰：何谓所胜？岐伯曰：春胜长夏，长夏胜冬，冬胜夏，夏胜秋，秋胜春，所谓得五行时之胜，各以气命其脏。

【提要】嗜欲不同，各有所通。

帝曰：善。余闻气合而有形，因变以正名。天地之运，阴阳之化，其于万物，孰少孰多，可得闻乎？岐伯曰：悉乎哉问也！天至广不可度，地至大不可量，大神灵问，请陈其方。草生五色，五色之变，不可胜视；草生五味，五味之美，不可胜极。嗜欲不同，各有所通。

重点字词

封藏之本：肾应冬气主闭藏，是人体封闭潜藏功能之根本，维护人体精气固守而不妄泄。

罢极之本：一从生理解，以“罢”通“罴”，如熊罴之任劳而多勇力，用以喻肝脏任劳勇悍之性。一从病理解，吴崑曰：“动作劳甚，谓之罢极。肝主筋，筋主运动，故为罢极之本。”“罢”通“疲”。“极”，《说文》云：“燕人谓劳曰极。”“罢极”，即劳困之意。

仓廪之本：比喻脾胃像仓库一样具有收纳运化饮食水谷的功能。

凡十一脏取决于胆：金元时期李杲的《脾胃论》从“天人相应”的观点出发，认为“胆者，少阳春升之气，春气生则万化安，故胆气春升，则余脏从之。”明代张介宾曰：“足少阳为半表半里之经，亦曰中正之官，又曰奇恒之腑，所以能通达阴阳，而十一脏皆取决乎此也。”有学者从校勘学角度认为“十一”乃“土”字传抄之误，即本句应为“凡土脏取决于胆”。“决”，疏通之意。“土脏”，即通于土气的脾及胃、大肠、小肠、三焦、膀胱等主饮食物消化吸收的器官，胆气疏泄，通降于土脏，土脏则能运化调畅。

传世警言

天食人以五气，地食人以五味。

夫六六之节，九九制会者，所以正天之度、气之数也。天度者，所以制日月之行也；气数者，所以纪化生之用也。

行有分纪，周有道理，日行一度，月行十三度而有奇焉，故大小月三百六十五日而成岁，积气余而盈闰矣。

五日谓之候，三候谓之气，六气谓之时，四时谓之岁，而各从其主治焉。

天至广不可度，地至大不可量。

五脏生成篇第十

本篇主要从人体五脏与五体、五味、五色、五脉的关系上阐述五脏相制，故名“五脏生成”。本文主要介绍五脏与身体各部位的关系，血的功能，五死色、五生色、五善色等。

一级条文

【提要】肢、节、筋、脉、气、血的从属关系。

诸脉者皆属于目，诸髓者皆属于脑，诸筋者皆属于节，诸血者皆属于心，诸气者皆属于肺，此四肢八溪之朝夕也。

【提要】血是机体发挥功能的物质基础。

故人卧血归于肝，肝受血而能视，足受血而能步，掌受血而能握，指受血而能摄。

二级条文

【提要】 五死色、五生色、五善色。

五脏之气，故色见青如草兹者死，黄如枳实者死，黑如炲者死，赤如衃血者死，白如枯骨者死，此五色之见死也。青如翠羽者生，赤如鸡冠者生，黄如蟹腹者生，白如豕膏者生，黑如乌羽者生，此五色之见生也。生于心，如以缟裹朱；生于肺，如以缟裹红；生于肝，如以缟裹绀；生于脾，如以缟裹栝楼实；生于肾，如以缟裹紫，此五脏所生之外荣也。

三级条文

【提要】 五脏所合。

心之合脉也，其荣色也，其主肾也。肺之合皮也，其荣毛也，其主心也。肝之合筋也，其荣爪也，其主肺也。脾之合肉也，其荣唇也，其主肝也。肾之合骨也，其荣发也，其主脾也。

【提要】 过食五味则病生。

是故多食咸，则脉凝泣而变色；多食苦，则皮槁而毛拔；多食辛，则筋急而爪枯；多食酸，则肉胝胎而唇揭；多食甘，则骨痛而发落，此五味之所伤也。故心欲苦，肺欲辛，肝欲酸，脾欲甘，肾欲咸，此五味之所合也。

【提要】 人体针刺基础。

人有大谷十二分，小溪三百五十四名，少十二俞，此皆卫气之所留止，邪气之所客也，针石缘而去之。

传世警言

是故多食咸，则脉凝泣而变色；多食苦，则皮槁而毛拔；多食辛，则筋急而爪枯；多食酸，则肉胝胎而唇揭；多食甘，则骨痛而发落，此五味之所伤也。

五脏别论篇第十一

本篇主要论述与五脏有关的个别问题，故名“五脏别论”。本文主要介绍奇恒之腑、传导之腑的概念，魄门与五脏的关系，气口独为五脏主等。

一级条文

【提要】 奇恒之腑的概念。

黄帝问曰：余闻方士，或以脑髓为脏，或以肠胃为脏，或以为腑，敢问更相反，皆自谓是，不知其道，愿闻其说。岐伯对曰：脑、髓、骨、脉、胆、女子胞，此六者，地气之所生也，皆藏于阴而象于地，故藏而不泻，名曰奇恒之腑。

【提要】传化之腑的概念。

夫胃、大肠、小肠、三焦、膀胱，此五者，天气之所生也，其气象天，故泻而不藏，此受五脏浊气，名曰传化之腑。此不能久留，输泻者也。

【提要】魄门亦为五脏使。

魄门亦为五脏使，水谷不得久藏。

【提要】五脏六腑的鉴别标准。

所谓五脏者，藏精气而不泻也，故满而不能实。六腑者，传化物而不藏，故实而不能满也。

【提要】水谷入口，胃肠虚实交替。

所以然者，水谷入口，则胃实而肠虚；食下，则肠实而胃虚，故曰实而不满，满而不实也。

【提要】气口独为五脏主。

帝曰：气口何以独为五脏主？岐伯曰：胃者，水谷之海，六腑之大源也。五味入口，藏于胃，以养五脏气，气口亦太阴也。是以五脏六腑之气味，皆出于胃，变见于气口。故五气入鼻，藏于心肺，心肺有病，而鼻为之不利也。凡治病必察其上下，适其脉候，观其志意与其病能。

【提要】病不许治者，病必不治。

拘于鬼神者，不可与言至德。恶于针石者，不可与言至巧。病不许治者，病必不治，治之无功矣。

重点字词

奇恒之腑：是一类脏腑器官的总称，由于其形态与功能皆与五脏六腑有别，故称“奇恒之腑”。高世栻注：“奇，异也。恒，常也。言异于常腑也。”

魄门亦为五脏使：指肛门的启闭功能依赖五脏之气的调节，也影响着脏腑气机的升降，故为“五脏使”。“魄”通“粕”。“魄门”，即肛门。“使”，役使，支配、制约之意。

气口：肺朝百脉，诸脏气血平衡，变现于肺脉之气口，故切按气口可诊察脏腑气血的虚实。“气口”，又称寸口。

传世警言

所谓五脏者，藏精气而不泻也，故满而不能实。六腑者，传化物而不藏，故实而不能满也。

异法方宜论篇第十二

本篇主要论述不同地域的人因地势、环境、饮食等不同，所以患病及治疗方案不同，“异法”即不同的治法，“方宜”即各方所宜，故名“异法方宜论”。本文主要介绍因地制宜原则。

二级条文

【**提要**】砭石、毒药、灸焫、九针、导引等因地制宜的原则。

黄帝问曰：医之治病也，一病而治各不同，皆愈何也？岐伯对曰：地势使然也。故东方之域，天地之所始生也，鱼盐之地，海滨傍水。其民食鱼而嗜咸，皆安其处，美其食。鱼者使人热中，盐者胜血，故其民皆黑色疏理，其病皆为痈疡，其治宜砭石。故砭石者，亦从东方来。

西方者，金玉之域，沙石之处，天地之所收引也，其民陵居而多风，水土刚强，其民不衣而褐荐，其民华食而脂肥，故邪不能伤其形体，其病生于内，其治宜毒药。故毒药者，亦从西方来。

北方者，天地所闭藏之域也，其地高陵居，风寒冰冽。其民乐野处而乳食，脏寒生满病，其治宜灸焫。故灸焫者，亦从北方来。

南方者，天地所长养，阳之所盛处也，其地下，水土弱，雾露之所聚也。其民嗜酸而食胕，故其民皆致理而赤色，其病挛痹，其治宜微针。故九针者，亦从南方来。

中央者，其地平以湿，天地所以生万物也众。其民食杂而不劳，故其病多痿厥寒热，其治宜导引按跻。故导引按跻者，亦从中央出也。

故圣人杂合以治，各得其所宜。故治所以异而病皆愈者，得病之情，知治之大体也。

重点字词

砭石：以石制成的尖石或石片，用以刺痈疽以排出脓血。

毒药：一指中草药，药物大都具有一定的偏性，是其疗效的基础，中药须辨证使用，运用不当则会产生毒副作用；一指有毒之药。

灸焫：“灸”，用艾叶制成的艾炷或艾条，点燃后在体表穴位上熏灼，以防治疾病的一种治疗方法。“焫”，烧灼。王冰曰：“火艾烧灼，谓之灸焫。”

九针：包括镵针、圆针、鍉针、锋针、铍针、圆利针、毫针、长针和大针。

导引按跻：即现在的健身功法，如五禽戏、太极拳、按摩等，是古代用来保健和治病的方法。王冰曰：“按，谓抑按皮肉。跻，谓捷举手足。”

移精变气论篇第十三

本篇主要论述祝由在上古的作用及在现世无用的缘由，以及诊断中色脉的重要性，篇名取自文章第一句“移精变气”，故名“移精变气论”。本文主要介绍精神情志在人体中的重要作用、上古之人祝由的缘由。

一级条文

【提要】精神情志在人体中的重要作用。

岐伯曰：闭户塞牖，系之病者，数问其情，以从其意，得神者昌，失神者亡。

二级条文

【提要】上古之人祝由的缘由。

岐伯对曰：往古人居禽兽之间，动作以避寒，阴居以避暑，内无眷慕之累，外无伸宦之形，此恬惔之世，邪不能深入也。故毒药不能治其内，针石不能治其外，故可移精祝由而已。当今之世不然，忧患缘其内，苦形伤其外，又失四时之从，逆寒暑之宜，贼风数至，虚邪朝夕，内至五脏骨髓，外伤空窍肌肤，所以小病必甚，大病必死，故祝由不能已也。

重点字词

移精祝由：指转移患者的精神，对患者祝说患病之由来以治疗疾病的方法。

传世警言

数问其情，以从其意，得神者昌，失神者亡。

动作以避寒，阴居以避暑。

汤液醪醴论篇第十四

本篇主要论述汤液醪醴的制作及治病、针石治病、病为本工为标等内容，篇名取自本篇第一句“为五谷汤液及醪醴奈何”，故名“汤液醪醴论”。本文主要介绍阳虚水肿病机及治疗、今世之人用汤液的缘由、精神在治疗中的重要作用、病人为本医者为标等。

一级条文

【提要】阳虚水肿的病机及治疗方法。

帝曰：其有不从毫毛而生，五脏阳以竭也，津液充郭，其魄独居，孤精于内，气耗于外，形不可与衣相保，此四极急而动中，是气拒于内，而形施于外，治之奈何？岐伯曰：平治于权衡，去宛陈莝，微动四极，温衣，缪刺其处，以复其形。开鬼门，洁净腑，精以时服，五阳已布，疏涤五脏。故精自生，形自盛，骨肉相保，巨气乃平。

二级条文

【提要】今世之人用汤液的缘由。

帝曰：上古圣人作汤液醪醴，为而不用，何也？岐伯曰：自古圣人之作汤液醪醴者，以为备耳。夫上古作汤液，故为而弗服也。中古之世，道德稍衰，邪气时至，服之万全。帝曰：今之世不必已，何也？岐伯曰：当今之世，必齐毒药攻其中，镵石、针艾治其外也。

【提要】精神在治疗中的重要作用。

帝曰：形弊血尽而功不立者何？岐伯曰：神不使也。帝曰：何谓神不使？岐伯曰：针石，道也。精神不进，志意不治，故病不可愈。今精坏神去，荣卫不可复收。何者？嗜欲无穷，而忧患不止，精气弛坏，荣泣卫除，故神去之而病不愈也。

帝曰：夫病之始生也，极微极精，必先入结于皮肤。今良工皆称曰：病成，名曰逆，则针石不能治，良药不能及也。

【提要】病人为本，医者为标。

岐伯曰：病为本，工为标，标本不得，邪气不服，此之谓也。

重点字词

五脏阳以竭：五脏阳气衰竭。王冰曰："阴气内盛，阳气竭绝，不得入于腹中，故言五脏阳以竭也。""竭"，阻遏之意。指五脏阳气遏抑不布，与下文"五阳已布"相对。

去宛陈莝：谓去除郁积的水液与瘀血。沈祖绵《读素问臆断》云："此句当作'去宛莝陈'。《说文》云：'莝，斩刍也。'去、莝相对为文，宛、陈相对为文。"张介宾曰："宛，积也。陈，久也。莝，斩草也。"

缪刺：病在左而刺右，病在右而刺左的刺络脉法。《素问·缪刺论》云："有痛而经不病者缪刺之，因视其皮部有血络者尽取之，此缪刺之数也。"

开鬼门：一为发汗利水法；二为通便利水法。鬼门，一指汗孔，张介宾曰："鬼门，汗空也。"二指肛门，"鬼"字疑为"魄"的坏字，"魄"，通"粕"。

洁净腑：利小便法。净腑，指膀胱。

传世警言

平治于权衡，去宛陈莝，微动四极，温衣，缪刺其处，以复其形。开鬼门，洁净腑，精以时服，五阳已布，疏涤五脏。故精自生，形自盛，骨肉相保，巨气乃平。

玉版论要篇十五

本篇主要论述望色与脉诊及其逆从的区别，“玉版”即玉做的版，版上刻有重要论著，类似金匮真言，故名“玉版论要”。本文主要介绍度病之浅深、奇病。

一级条文

【提要】揆度者，度病之浅深也。奇恒者，言奇病也。

《揆度》者，度病之浅深也。《奇恒》者，言奇病也。请言道之至数，《五色》《脉变》《揆度》《奇恒》，道在于一。神转不回，回则不转，乃失其机。至数之要，迫近以微，著之玉版，命曰合《玉机》。

诊要经终论篇第十六

本篇主要论述人气与十二月相应、针刺与季节相结合、针刺的注意事项、经脉气尽的表现，篇名取自本篇第一段“诊要”与最后一段“经终”，故名“诊要经终论”。本文主要介绍人气与月数相应。

三级条文

【提要】人与天地相参——人气与月数相应。

黄帝问曰：诊要何如？岐伯对曰：正月二月，天气始方，地气始发，人气在肝。三月四月，天气正方，地气定发，人气在脾。五月六月，天气盛，地气高，人气在头。七月八月，阴气始杀，人气在肺。九月十月，阴气始冰，地气始闭，人气在心。十一月十二月，冰复，地气合，人气在肾。

脉要精微论篇第十七

本篇主要论述了望诊与脉诊的精妙，脉诊至精至微，故名“脉要精微论”。本文主要介绍望色、守五脏、脉诊规范及临证。

一级条文

【提要】精明五气——五善色、五恶色（图4）。

夫精明五色者，气之华也。赤欲如白裹朱，不欲如赭；白欲如鹅羽，不欲如盐；青欲如苍璧之泽，不欲如蓝；黄欲如罗裹雄黄，不欲如黄土；黑欲如重漆色，不欲如地苍。五色精微象见矣，其寿不久也。夫精明者，所以视万物，别白黑，审短长，以长为短，以白为黑，如是则精衰矣。

五色辨善恶要点

◆五色者气之华

赤欲如白裹朱，不欲如赭。
白欲如鹅羽，不欲如盐。
青欲如苍璧之泽，不欲如蓝。
黄欲如罗裹雄黄，不欲如黄土。
黑欲如重漆色，不欲如地苍。

◆精明者气之华

别白黑，审短长，以长为短，以白为黑，如是则精衰矣。

图 4　五色辨善恶要点图

【提要】 五脏者，中之守也；得守者生，失守者死。

五脏者，中之守也。中盛脏满，气胜伤恐者，声如从室中言，是中气之湿也。言而微，终日乃复言者，此夺气也。衣被不敛，言语善恶，不避亲疏者，此神明之乱也。仓廪不藏者，是门户不要也。水泉不止者，是膀胱不藏也。得守者生，失守者死。

【提要】 五脏者，身之强也；得强则生，失强则死。

夫五脏者，身之强也。头者，精明之府，头倾视深，精神将夺矣。背者，胸中之府，背曲肩随，府将坏矣。腰者肾之府，转摇不能，肾将惫矣。膝者筋之府，屈伸不能，行则偻附，筋将惫矣。骨者髓之府，不能久立，行则振掉，骨将惫矣。得强则生，失强则死。

【提要】 脉象四时变动特点。

四变之动，脉与之上下，以春应中规，夏应中矩，秋应中衡，冬应中权。是故冬至四十五日，阳气微上，阴气微下；夏至四十五日，阴气微上，阳气微下。阴阳有时，与脉为期，期而相失，知脉所分，分之有期，故知死时。微妙在脉，不可不察，察之有纪，从阴阳始，始之有经，从五行生，生之有度，四时为宜，补泻勿失，与天地如一，得一之情，以知死生。是故声合五音，色合五行，脉合阴阳。

二级条文

【提要】 诊法常以平旦。

黄帝问曰：诊法何如？岐伯对曰：诊法常以平旦，阴气未动，阳气未散，饮食未进，经脉未盛，络脉调匀，气血未乱，故乃可诊有过之脉。

【提要】 司外揣内的诊法。

切脉动静，而视精明，察五色，观五脏有余不足，六腑强弱，形之盛衰。以此参伍，决死生之分。

【提要】脉者，血之府。

夫脉者，血之府也，长则气治，短则气病，数则烦心，大则病进，上盛则气高，下盛则气胀，代则气衰，细则气少，涩则心痛，浑浑革革至如涌泉，病进而危；弊弊绰绰其去如弦绝者死。

三级条文

【提要】持脉有道。

是故持脉有道，虚静为保。春日浮，如鱼之游在波；夏日在肤，泛泛乎万物有余；秋日下肤，蛰虫将去；冬日在骨，蛰虫周密，君子居室。故曰：知内者按而纪之，知外者终而始之。此六者，持脉之大法。

传世警言

五脏者，中之守也。

五脏者，身之强也。

得守者生，失守者死。

得强则生，失强则死。

微妙在脉，不可不察，察之有纪，从阴阳始，始之有经，从五行生，生之有度，四时为宜，补泻勿失，与天地如一，得一之情，以知死生。

持脉有道，虚静为保。

平人气象论篇第十八

本篇主要论述平人的健康脉，“平人”即健康的人，“气象”即脉的气象，故名“平人气象论”。本文主要介绍平人脉象、脉与胃气的关系、妊娠脉诊法。

一级条文

【提要】平人脉象。

黄帝问曰：平人何如？岐伯对曰：人一呼脉再动，一吸脉亦再动，呼吸定息脉五动，闰以太息，命曰平人。平人者不病也。常以不病调病人，医不病，故为病人平息以调之为法。

【提要】虚里的概念、定位及临床意义。

胃之大络，名曰虚里。贯鬲络肺，出于左乳下，其动应衣，脉宗气也。

【提要】脉无胃气则死。

人以水谷为本，故人绝水谷则死，脉无胃气亦死。

二级条文

【提要】妊娠脉诊法。

妇人手少阴脉动甚者，妊子也。

玉机真脏论篇第十九

本篇主要论述切诊中的脉象及反常脉象、真脏脉、疾病在脏中的传变、五实死、五虚死，篇名取自文中“著之玉版，藏之脏腑”，故名“玉机真脏论”。本文主要介绍脾居中央以灌四傍，五脏传变的机理，五实死、五虚死定义及治疗方法。

一级条文

【提要】脾居中央以灌四傍。

脾脉者土也，孤脏以灌四傍者也。

【提要】五脏传变的机理。

五脏受气于其所生，传之于其所胜，气舍于其所生，死于其所不胜。病之且死，必先传行至其所不胜，病乃死。

五脏相通，移皆有次，五脏有病，则各传其所胜。

【提要】五实死、五虚死定义及治疗方法。

黄帝曰：余闻虚实以决死生，愿闻其情。岐伯曰：五实死，五虚死。帝曰：愿闻五实五虚。岐伯曰：脉盛，皮热，腹胀，前后不通、闷瞀，此谓五实。脉细，皮寒，气少，泄利前后，饮食不入，此谓五虚。帝曰：其时有生者何也？岐伯曰：浆粥入胃泄注止，则虚者活；身汗得后利，则实者活。此其候也。

传世警言

脾脉者土也，孤脏以灌四傍者也。

五脏相通，移皆有次。五脏有病，则各传其所胜。

浆粥入胃，泄注止，则虚者活；身汗得后利，则实者活。

三部九候论篇第二十

本篇主要论述三部九候定义及诊法、针刺疗法，切脉的部位分上、中、下三部，每部有三候，故名“三部九候论”。本文主要介绍三部九候的定义。

一级条文

【提要】三部九候的定义。

岐伯曰：天地之至数，始于一，终于九焉。一者天，二者地，三者人，因而三之，三三者九，以应九野。故人有三部，部有三候，以决死生，以处百病，以调虚实，而除邪疾。

帝曰：何谓三部？岐伯曰：有下部，有中部，有上部；部各有三候，三候者，有天有地有人也，必指而导之，乃以为质。

三部者，各有天，各有地，各有人。三而成天，三而成地，三而成人。三而三之，合则为九。

经脉别论篇第二十一

本篇主要论述了喘、汗、食、饮的生理过程，针刺的治疗与部分脉诊，以及经脉、病脉各有所别，故名“经脉别论”。本文主要介绍人体气血及水谷的循环路线，生病起于过用。

一级条文

【提要】人体气血及水谷的循环路线（图5）。

食气入胃，散精于肝，淫气于筋。食气入胃，浊气归心，淫精于脉。脉气流经，经气归于肺，肺朝百脉，输精于皮毛。毛脉合精，行气于府。府精神明，留于四脏，气归于权衡。权衡以平，气口成寸，以决死生。饮入于胃，游溢精气，上输于脾；脾气散精，上归于肺；通调水道，下输膀胱；水精四布，五经并行，合于四时五脏阴阳，揆度以为常也。

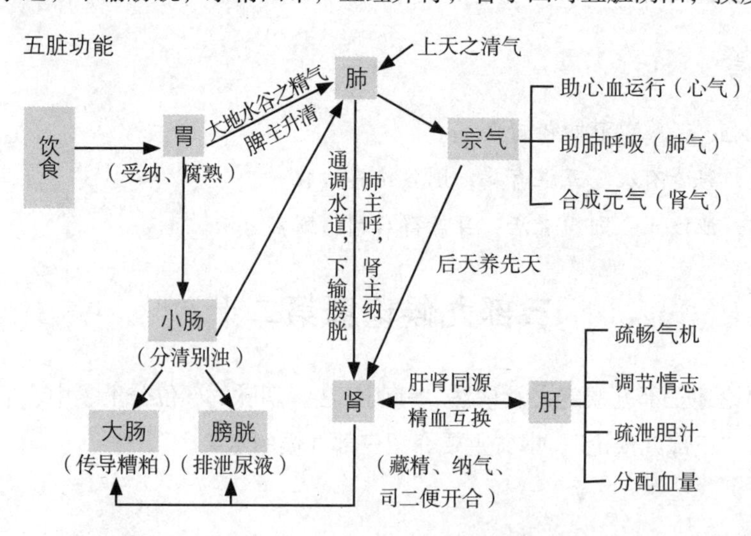

图5　人体气血及水谷的循环路线图

二级条文

【**提要**】人之勇怯对发病的影响。

黄帝问曰：人之居处动静勇怯，脉亦为之变乎？岐伯对曰：凡人之惊恐恚劳动静，皆为变也。是以夜行则喘出于肾，淫气病肺。有所堕恐，喘出于肝，淫气害脾。有所惊恐，喘出于肺，淫气伤心。渡水跌仆，喘出于肾与骨，当是之时，勇者气行则已，怯者则着而为病也。故曰：诊病之道，观人勇怯，骨肉皮肤，能知其情，以为诊法也。

【**提要**】生病起于过用。

故春秋冬夏，四时阴阳，生病起于过用，此为常也。

重点字词

肺朝百脉：指经脉中的气血运行有赖于肺的调节，周身经脉皆聚会于肺。“朝”，指朝向，朝会。“百脉”，指全身经脉。

毛脉合精：即气血相合。张介宾曰：“肺主毛，心主脉；肺藏气，心生血。一气一血，称为父母，二脏独居胸中，故曰毛脉合精。”

传世警言

勇者气行则已，怯者则着而为病。

脏气法时论篇第二十二

本篇主要论述五脏与四时的关系及治疗，论五脏之气，以四时为法，故名“脏气法时论”。本文主要介绍合人形以法四时五行而治。

一级条文

【**提要**】合人形以法四时五行而治。

黄帝问曰：合人形以法四时五行而治，何如而从？何如而逆？得失之意，愿闻其事。岐伯对曰：五行者，金、木、水、火、土也，更贵更贱，以知死生，以决成败，而定五脏之气、间甚之时、死生之期也。

宣明五气篇第二十三

本篇主要论述五脏所伤、五味所入、五气所病、五精所并、五脏所恶、五脏化液、五味所禁、五病所发、五邪所乱、五邪所见、五脏所藏、五脏所主、五劳所伤、五脉应象，意在说明五气在生理病理中的作用，故名“宣明五气”。

一级条文

【**提要**】五脏所伤。

五劳所伤：久视伤血，久卧伤气，久坐伤肉，久立伤骨，久行伤筋，是谓五劳所伤。

三级条文

【**提要**】宣明五气的其他内容。

五味所入：酸入肝，辛入肺，苦入心，咸入肾，甘入脾，是谓五入。

五气所病：心为噫，肺为咳，肝为语，脾为吞，肾为欠为嚏，胃为气逆为哕，大肠小肠为泄，下焦溢为水，膀胱不利为癃，不约为遗溺，胆为怒，是谓五病。

五精所并：精气并于心则喜，并于肺则悲，并于肝则忧，并于脾则畏，并于肾则恐，是谓五并。虚而相并者也。

五脏所恶：心恶热，肺恶寒，肝恶风，脾恶湿，肾恶寒，是谓五恶。

五脏化液：心为汗，肺为涕，肝为泪，脾为涎，肾为唾，是谓五液。

五味所禁：辛走气，气病无多食辛；咸走血，血病无多食咸；苦走骨，骨病无多食苦；甘走肉，肉病无多食甘；酸走筋，筋病无多食酸。是谓五禁，无令多食。

五病所发：阴病发于骨，阳病发于血，阴病发于肉，阳病发于冬，阴病发于夏，是谓五发。

五邪所乱：邪入于阳则狂，邪入于阴则痹，搏阳则为巅疾，搏阴则为喑，阳入之阴则静，阴出之阳则怒，是谓五乱。

五邪所见：春得秋脉，夏得冬脉，长夏得春脉，秋得夏脉，冬得长夏脉，名曰阴出之阳，病善怒不治，是谓五邪。皆同命，死不治。

五脏所藏：心藏神，肺藏魄，肝藏魂，脾藏意，肾藏志，是谓五脏所藏。

五脏所主：心主脉，肺主皮，肝主筋，脾主肉，肾主骨，是谓五主。

五脉应象：肝脉弦，心脉钩，脾脉代，肺脉毛，肾脉石，是谓五脏之脉。

传世警言

久视伤血，久卧伤气，久坐伤肉，久立伤骨，久行伤筋。

血气形志篇第二十四

本篇主要论述三阴三阳气血及中医外治法，文章既论述血气的多少，又论述形志苦乐，故名“血气形志”。本文主要介绍六经气血常数。

二级条文

【**提要**】六经气血常数。

夫人之常数，太阳常多血少气，少阳常少血多气，阳明常多气多血，少阴常少血多气，厥阴常多血少气，太阴常多气少血，此天之常数。

宝命全形论篇第二十五

本篇主要论述人与天地相应的理论，以及针刺治疗的要点，“宝命”即以命为宝，“全形”即保全身形，故名“宝命全形论”。本文主要介绍以人为本、以外知内的一般规律、人与天地相参、五行相克关系。

一级条文

【**提要**】古人生命观——以人为本，人生于天地之间。

天覆地载，万物悉备，莫贵于人。人以天地之气生，四时之法成。

夫人生于地，悬命于天，天地合气，命之曰人。人能应四时者，天地为之父母；知万物者，谓之天子。

二级条文

【**提要**】以外知内的一般规律。

夫盐之味咸者，其气令器津泄；弦绝者，其音嘶败；木敷者，其叶发；病深者，其声哕。

【**提要**】人与天地相参——天之阴阳以应人之虚实。

天有阴阳，人有十二节；天有寒暑，人有虚实。能经天地阴阳之化者，不失四时。

人生有形，不离阴阳，天地合气，别为九野，分为四时，月有大小，日有短长，万物并至，不可胜量。

【**提要**】五行相克关系。

木得金而伐，火得水而灭，土得木而达，金得火而缺，水得土而绝。万物尽然，不可胜竭。故针有悬布天下者五，黔首共余食，莫知之也。

重点字词

黔首：“黔”，即黑；“首”，指头。“黔首”指代老百姓。

余食：据《新校正》注，“余食”应作“饱食”。

传世警言

天覆地载，万物悉备，莫贵于人。人以天地之气生，四时之法成。

八正神明论篇第二十六

本篇主要论述针刺法与八正之气的关系，针刺的补泻，形、神的定义，故名“八正神明论”。本文主要介绍刺法基本原则和上工救其萌芽。

一级条文

【提要】刺法基本原则——法天则地，合以天光。

黄帝问曰：用针之服，必有法则焉，今何法何则？岐伯对曰：法天则地，合以天光。帝曰：愿卒闻之。岐伯曰：凡刺之法，必候日月星辰，四时八正之气，气定乃刺之。

【提要】上工救其萌芽。

上工救其萌芽，必先见三部九候之气，尽调不败而救之，故曰上工。下工救其已成，救其已败。

传世警言

法天则地，合以天光。

离合真邪论篇第二十七

本篇主要论述针刺补泻的要领、补泻需把握时机。“真”即正气，“邪”即邪气，故名“离合真邪论”。本文主要介绍经脉与天时相应。

二级条文

【提要】人与天地相参——经脉与天时相应。

夫圣人之起度数，必应于天地。故天有宿度，地有经水，人有经脉。天地温和，则经水安静；天寒地冷，则经水凝泣；天暑地热，则经水沸溢；卒风暴起，则经水波涌而陇起。夫邪之入于脉也，寒则血凝泣，暑则气淖泽，虚邪因而入客，亦如经水之得风也。

传世警言

夫圣人之起度数，必应于天地。

通评虚实论篇第二十八

本篇主要论述虚与实的区别及个别疾病的针刺治疗，“通评”即统论、概论，故名“通评虚实论”。本文主要介绍虚实的定义。

一级条文

【提要】掌握邪气盛则实，精气夺则虚。

邪气盛则实，精气夺则虚。

三级条文

【提要】了解肥贵人则高梁之疾也。

凡治消瘅、仆击、偏枯、痿厥、气满发逆，肥贵人则高梁之疾也。

太阴阳明论篇第二十九

本篇主要论述脾胃的生理病理，“太阴”即足太阴脾经，“阳明”即足阳明胃经，故名“太阴阳明论”。本文主要介绍太阴阳明为表里，阳道实、阴道虚，脾溉四时与脾不独主时，脾为胃行其津液。

一级条文

【提要】太阴阳明为表里。

太阴阳明为表里，脾胃脉也。

【提要】阳道实，阴道虚。

帝曰：愿闻其异状也。岐伯曰：阳者，天气也，主外；阴者，地气也，主内。故阳道实，阴道虚。故犯贼风虚邪者，阳受之；食饮不节，起居不时者，阴受之。阳受之则入六腑，阴受之则入五脏。入六腑则身热不时卧，上为喘呼；入五脏则䐜满闭塞，下为飧泄，久为肠澼。

【提要】脾溉四时与脾不独主时。

帝曰：脾不主时何也？岐伯曰：脾者土也，治中央，常以四时长四脏，各十八日寄治，不得独主于时也。脾脏者，常著胃土之精也，土者生万物而法天地，故上下至头足，不得主时也。

【提要】脾为胃行其津液。

帝曰：脾病而四肢不用，何也？岐伯曰：四肢皆禀气于胃，而不得至经，必因于脾，乃得禀也。今脾病不能为胃行其津液，四肢不得禀水谷气，气日以衰，脉道不利，筋骨肌肉皆无气以生，故不用焉。

脾与胃以膜相连耳，而能为之行其津液，何也？岐伯曰：足太阴者，三阴也。其脉贯胃属脾络嗌，故太阴为之行气于三阴。阳明者，表也，五脏六腑之海也，亦为之行气于三阳。脏腑各因其经而受气于阳明，故为胃行其津液。四肢不得禀水谷气，日以益衰，阴道不利，筋骨肌肉无气以生，故不用焉。

重点字词

阳道实，阴道虚：属阳的六腑多病外感而为实证，属阴的五脏多病内伤而为虚证。张介宾曰："阳刚阴柔也，又外邪多有余，故阳道常实；内伤多不足，故阴道常虚。""道"即规律，此指性质和特点。

阳明脉解篇第三十

本篇主要论述足阳明经脉的病理，"解"即解释，故名"阳明脉解"。本文主要介绍四肢者，诸阳之本也。

一级条文

【提要】四肢者，诸阳之本也。

帝曰：善。病甚则弃衣而走，登高而歌，或至不食数日，逾垣上屋，所上之处，皆非其素所能也，病反能者何也？岐伯曰：四肢者，诸阳之本也，阳盛则四肢实，实则能登高而歌也。帝曰：其弃衣而走者何也？岐伯曰：热盛于身，故弃衣欲走也。帝曰：其妄言骂詈、不避亲疏者何也？岐伯曰：阳盛则使人妄言骂詈，不避亲疏，而不欲食，不欲食故妄走也。

热论篇第三十一

本篇主要论述发病，故名"热论"，主要论述伤寒与热病的关系、三阴三阳的经脉传变、热病后遗症、热病治疗、病温与病暑。本文主要介绍伤寒与热病的关系、两感于寒、伤寒留有余热的机理、病温与病暑的鉴别、热病治疗方法、伤寒传变规律。

一级条文

【提要】伤寒与热病的关系。

今夫热病者，皆伤寒之类也。

【提要】两感于寒。

人之伤于寒也，则为病热，热虽甚不死；其两感于寒而病者，必不免于死。

【提要】伤寒留有余热的机理。

帝曰：热病已愈，时有所遗者，何也？岐伯曰：诸遗者，热甚而强食之，故有所遗也。若此者，皆病已衰而热有所藏，因其谷气相薄，两热相合，故有所遗也。

【提要】伤寒留有余热的治疗及禁忌。

帝曰：善。治遗奈何？岐伯曰：视其虚实，调其逆从，可使必已矣。帝曰：病热当何禁之？岐伯曰：病热少愈，食肉则复，多食则遗，此其禁也。

【提要】病温与病暑的鉴别及暑病治疗方法。

凡病伤寒而成温者，先夏至日者为病温，后夏至日者为病暑，暑当与汗皆出，勿止。

二级条文

【提要】伤寒传变规律及特点。

帝曰：愿闻其状。岐伯曰：伤寒一日，巨阳受之，故头项痛，腰脊强。二日阳明受之，阳明主肉，其脉夹鼻络于目，故身热，目疼而鼻干，不得卧也。三日少阳受之，少阳主骨，其脉循胁络于耳，故胸胁痛而耳聋。三阳经络皆受其病，而未入于脏者，故可汗而已。四日太阴受之，太阴脉布胃中络于嗌，故腹满而嗌干。五日少阴受之，少阴脉贯肾络于肺，系舌本，故口燥舌干而渴。六日厥阴受之，厥阴脉循阴器而络于肝，故烦满而囊缩。三阴三阳、五脏六腑皆受病，荣卫不行，五脏不通，则死矣。

【提要】伤寒中于阳与中于阴的治疗方法。

帝曰：治之奈何？岐伯曰：治之各通其脏脉，病日衰已矣。其未满三日者，可汗而已；其满三日者，可泄而已。

重点字词

两感：指表里两经同时受邪。

刺热篇第三十二

本篇主要论述针刺治疗热病，故名“刺热”。本文主要介绍五脏热的表现。

三级条文

【提要】五脏热的表现。

肝热病者，小便先黄，腹痛多卧，身热。热争则狂言乃惊，胁满痛，手足躁，不得安卧。

心热病者，先不乐，数日乃热。热争则卒心痛，烦闷善呕，头痛面赤，无汗。

脾热病者，先头重，颊痛，烦心，颜青，欲呕，身热。热争则腰痛，不可用俯仰，腹满泄，两颌痛。

肺热病者，先淅然厥，起毫毛，恶风寒，舌上黄，身热。热争则喘咳，痛走胸膺背，不得太息，头痛不堪，汗出而寒。

肾热病者，先腰痛骺酸，苦渴数饮，身热。热争则项痛而强，骺寒且酸，足下热，不欲言，其逆则项痛员员澹澹然。

肝热病者，左颊先赤；心热病者，颜先赤；脾热病者，鼻先赤；肺热病者，右颊先赤；肾热病者，颐先赤。

评热病论篇第三十三

本篇主要论述阴阳交、风厥、劳风、肾风四种疾病，“评热”即论热，故名“评热病论”。本文主要介绍阴阳交的定义、病因、病机。

一级条文

【**提要**】阴阳交的定义、病因、病机。

黄帝问曰：有病温者，汗出辄复热，而脉躁不为汗衰，狂言不能食，病名为何？岐伯对曰：病名阴阳交，交者死也。帝曰：愿闻其说。岐伯曰：人所以汗出者，皆生于谷，谷生于精，今邪气交争于骨肉而得汗者，是邪却而精胜也。精胜则当能食而不复热。复热者邪气也，汗者精气也，今汗出而辄复热者，是邪胜也，不能食者，精无俾也，病而留者，其寿可立而倾也。且夫《热论》曰：汗出而脉尚躁盛者死。今脉不与汗相应，此不胜其病也，其死明矣。狂言者是失志，失志者死。今见三死，不见一生，虽愈必死也。

【**提要**】正邪相争而发病的机理。

邪之所凑，其气必虚。

传世警言

邪之所凑，其气必虚。

逆调论篇第三十四

本篇主要论述热而烦满、痹气、肉烁、骨痹、肉苛，“逆”即气逆为病，“调”即调和，故名“逆调论”。本文主要介绍不仁病机、胃不和则卧不安、人之病热病寒、骨痹、肉苛、形神不合而发病。

一级条文

【**提要**】不仁、不用的病机。

荣气虚则不仁，卫气虚则不用，荣卫俱虚则不仁且不用。

二级条文

【**提要**】胃不和则卧不安。

阳明者胃脉也，胃者六腑之海，其气亦下行，阳明逆不得从其道，故不得卧也。《下经》曰：胃不和则卧不安。此之谓也。

三级条文

【**提要**】人之病热机理。

黄帝问曰：人身非常温也，非常热也，为之热而烦满者，何也？岐伯对曰：阴气少而阳气胜，故热而烦满也。帝曰：人身非衣寒也，中非有寒气也，寒从中生者何？岐伯曰：是人多痹气也，阳气少，阴气多，故身寒如从水中出。

帝曰：人有四肢热，逢风寒如炙如火者，何也？岐伯曰：是人者，阴气虚，阳气盛。四肢者，阳也。两阳相得，而阴气虚少，少水不能灭盛火而阳独治。独治者，不能生长也，独胜而止耳。逢风而如炙如火者，是人当肉烁也。

【**提要**】人之病寒机理。

帝曰：人有身寒，汤火不能热，厚衣不能温，然不冻栗，是为何病？岐伯曰：是人者，素肾气胜，以水为事，太阳气衰，肾脂枯不长，一水不能胜两火。肾者水也，而生于骨，肾不生则髓不能满，故寒甚至骨也。

【**提要**】骨痹的定义。

所以不能冻栗者，肝一阳也，心二阳也，肾孤脏也，一水不能胜二火，故不能冻栗，病名曰骨痹，是人当挛节也。

【**提要**】肉苛的病机。

帝曰：人之肉苛者，虽近衣絮，犹尚苛也，是谓何疾？岐伯曰：荣气虚，卫气实也。

【**提要**】形神不合而发病。

肉如故也，人身与志不相有，曰死。

重点字词

一水不能胜二火：指肾水不敌心火（君主之火）、肝火（相火）。

传世警言

胃不和则卧不安。

疟论篇第三十五

本篇主要论述不同的疟疾，故名“疟论”。本文主要介绍不可针刺的情况。

二级条文

【提要】不可针刺的情况。

无刺浑浑之脉，无刺漉漉之汗。

刺疟篇第三十六

本篇主要论述用针刺治疗疟疾的方法，故名“刺疟”。本文主要介绍疟病的治疗。

三级条文

【提要】疟病的治疗。

凡治疟，先发如食顷，乃可以治，过之则失时也。诸疟而脉不见，刺十指间出血，血去必已。

气厥论篇第三十七

本篇主要论述五脏六腑寒热相移变化的所得病，篇名取文中“故得之气厥”，故名“气厥论”。本文主要介绍鼻渊、气厥的病机。

三级条文

【提要】鼻渊、气厥的病机。

胆移热于脑，则辛頞鼻渊，鼻渊者，浊涕下不止也，传为衄衊瞑目。故得之气厥也。

咳论篇第三十八

本篇主要论述咳的病机、分类，以及症状、治疗，“咳论”即论咳，故名“咳论”。本文主要介绍五脏六腑皆令人咳、脏气时节受病、五脏咳、六腑咳、聚于胃关于肺。

一级条文

【提要】五脏六腑皆令人咳。

黄帝问曰：肺之令人咳何也？岐伯曰：五脏六腑皆令人咳，非独肺也。帝曰：愿闻其状。岐伯曰：皮毛者，肺之合也，皮毛先受邪气，邪气以从其合也。其寒饮食入胃，从肺脉上至于肺，则肺寒，肺寒则外内合邪，因而客之，则为肺咳。五脏各以其时受病，非其时，各传以与之。

【提要】人与天地相参——脏气时节受病。

人与天地相参，故五脏各以治时，感于寒则受病，微则为咳，甚则为泄为痛。乘秋则肺先受邪，乘春则肝先受之，乘夏则心先受之，乘至阴则脾先受之，乘冬则肾先受之。

三级条文

【提要】五脏咳。

帝曰：何以异之？岐伯曰：肺咳之状，咳而喘息有音，甚则唾血。心咳之状，咳则心痛，喉中介介如梗状，甚则咽肿喉痹。肝咳之状，咳则两胁下痛，甚则不可以转，转则两胠下满。脾咳之状，咳则右胁下痛，阴阴引肩背，甚则不可以动，动则咳剧。肾咳之状，咳则腰背相引而痛，甚则咳涎。

【提要】六腑咳。

帝曰：六腑之咳奈何？安所受病？岐伯曰：五脏之久咳，乃移于六腑。脾咳不已，则胃受之，胃咳之状，咳而呕，呕甚则长虫出。肝咳不已，则胆受之，胆咳之状，咳呕胆汁。肺咳不已，则大肠受之，大肠咳状，咳而遗矢。心咳不已，则小肠受之，小肠咳状，咳而失气，气与咳俱失。肾咳不已，则膀胱受之，膀胱咳状，咳而遗溺。久咳不已，则三焦受之，三焦咳状，咳而腹满，不欲食饮。

【提要】此聚于胃，关于肺。

此皆聚于胃，关于肺，使人多涕唾而面浮肿气逆也。

传世警言

人与天地相参。

聚于胃，关于肺。

举痛论篇第三十九

本篇主要论述痛的分类、病机、情志对气机的影响，“举”即列举，故名“举痛论”。本文主要介绍疼痛的病机、百病生于气、不同类型疼痛的病机、情志改变人体气机而致病。

一级条文

【提要】疼痛的病机。

经脉流行不止，环周不休。寒气入经而稽迟，泣而不行，客于脉外则血少，客于脉中则气不通，故卒然而痛。

【提要】百病生于气。

余知百病生于气也。怒则气上，喜则气缓，悲则气消，恐则气下，寒则气收，炅则气泄，惊则气乱，劳则气耗，思则气结。

三级条文

【提要】人与天地相参——医学模型。

善言天者，必有验于人；善言古者，必有合于今；善言人者，必有厌于己。

【提要】不同类型疼痛的病机。

帝曰：其痛或卒然而止者，或痛甚不休者，或痛甚不可按者，或按之而痛止者，或按之无益者，或喘动应手者，或心与背相引而痛者，或胁肋与少腹相引而痛者，或腹痛引阴股者，或痛宿昔而成积者，或卒然痛死不知人有少间复生者，或痛而呕者，或腹痛而后泄者，或痛而闭不通者，凡此诸痛，各不同形，别之奈何？

岐伯曰：寒气客于脉外则脉寒，脉寒则缩踡，缩踡则脉绌急，绌急则外引小络，故卒然而痛，得炅则痛立止；因重中于寒，则痛久矣。寒气客于经脉之中，与炅气相薄则脉满，满则痛而不可按也。寒气稽留，炅气从上，则脉充大而血气乱，故痛甚不可按也。寒气客于肠胃之间，膜原之下，血不得散，小络急引故痛，按之则血气散，故按之痛止。寒气客于侠脊之脉则深，按之不能及，故按之无益也。寒气客于冲脉，冲脉起于关元，随腹直上，寒气客则脉不通，脉不通则气因之，故喘动应手矣。寒气客于背俞之脉，则脉泣，脉泣则血虚，血虚则痛，其俞注于心，故相引而痛。按之则热气至，热气至则痛止矣。寒气客于厥阴之脉，厥阴之脉者，络阴器系于肝，寒气客于脉中，则血泣脉急，故胁肋与少腹相引痛矣。厥气客于阴股，寒气上及少腹，血泣在下相引，故腹痛引阴股。寒气客于小肠膜原之间，络血之中，血泣不得注于大经，血气稽留不得行，故宿昔而成积矣。寒气客于五脏，厥逆上泄，阴气竭，阳气未入，故卒然痛死不知人，气复反则生矣。寒气客于肠胃，厥逆上出，故痛而呕也。寒气客于小肠，小肠不得成聚，故后泄腹痛矣。热气留于小肠，肠中痛，瘅热焦渴则坚干不得出，故痛而闭不通矣。

【提要】情志改变人体气机而致病。

九气不同，何病之生？岐伯曰：怒则气逆，甚则呕血及飧泄，故气上矣。喜则气和志达，荣卫通利，故气缓矣。悲则心系急，肺布叶举，而上焦不通，荣卫不散，热气在中，故气消矣。恐则精却，却则上焦闭，闭则气还，还则下焦胀，故气下形矣。寒则腠理闭，气不行，故气收矣。炅则腠理开，荣卫通，汗大泄，故气泄。惊则心无所倚，神无所归，虑无所定，故气乱矣。劳则喘息汗出，外内皆越，故气耗矣。思则心有所存，神有所归，正气留而不行，故气结矣。

传世警言

善言天者，必有验于人；善言古者，必有合于今；善言人者，必有厌于己。

腹中论篇第四十

本篇主要论述腹部的生理病理、病机、症状及治疗，故名“腹中论”。本文主要介绍不可服用芳草、石药的情况。

三级条文

【提要】不可服用芳草、石药的情况。

帝曰：夫子数言热中消中，不可服高梁、芳草、石药，石药发瘨，芳草发狂。夫热中消中者，皆富贵人也，今禁高梁，是不合其心，禁芳草石药，是病不愈，愿闻其说。岐伯曰：夫芳草之气美，石药之气悍，二者其气急疾坚劲，故非缓心和人，不可以服此二者。帝曰：不可以服此二者，何以然？岐伯曰：夫热气慓悍，药气亦然，二者相遇，恐内伤脾。脾者土也而恶木，服此药者，至甲乙日更论。

刺腰痛篇第四十一

本篇主要论述各种腰痛的针刺治疗，故名“刺腰痛”。本文主要介绍不同经脉的腰痛。

三级条文

【提要】不同经脉的腰痛。

足太阳脉令人腰痛，引项脊尻背如重状。

少阳令人腰痛，如以针刺其皮中，循循然不可以俯仰，不可以顾。

阳明令人腰痛，不可以顾，顾如有见者，善悲。

足少阴令人腰痛，痛引脊内廉。

厥阴之脉令人腰痛，腰中如张弓弩弦。

解脉令人腰痛，痛引肩，目䀮䀮然，时遗溲。

同阴之脉令人腰痛，痛如小锤居其中，怫然肿。

衡络之脉令人腰痛，不可以俯仰，仰则恐仆，得之举重伤腰，衡络绝，恶血归之。

会阴之脉令人腰痛，痛上漯漯然汗出，汗干令人欲饮，饮已欲走。

飞阳之脉令人腰痛，痛上怫怫然，甚则悲以恐。

昌阳之脉令人腰痛，痛引膺，目䀮䀮然，甚则反折，舌卷不能言。

散脉令人腰痛而热，热甚生烦，腰下如横木居其中，甚则遗溲。

肉里之脉令人腰痛，不可以咳，咳则筋缩急。

腰痛夹脊而痛，至头几几然，目䀮䀮欲僵仆。

风论篇第四十二

本篇主要论述风病的病机、分类、临床表现，故名“风论”。本文主要介绍风病的临床表现。

三级条文

【提要】风病的临床表现。

帝曰：五脏风之形状不同者何？愿闻其诊及其病能。岐伯曰：肺风之状，多汗恶风，色皏然白，时咳短气，昼日则差，暮则甚，诊在眉上，其色白。心风之状，多汗恶风，焦绝善怒吓，赤色，病甚则言不可快，诊在口，其色赤。肝风之状，多汗恶风，善悲，色微苍，嗌干善怒，时憎女子，诊在目下，其色青。脾风之状，多汗恶风，身体怠惰，四肢不欲动，色薄微黄，不嗜食，诊在鼻上，其色黄。肾风之状，多汗恶风，面痝然浮肿，脊痛不能正立，其色炲，隐曲不利，诊在颐上，其色黑。胃风之状，颈多汗恶风，食饮不下，隔塞不通，腹善满，失衣则䐜胀，食寒则泄，诊形瘦而腹大。首风之状，头面多汗恶风，当先风一日则病甚，头痛不所以出内，至其风日则病少愈。漏风之状，或多汗，常不可单衣，食则汗出，甚则身汗，喘息恶风，衣常濡，口干善渴，不能劳事。泄风之状，多汗，汗出泄衣上，口中干，上渍，其风不能劳事，身体尽痛则寒。帝曰：善。

痹论篇第四十三

本篇主要论述痹证的病因、分类、治疗，故名“痹论”。本文主要介绍痹证的病因及分类，荣气与卫气的区别及其在痹证发病中的影响。

一级条文

【提要】痹证的病因及分类。

黄帝问曰：痹之安生？岐伯对曰：风寒湿三气杂至，合而为痹也。其风气胜者为行痹，寒气胜者为痛痹，湿气胜者为著痹也。帝曰：其有五者何也？岐伯曰：以冬遇此者为骨痹，以春遇此者为筋痹，以夏遇此者为脉痹，以至阴遇此者为肌痹，以秋遇此者为皮痹。

【提要】五脏痹。

凡痹之客五脏者，肺痹者，烦满喘而呕。心痹者，脉不通，烦则心下鼓，暴上气而喘，嗌干善噫，厥气上则恐。肝痹者，夜卧则惊，多饮数小便，上为引如怀。肾痹者，善胀，尻以代踵，脊以代头。脾痹者，四肢解堕，发咳呕汁，上为大塞。肠痹者，数饮而出不得，中气喘争，时发飧泄。胞痹者，少腹膀胱按之内痛，若沃以汤，涩于小便，上为清涕。

【提要】脏腑内虚。

阴气者，静则神藏，躁则消亡。

【提要】饮食不节。

饮食自倍，肠胃乃伤。

【提要】荣气与卫气的区别及其在痹证发病中的影响。

荣卫之气亦令人痹乎？岐伯曰：荣者，水谷之精气也，和调于五脏，洒陈于六腑，乃能入于脉也。故循脉上下，贯五脏，络六腑也。卫者，水谷之悍气也，其气慓疾滑利，不能入于脉也，故循皮肤之中，分肉之间，熏于肓膜，散于胸腹。

【提要】痹证不发病的条件。

逆其气则病，从其气则愈。不与风寒湿气合，故不为痹。

二级条文

【提要】痹证不痛的病机。

帝曰：夫痹之为病，不痛何也？岐伯曰：痹在于骨则重，在于脉则凝而不流，在于筋则屈不伸，在于肉则不仁，在于皮则寒，故具此五者则不痛也。

重点字词

尻以代踵，脊以代头：指足不能行走、站立，以尾骶部代之；头俯不能仰，背部弯曲，脊高于头。“尻”指尾骶部。“踵”指脚后跟。

传世警言

阴气者，静则神藏，躁则消亡。

痿论篇第四十四

本篇主要论述痿证的病因、分类、病机、治疗，故名“痿论”。本文主要介绍痿证的病机，肺热叶焦的病机，治痿独取阳明，脉痿、筋痿、肉痿、骨痿的病机。

一级条文

【提要】痿证的病机。

黄帝问曰：五脏使人痿何也？岐伯对曰：肺主身之皮毛，心主身之血脉，肝主身之筋膜，脾主身之肌肉，肾主身之骨髓。故肺热叶焦，则皮毛虚弱急薄，著则生痿躄也。

【提要】肺热叶焦的病机。

帝曰：何以得之？肺者，脏之长也，为心之盖也，有所失亡，所求不得，则发肺鸣，鸣则肺热叶焦。故曰：五脏因肺热叶焦，发为痿躄。此之谓也。

【提要】治痿独取阳明。

如夫子言可矣，《论》言治痿者独取阳明何也？岐伯曰：阳明者，五脏六腑之海，主润宗筋，宗筋主束骨而利机关也。冲脉者，经脉之海也，主渗灌溪谷，与阳明合于宗筋，阴阳总宗筋之会，会于气街，而阳明为之长，皆属于带脉，而络于督脉。故阳明虚则宗筋纵，带脉不引，故足痿不用也。

帝曰：治之奈何？岐伯曰：各补其荥而通其俞，调其虚实，和其逆顺，筋脉骨肉各以其时受月，则病已矣。

二级条文

【提要】脉痿、筋痿、肉痿、骨痿的病机。

心气热，则下脉厥而上，上则下脉虚，虚则生脉痿，枢折挈，胫纵而不任地也。肝气热，则胆泄口苦筋膜干，筋膜干则筋急而挛，发为筋痿。脾气热，则胃干而渴，肌肉不仁，发为肉痿。肾气热，则腰脊不举，骨枯而髓减，发为骨痿。

传世警言

五脏因肺热叶焦，发为痿躄。

治痿者独取阳明。

厥论篇第四十五

本篇主要论述厥证的分类、症状、病机、治疗，故名“厥论”。本文主要介绍寒厥、热厥的定义及病机。

一级条文

【提要】寒厥、热厥的定义。

黄帝问曰：厥之寒热者何也？岐伯对曰：阳气衰于下，则为寒厥；阴气衰于下，则为热厥。

三级条文

【提要】热厥的病机。

帝曰：热厥何如而然也？岐伯曰：酒入于胃，则络脉满而经脉虚。脾主为胃行其津液者也，阴气虚则阳气入，阳气入则胃不和，胃不和则精气竭，精气竭则不营其四肢也。此人必数醉若饱以入房，气聚于脾中不得散，酒气与谷气相薄，热盛于中，故热遍于身，内热而溺赤也。

病能论篇第四十六

本篇主要论述胃脘痈、卧而不安、不得卧、腰痛、颈痈、阳厥等病的状态，“能”即态，故名“病能论”。本文主要介绍人卧而不安、人不得卧的病机。

三级条文

【提要】人卧而不安的病机。

人有卧而有所不安者何也？岐伯曰：脏有所伤，及情有所倚，则卧不安，故人不能悬其病也。

【提要】人不得卧的病机。

帝曰：人之不得偃卧者何也？岐伯曰：肺者脏之盖也，肺气盛则脉大，脉大则不得偃卧，论在《奇恒阴阳》中。

奇病论篇第四十七

本篇主要论述身孕声喑、息积、伏梁、厥逆、脾瘅等奇特的病，故名“奇病论”。本文主要介绍九月而喑的病机，息积、伏梁、厥逆的定义，胆瘅的定义、病机及治疗，胎病的定义、病机。

三级条文

【提要】九月而喑的病机。

黄帝问曰：人有重身，九月而喑，此为何也？岐伯曰：胞之络脉绝也。帝曰：何以言之？岐伯曰：胞络者，系于肾，少阴之脉，贯肾系舌本，故不能言。帝曰：治之奈何？岐伯曰：无治也，当十月复。

【提要】息积的定义。

帝曰：病胁下满，气逆，二三岁不已，是为何病？岐伯曰：病名曰息积，此不妨于食，不可灸刺，积为导引服药，药不能独治也。

【提要】伏梁的定义。

帝曰：人有身体髀股胻皆肿，环脐而痛，是为何病？岐伯曰：病名曰伏梁，此风根也。其气溢于大肠而著于肓，肓之原在齐下，故环脐而痛也。不可动之，动之为水溺涩之病也。

【提要】厥逆的定义。

帝曰：人有病头痛以数岁不已，此安得之？名为何病？岐伯曰：当有所犯大寒，内至骨髓，髓者以脑为主，脑逆故令头痛，齿亦痛，病名曰厥逆。

【提要】脾瘅的定义、病机及治疗。

帝曰：有病口甘者，病名为何？何以得之。岐伯曰：此五气之溢也，名曰脾瘅。夫五味入口，藏于胃，脾为之行其精气，津液在脾，故令人口甘也。此肥美之所发也。此人必数食甘美而多肥也。肥者令人内热，甘者令人中满，故其气上溢，转为消渴。治之以兰，除陈气也。

【提要】胆瘅的定义、病机及治疗。

帝曰：有病口苦，取阳陵泉。口苦者病名为何？何以得之？岐伯曰：病名曰胆瘅。夫肝者中之将也，取决于胆，咽为之使。此人者，数谋虑不决，故胆虚气上溢，而口为之苦。治之以胆募俞。治在《阴阳十二官相使》中。

【提要】胎病的定义、病机。

帝曰：人生而有病巅疾者，病名曰何？安所得之？岐伯曰：病名为胎病，此得之在母腹中时，其母有所大惊，气上而不下，精气并居，故令子发为巅疾也。

传世警言

夫五味入口，藏于胃，脾为之行其精气，津液在脾，故令人口甘也。此肥美之所发也。此人必数食甘美而多肥也。肥者令人内热，甘者令人中满，故其气上溢，转为消渴。治之以兰，除陈气也。

大奇论篇第四十八

本篇主要论述不同的脉象、症状、病证及预后，“大奇”即至奇至妙之意，故名“大奇论”。本文主要介绍肺雍、肝雍、肾雍的临床表现。

三级条文

【提要】肺雍、肝雍、肾雍的临床表现。

肺之雍，喘而两胠满。肝雍，两胠满，卧则惊，不得小便。肾雍，胠下至少腹满，胫有大小，髀胻大跛，易偏枯。心脉满大，痫瘛筋挛。

脉解篇第四十九

本篇主要以三阴三阳经脉分类的方式论述了不同疾病，故名“脉解”。本文主要介绍肿腰脽痛的病，少阳、阳明、太阴、厥阴经脉所病的病机。

三级条文

【提要】肿腰脽痛的病机。

太阳所谓肿腰脽痛者，正月太阳寅，寅，太阳也。正月阳气出在上而阴气盛，阳未得自次也，故肿腰脽痛也。

【提要】少阳、阳明、太阴、厥阴经脉所病的病机。

少阳所谓心胁痛者，言少阳戌也，戌者心之所表也，九月阳气尽而阴气盛，故心胁痛也。

阳明所谓洒洒振寒者，阳明者午也，五月盛阳之阴也，阳盛而阴气加之，故洒洒振寒也。

太阴所谓病胀者，太阴子也，十一月万物气皆藏于中，故曰病胀。所谓上走心为噫者，阴盛而上走于阳明，阳明络属心，故曰上走心为噫者也。

厥阴所谓㿗疝、妇人少腹肿者，厥阴者辰也，三月阳中之阴，邪在中，故曰㿗疝、少腹肿也。

重点字词

正月太阳寅：太初历以寅月作为农历每一年的第一个月。

刺要论篇第五十

本篇主要论述针刺中应该注意的要点，故名“刺要论”。本文主要介绍针刺勿伤病进之位、针刺之要、病邪留于人体具有层次性。

二级条文

【提要】针刺勿伤病进之位。

是故刺毫毛腠理无伤皮，皮伤则内动肺，肺动则秋病温疟，泝泝然寒栗。刺皮无伤肉，肉伤则内动脾，脾动则七十二日四季之月病腹胀，烦不嗜食。刺肉无伤脉，脉伤则内动心，心动则夏病心痛。刺脉无伤筋，筋伤则内动肝，肝动则春病热而筋弛。刺筋无伤骨，骨伤则内动肾，肾动则冬病胀腰痛。刺骨无伤髓，髓伤则销铄胻酸，体解㑊然不去矣。

三级条文

【提要】针刺之要。

黄帝问曰：愿闻刺要。岐伯对曰：病有浮沉，刺有浅深，各至其理，无过其道。过之则内伤，不及则生外壅，壅则邪从之。浅深不得，反为大贼，内动五脏，后生大病。

【提要】病邪留于人体具有层次性。

病有在毫毛腠理者，有在皮肤者，有在肌肉者，有在脉者，有在筋者，有在骨者，有在髓者。

刺齐论篇第五十一

本篇主要论述针刺的深浅，“齐”即剂，剂量，深浅也，故名“刺齐论”。本文主要介绍针刺深浅部位的要点。

三级条文

【提要】针刺深浅部位的要点。

刺骨无伤筋者，针至筋而去，不及骨也。刺筋无伤肉者，至肉而去，不及筋也。刺肉无伤脉者，至脉而去，不及肉也。刺脉无伤皮者，至皮而去，不及脉也。所谓刺皮无伤肉者，病在皮中，针入皮中，无伤肉也。刺肉无伤筋者，过肉中筋也。刺筋无伤骨者，过筋中骨也。此之谓反也。

刺禁论篇第五十二

本篇主要论述禁止针刺的情况及不遵循的后果，故名“刺禁论”。本文主要介绍不可针刺的情况。

三级条文

【提要】不可针刺的情况。

无刺大醉，令人气乱。无刺大怒，令人气逆。无刺大劳人，无刺新饱人，无刺大饥人，无刺大渴人，无刺大惊人。

刺志论篇第五十三

本篇主要论述气、形、谷、血、脉的虚实问题及针刺的补泻疗法，故名“刺志论”。本文主要介绍虚实之要。

三级条文

【提要】虚实之要。

黄帝问曰：愿闻虚实之要。岐伯对曰：气实形实，气虚形虚，此其常也，反此者病。谷盛气盛，谷虚气虚，此其常也，反此者病。脉实血实，脉虚血虚，此其常也，反此者病。

针解篇第五十四

本篇主要论述针刺疗法，故名“针解”。本文主要介绍虚实病邪的针刺要点、人之身形与针相应。

三级条文

【提要】虚实病邪的针刺要点。

黄帝问曰：愿闻《九针》之解，虚实之道。岐伯对曰：刺虚则实之者，针下热也，气实乃热也；满而泄之者，针下寒也，气虚乃寒也。菀陈则除之者，出恶血也。邪胜则虚之者，出针勿按。徐而疾则实者，徐出针而疾按之。疾而徐则虚者，疾出针而徐按之。言实与虚者，寒温气多少也。若无若有者，疾不可知也。察后与先者，知病先后也。为虚与实者，工勿失其法。若得若失者，离其法也。虚实之要，九针最妙者，为其各有所宜也。补泻之时以针为之者，与气开阖相合也。九针之名各不同形者，针穷其所当补泻也。

【提要】人与天地相参——人之身形与针相应。

帝曰：余闻九针，上应天地四时阴阳，愿闻其方，令可传于后世以为常也。岐伯曰：夫一天、二地、三人、四时、五音、六律、七星、八风、九野，身形亦应之，针各有所宜，故曰九针。

故一针皮，二针肉，三针脉，四针筋，五针骨，六针调阴阳，七针益精，八针除风，九针通九窍，除三百六十五节气，此之谓各有所主也。

传世警言

为虚与实者，工勿失其法。

补泻之时以针为之者，与气开阖相合也。九针之名各不同形者，针穷其所当补泻也。

长刺节论篇第五十五

本篇主要论述各种病证的针刺治疗，“长刺节”指以病之所在而为刺之节，故名“长刺节论”。本文主要介绍疝、筋痹、肌痹、骨痹、狂的定义。

三级条文

【提要】疝、筋痹、肌痹、骨痹、狂的定义。

病在少腹，腹痛不得大小便，病名曰疝。

病在筋，筋挛节痛，不可以行，名曰筋痹。

病在肌肤，肌肤尽痛，名曰肌痹。

病在骨，骨重不可举，骨髓酸痛，寒气至，名曰骨痹。

病在诸阳脉，且寒且热，诸分且寒且热，名曰狂。

皮部论篇第五十六

本篇主要论述皮肤浮络与疾病的关系，故名“皮部论”。本文主要介绍邪气由表入里的过程。

三级条文

【提要】邪气由表入里的过程。

是故百病之始生也，必先客于皮毛，邪中之则腠理开，开则入客于络脉，留而不去，传入于经，留而不去，传入于腑，廪于肠胃。邪之始入于皮也，泝然起毫毛，开腠理；其入于络也，则络脉盛，色变；其入客于经也，则感虚乃陷下。其留于筋骨之间，寒多则筋挛骨痛，热多则筋弛骨消，肉烁䐃破，毛直而败。

经络论篇第五十七

本篇主要论述经络所外见之色，故名“经络论”。本文主要介绍五脏本色贵守常。

三级条文

【提要】五脏本色贵守常。

黄帝问曰：夫络脉之见也，其五色各异，青黄赤白黑不同，其故何也？岐伯对曰：经有常色而络无常变也。帝曰：经之常色何如？岐伯曰：心赤，肺白，肝青，脾黄，肾黑，皆亦应其经脉之色也。帝曰：络之阴阳，亦应其经乎？岐伯曰：阴络之色应其经，阳络之色变无常，随四时而行也。寒多则凝泣，凝泣则青黑；热多则淖泽，淖泽则黄赤。此皆常色，谓之无病。五色具见者，谓之寒热。

气穴论篇第五十八

本篇主要论述人体三百六十五处气穴与年岁三百六十五天相应，故名“气穴论”。本文主要介绍溪谷之会。

一级条文

【提要】溪谷之会。

愿闻溪谷之会也。岐伯曰：肉之大会为谷，肉之小会为溪，肉分之间，溪谷之会，以行荣卫，以会大气。

气府论篇第五十九

本篇主要论述以经脉分类的孔穴的相关内容，“气府”指经脉之气交会之府，故名“气府论”。本文主要介绍三百六十五穴。

三级条文

【提要】了解气腑之所在——三百六十五穴

足太阳脉气所发者七十八穴：两眉头各一，入发至顶三寸半旁五，相去三寸，其浮气在皮中者凡五行，行五，五五二十五，项中大筋两傍各一，风府两旁各一，夹脊以下至尻尾二十一节十五间各一，五脏之俞各五，六腑之俞各六，委中以下至足小指傍各六俞。

足少阳脉气所发者六十二穴：两角上各二，直目上发际内各五，耳前角上各一，耳前角下各一，锐发下各一，客主人各一，耳后陷中各一，下关各一，耳下牙车之后各一，缺盆各一，腋下三寸、胁下至胠八间各一，髀枢中旁各一，膝以下至足小指次指各六俞。

足阳明脉气所发者六十八穴：额颅发际旁各三，面鼽骨空各一，大迎之骨空各一，人迎各一，缺盆外骨空各一，膺中骨间各一，侠鸠尾之外、当乳下三寸、夹胃脘各五，夹脐广三寸各三，下脐二寸夹之各三，气街动脉各一，伏菟上各一，三里以下至足中指各八俞，分之所在穴空。

手太阳脉气所发者三十六穴：目内眦各一，目外各一，鼽骨下各一，耳郭上各一，耳中各一，巨骨穴各一，曲腋上骨穴一，柱骨上陷者各一，上天窗四寸各一，肩解各一，肩解下三寸各一，肘以下至手小指本各六俞。

手阳明脉气所发者二十二穴：鼻空外廉、项上各二，大迎骨空各一，柱骨之会各一，髃骨之会各一，肘以下至手大指次指本各六俞。

手少阳脉气所发者三十二穴：鼽骨下各一，眉后各一，角上各一，下完骨后各一，项中足太阳之前各一，夹扶突各一，肩贞各一，肩贞下三寸分间各一，肘以下至手小指次指本各六俞。

督脉气所发者二十八穴：项中央二，发际后中八，面中三，大椎以下至尻尾及旁十五穴，至骶下凡二十一节，脊椎法也。

任脉之气所发者二十八穴：喉中央二，膺中骨陷中各一，鸠尾下三寸、胃脘五寸、胃脘以下至横骨六寸半一，腹脉法也。下阴别一，目下各一，下唇一，龈交一。

冲脉气所发者二十二穴：夹鸠尾外各半寸至脐寸一，侠脐下傍各五分至横骨寸一，腹脉法也。

足少阴舌下、厥阴毛中急脉各一，手少阴各一，阴阳跻各一，手足诸鱼际脉气所发者，凡三百六十五穴也。

骨空论篇第六十

本篇主要论述风病、水病、寒热病的针刺，以及任、督、冲脉的穴位，“空”即穴也，故名“骨空论”。本文主要介绍督脉为病的机理及治疗原则、灸法治疗寒热疾病的选穴。

三级条文

【提要】督脉为病的机理及治疗原则。

督脉为病，脊强反折。督脉者，起于少腹以下骨中央，女子入系廷孔，其孔溺孔之端也。其络循阴器合篡间，绕篡后，别绕臀，至少阴与巨阳中络者，合少阴上股内后廉，贯脊属肾，与太阳起于目内眦，上额交巅上，入络脑，还出别下项，循肩髆内，夹脊抵腰中，入循膂，络肾；其男子循茎下至篡，与女子等；其少腹直上者，贯脐中央，上贯心，入喉，上颐环唇，上系两目之下中央。此生病，从少腹上冲心而痛，不得前后，为冲疝；其女子不孕，癃痔，遗溺，嗌干。督脉生病治督脉，治在骨上，甚者在脐下营。

【提要】灸法治疗寒热疾病的选穴。

灸寒热之法，先灸项大椎，以年为壮数；次灸橛骨，以年为壮数。

水热穴论篇第六十一

本篇主要论述治疗水肿、发热疾病的选穴，“水热”即水肿和热病，故名“水热穴论”。本文主要介绍玄府的定义、四季取穴要领。

一级条文

【提要】玄府的定义。

所谓玄府者，汗空也。

三级条文

【提要】四季取穴要领。

帝曰：春取络脉分肉何也？岐伯曰：春者木始治，肝气始生，肝气急，其风疾，经脉常深，其气少，不能深入，故取络脉分肉间。

帝曰：夏取盛经分腠何也？岐伯曰：夏者火始治，心气始长，脉瘦气弱，阳气留溢，热熏分腠，内至于经，故取盛经分腠，绝肤而病去者，邪居浅也。所谓盛经者，阳脉也。

帝曰：秋取经俞何也？岐伯曰：秋者金始治，肺将收杀，金将胜火，阳气在合，阴气初胜，湿气及体，阴气未盛，未能深入，故取俞以泻阴邪，取合以虚阳邪。阳气始衰，故取于合。

帝曰：冬取井荥何也？岐伯曰：冬者水始治，肾方闭，阳气衰少，阴气坚盛，巨阳伏沉，阳脉乃去，故取井以下阴逆，取荥以实阳气。故曰：冬取井荥，春不鼽衄。此之谓也。

调经论篇第六十二

本篇主要论述神、气、血、形、志的病机及虚实的补泻，“调经”即调和经脉，故名“调经论”。本文主要介绍守经隧的重要性、神气血形志的虚实病机、五脏可生虚实之变等。

一级条文

【提要】守经隧的重要性。

五脏之道，皆出于经隧，以行血气，血气不和，百病乃变化而生，是故守经隧焉。

【提要】神、气、血、形、志的虚实病机。

神有余则笑不休，神不足则悲。

气有余则喘咳上气，不足则息利少气。

血有余则怒，不足则恐。

形有余则腹胀，泾溲不利，不足则四肢不用。

志有余则腹胀飧泄，不足则厥。

【提要】虚实病机与气血的关系。

余已闻虚实之形，不知其何以生。岐伯曰：气血以并，阴阳相倾，气乱于卫，血逆于经，血气离居，一实一虚。

【提要】气血是人体重要的物质基础。

帝曰：人之所有者，血与气耳。

【提要】平人的标准。

夫阴与阳，皆有俞会。阳注于阴，阴满之外，阴阳匀平，以充其形，九候若一，命曰平人。

二级条文

【提要】病因的分类。

夫邪之生也，或生于阴，或生于阳。其生于阳者，得之风雨寒暑；其生于阴者，得之饮食居处，阴阳喜怒。

【提要】阳虚、阴虚、阳盛、阴盛的特点。

帝曰：《经》言阳虚则外寒，阴虚则内热，阳盛则外热，阴盛则内寒。

三级条文

【提要】五脏可生虚实之变。

帝曰：人有精气津液，四肢九窍，五脏十六部，三百六十五节，乃生百病，百病之生，皆有虚实。今夫子乃言有余有五，不足亦有五，何以生之乎？岐伯曰：皆生于五脏也。夫心藏神，肺藏气，肝藏血，脾藏肉，肾藏志，而此成形。志意通，内连骨髓，而成身形五脏。

传世警言

五脏之道，皆出于经隧，以行血气，血气不和，百病乃变化而生，是故守经隧焉。

缪刺论篇第六十三

本篇主要论述不同疾病的缪刺法，故名“缪刺论”。本文主要介绍缪刺的定义。

二级条文

【提要】缪刺的定义。

黄帝问曰：余闻缪刺，未得其意，何谓缪刺？岐伯对曰：夫邪之客于形也，必先舍于皮毛，留而不去，入舍于孙脉，留而不去，入舍于络脉，留而不去，入舍于经脉，内连五脏，散于肠胃，阴阳俱感，五脏乃伤，此邪之从皮毛而入，极于五脏之次也。如此则治其经焉。今邪客于皮毛，入舍于孙络，留而不去，闭塞不通，不得入于经，流溢于大络，而生奇病也。夫邪客大络者，左注右，右注左，上下左右，与经相干，而布于四末，其气无常处，不入于经俞，命曰缪刺。

四时刺逆从论篇第六十四

本篇主要论述顺应四时之气结合人体相应部位针刺治疗，故名“四时刺逆从论”。本文主要介绍除邪气以奉人气而生。

二级条文

【提要】除邪气以奉人气而生。

春者天气始开，地气始泄，冻解冰释，水行经通，故人气在脉。夏者经满气溢，入孙络受血，皮肤充实。长夏者经络皆盛，内溢肌中。秋者天气始收，腠理闭塞，皮肤引急。冬者盖藏，血气在中，内著骨髓，通于五脏。是故邪气者，常随四时之气血而入客也，至其变化不可为度，然必从其经气辟除其邪，除其邪则乱气不生。

标本病传论篇第六十五

本篇主要论述疾病标与本的问题及疾病传变问题，故名“标本病传论”。本文主要介绍疾病的标与本及处理原则。

一级条文

【**提要**】分清标与本的重要性。

故知逆与从，正行无问；知标本者，万举万当，不知标本，是谓妄行。

【**提要**】二便不利治其标的优先性。

大小不利治其标，小大利治其本。

传世警言

大小不利治其标；小大利治其本。

天元纪大论篇第六十六

本篇主要论述运气学说与大自然盛衰变化的关系，故名“天元纪大论”。本文主要介绍万物生化以阴阳为纲及以阴阳为纲的宇宙变化观。

一级条文

【**提要**】万物生化以阴阳为纲。

夫五运阴阳者，天地之道也，万物之纲纪，变化之父母，生杀之本始，神明之府也，可不通乎！故物生谓之化，物极谓之变，阴阳不测谓之神，神用无方谓之圣。

二级条文

【**提要**】以阴阳为纲的宇宙变化观。

鬼臾区曰：臣积考《太始天元册》文曰：太虚寥廓，肇基化元，万物资始，五运终天，布气真灵，总统坤元，九星悬朗，七曜周旋，曰阴曰阳，曰柔曰刚，幽显既位，寒暑弛张，生生化化，品物咸章。

五运行大论篇第六十七

本篇主要论述五运五行各主岁气及五行生克制化之理，故名“五运行大论”。本文主要介绍阴阳以象谓之。

一级条文

【提要】阴阳以象谓之。

夫阴阳者，数之可十，推之可百，数之可千，推之可万。天地阴阳者，不以数推，以象之谓也。

三级条文

【提要】中医与古代文化的联系。

黄帝坐明堂，始正天纲，临观八极，考建五常。

传世警言

天地阴阳者，不以数推，以象之谓也。

六微旨大论篇第六十八

本篇主要论述天道六六之节，应天气，应地理，以及六气主岁、主时和客主之气的加临，所论各节内容至为精微，故名“六微旨大论”。本文主要介绍天地之气交流的形式、人体气机的基本形式。

一级条文

【提要】升降是天地之气交流的形式。

岐伯曰：言天者求之本，言地者求之位，言人者求之气交。帝曰：何谓气交？岐伯曰：上下之位，气交之中，人之居也。故曰：天枢之上，天气主之；天枢之下，地气主之；气交之分，人气从之，万物由之。此之谓也。

气之升降，天地之更用也。

【提要】人体气机的基本形式——升降出入。

岐伯曰：成败倚伏生乎动，动而不已则变作矣。帝曰：有期乎？岐伯曰：不生不化，静之期也。帝曰：不生化乎？岐伯曰：出入废则神机化灭，升降息则气立孤危。故非出入，则无以生长壮老已；非升降，则无以生长化收藏。是以升降出入，无器不有。故器者生化之宇，器散则分之，生化息矣。故无不出入，无不升降。

三级条文

【提要】天地交流是世间万物变化的动力。

升已而降，降者谓天；降已而升，升者谓地。天气下降，气流于地；地气上升，气腾于天。故高下相召，升降相因，而变作矣。

传世警言

出入废则神机化灭，升降息则气立孤危。故非出入，则无以生长壮老已；非升降，则无以生长化收藏。是以升降出入，无器不有。故器者生化之宇，器散则分之，生化息矣。故无不出入，无不升降。

气交变大论篇第六十九

本篇主要论述阴阳五行的变化对自然万物的影响，故名“气交变大论”。本文主要介绍上古对中医的要求、天地六度动变。

一级条文

【提要】知道者，必博古通今，晓变化之理。

善言天者必应于人，善言古者必验于今，善言气者必彰于物，善言应者同天地之化，善言化言变者通神明之理，非夫子孰能言至道欤！乃择良兆而藏之灵室，每旦读之，命曰《气交变》，非斋戒不敢发，慎传也。

三级条文

【提要】上古对中医的要求。

夫道者，上知天文，下知地理，中知人事，可以长久。此之谓也。帝曰：何谓也？岐伯曰：本气位也。位天者，天文也，位地者，地理也，通于人气之变化者，人事也。

【提要】天地六度动变。

是以察其动也，有德有化，有政有令，有变有灾，而物由之，而人应之也。

传世警言

夫道者，上知天文，下知地理，中知人事，可以长久。

有德有化，有政有令，有变有灾，而物由之，而人应之也。

五常政大论篇第七十

本篇主要论述五行运行的规律，“五”即五行，“常”即规律，“政”即正，意为作用，故名“五常政大论”。本文主要介绍用药知度、食养尽之、无伐天和，顺应自然，大自然的气机变化。

一级条文

【提要】用药知度、食养尽之、无伐天和。

帝曰：有毒无毒，服有约乎？岐伯曰：病有久新，方有大小，有毒无毒，固宜常制矣。大毒治病十去其六，常毒治病十去其七，小毒治病十去其八，无毒治病十去其九，谷肉果菜食养尽之，无使过之伤其正也。不尽，行复如法。必先岁气，无伐天和，无盛盛，无虚虚，而遗人夭殃；无致邪，无失正，绝人长命。

【提要】顺应自然。

帝曰：其久病者，有气从不康，病去而瘠奈何？岐伯曰：昭乎哉圣人之问也！化不可代，时不可违。夫经络以通，血气以从，复其不足，与众齐同，养之和之，静以待时，谨守其气，无使倾移，其形乃彰，生气以长，命曰圣王。故《大要》曰：无代化，无违时，必养必和，待其来复。

三级条文

【提要】大自然的气机变化。

气始而生化，气散而有形，气布而蕃育，气终而象变，其致一也。

传世警言

化不可代，时不可违。

气始而生化，气散而有形，气布而蕃育，气终而象变，其致一也。

六元正纪大论篇第七十一

本篇主要论述六气司天、在泉、五运主岁时的年岁规律，“六元”即六气，“正”即政，“纪”即记事，故名“六元正纪大论”。本文主要介绍气机运行的关键、天地相互运动。

二级条文

【提要】气机运行的关键在于不违背规律。

欲通天之纪，从地之理，和其运，调其化，使上下合德，无相夺伦，天地升降，不失其宜，五运宣行，勿乖其政，调之正味，从逆奈何？

三级条文

【提要】天地相互运动是守常的前提。

天气不足，地气随之，地气不足，天气从之，运居其中而常先也。

刺法论篇第七十二

本篇主要论述刺法与五运、升降理论之间的关系，故名“刺法论”。本文主要介绍戾气的治疗手段、升降之道、治疗肺病的关键在于调理气机，以及守神的重要性。

一级条文

【提要】戾气的治疗手段：①不相染；②正气内存；③避其毒气。

不相染者，正气存内，邪不可干，避其毒气，天牝从来。

三级条文

【提要】医者当明升降之道。

既明其升，必达其降也。升降之道，皆可先治也。

【提要】治疗肺病的关键在于调理气机。

人欲实肺者，要在息气也。

【提要】守神的重要性。

故要修养和神也。道贵常存，补神固根，精气不散，神守不分，然即神守而虽不去，亦能全真。人神不守，非达至真。至真之要，在乎天玄，神守天息，复入本元，命曰归宗。

传世警言

正气存内，邪不可干。

本病论篇第七十三

本篇主要论述五运六气失常所发病，故名“本病论”。本文主要介绍发病的重要条件，饮食劳倦伤脾、水湿环境伤肾、异常情绪伤肝。

一级条文

【提要】发病的重要条件：①脏虚；②感邪。

人之五脏，一脏不足，又会天虚，感邪之至也。

【提要】饮食劳倦伤脾，水湿环境伤肾，异常情绪伤肝。

人饮食劳倦即伤脾。

人久坐湿地，强力入水即伤肾。

人或恚怒，气逆上而不下，即伤肝也。

此谓得守者生，失守者死，得神者昌，失神者亡。

传世警言

得神者昌，失神者亡。

至真要大论篇第七十四

本篇主要论述五运六气与疾病的关系、发病病机、治法、用方规矩，“至”即极也，“真”即真诚珍贵，“要”即重要，故名“至真要大论”。本文主要介绍病机十九条，正治，反治，诸寒之而热者取之阴、热之而寒者取之阳，中医学的治疗目的、天地合气万物化生等。

一级条文

【提要】病机十九条。

帝曰：愿闻病机何如？岐伯曰：诸风掉眩，皆属于肝。诸寒收引，皆属于肾。诸气膹郁，皆属于肺。诸湿肿满，皆属于脾。诸热瞀瘛，皆属于火。诸痛痒疮，皆属于心。诸厥固泄，皆属于下。诸痿喘呕，皆属于上。诸禁鼓栗，如丧神守，皆属于火。诸痉项强，皆属于湿。诸逆冲上，皆属于火。诸胀腹大，皆属于热。诸躁狂越，皆属于火。诸暴强直，皆属于风。诸病有声，鼓之如鼓，皆属于热。诸病胕肿，疼酸惊骇，皆属于火。诸转反戾，水液浑浊，皆属于热。诸病水液，澄澈清冷，皆属于寒。诸呕吐酸，暴注下迫，皆属于热。故《大要》曰：谨守病机，各司其属，有者求之，无者求之，盛者责之，虚者责之，必先五胜，疏其血气，令其调达，而致和平。此之谓也。

【提要】正治。

寒者热之，热者寒之，微者逆之，甚者从之，坚者削之，客者除之，劳者温之，结者散之，留者攻之，燥者濡之，急者缓之，散者收之，损者温之，逸者行之，惊者平之，上之下之，摩之浴之，薄之劫之，开之发之，适事为故。

【提要】反治。

帝曰：反治何谓？岐伯曰：热因寒用，寒因热用，塞因塞用，通因通用。

【提要】诸寒之而热者取之阴，热之而寒者取之阳。

岐伯曰：诸寒之而热者取之阴，热之而寒者取之阳，所谓求其属也。帝曰：善。服寒而反热，服热而反寒，其故何也？岐伯曰：治其王气，是以反也。

【提要】五味偏嗜消耗，久而增气，物化之常也，气增而久，夭之由也。

夫五味入胃，各归所喜，故酸先入肝，苦先入心，甘先入脾，辛先入肺，咸先入肾。久而增气，物化之常也。气增而久，夭之由也。

二级条文

【**提要**】中医学的治疗目的——以平为期。

谨察阴阳所在而调之，以平为期，正者正治，反者反治。

三级条文

【**提要**】天地合气万物化生。

本乎天者，天之气也，本乎地者，地之气也，天地合气，六节分而万物化生矣。

传世警言

久而增气，物化之常也，气增而久，夭之由也。

著至教论篇第七十五

本篇主要论述三阳并至的发病情况，“著至教”即说明圣人的教训，故名“著至教论”。本文主要介绍古时对中医知道者的要求。

一级条文

【**提要**】古时对中医知道者的要求。

而道上知天文，下知地理，中知人事，可以长久。

传世警言

而道上知天文，下知地理，中知人事，可以长久。

示从容论第七十六

本篇主要论述几种疾病的鉴别诊断及重要性，“意”即示意而从容不迫，故名“示从容论”。本文主要介绍二火不胜三水。

三级条文

【**提要**】二火不胜三水。

今夫脉浮大虚者，是脾气之外绝，去胃外归阳明也。夫二火不胜三水，是以脉乱而无常也。

疏五过论篇第七十七

本篇主要论述治疗中的五种过失，故名“疏五过论”。本文主要介绍气内为宝，脱营、失精的定义。

一级条文

【**提要**】气内为宝。

治病之道，气内为宝。

二级条文

【**提要**】脱营、失精的定义。

凡未诊病者，必问尝贵后贱，虽不中邪，病从内生，名曰脱营；尝富后贫，名曰失精，五气留连，病有所并。

三级条文

【**提要**】圣人治病的要求。

圣人之治病也，必知天地阴阳，四时经纪，五脏六腑，雌雄表里，刺灸砭石，毒药所主，从容人事，以明经道，贵贱贫富，各异品理，问年少长，勇怯之理，审于分部，知病本始，八正九候，诊必副矣。

重点字词

脱营：指因情志抑郁而致血少脉虚的病证。吴崑曰：“贵者尊荣，贱者屈辱，既屈且辱，虽不中邪，忧惶内生，则心志不乐，血无以生，脉气虚减，名曰脱营。”

失精：指因情志抑郁、营养不足而致精气虚少的病证。张介宾曰：“尝富后贫者，忧煎日切，奉养日廉，故其五脏之精日加消败，是为失精。”

征四失论篇第七十八

本篇主要论述医师的四种过失，故名“征四失论”。本文主要介绍诊疗过程中的四种过失。

二级条文

【**提要**】诊疗过程中的四种过失。

精神不专，志意不理，外内相失，故时疑殆。诊不知阴阳逆从之理，此治之一失矣。

受师不卒，妄作杂术，谬言为道，更名自功，妄用砭石，后遗身咎，此治之二失也。不适贫富贵贱之居，坐之薄厚，形之寒温，不适饮食之宜，不别人之勇怯，不知比类，足以自乱，不足以自明，此治之三失也。诊病不问其始，忧患饮食之失节，起居之过度，或伤于毒，不先言此，卒持寸口，何病能中，妄言作名，为粗所穷，此治之四失也。

阴阳类论篇第七十九

本篇主要论述脉诊、三阴三阳脉象及病证，篇名取自文中“阴阳之类”，故名“阴阳类论”。本文主要介绍三阴三阳的功能。

三级条文

【提要】三阴三阳的功能。

三阳为父，二阳为卫，一阳为纪，三阴为母，二阴为雌，一阴为独使。

方盛衰论篇第八十

本篇主要论述气逆、五脏气虚与梦的关系，“方”即诊，“盛衰”即阴阳形气之盛衰，故名“方盛衰论”。本文主要介绍五脏气虚所梦病。

三级条文

【提要】五脏气虚所梦病。

是以肺气虚，则使人梦见白物，见人斩血藉藉，得其时则梦见兵战。肾气虚，则使人梦见舟船溺人，得其时则梦伏水中，若有畏恐。肝气虚，则梦见菌香生草，得其时则梦伏树下不敢起。心气虚，则梦救火阳物，得其时则梦燔灼。脾气虚，则梦饮食不足，得其时则梦筑垣盖屋。此皆五脏气虚。

解精微论篇第八十一

本篇主要论述哭泣涕泪的生理病理状态，“精”即纯粹精深，“微”即微小巧妙，故名“解精微论”。本文主要介绍五脏之专精、泣涕与情志的关系。

三级条文

【提要】五脏之专精。

夫心者，五脏之专精也，目者其窍也，华色者其荣也，是以人有德也，则气和于目；有亡，忧知于色。

【提要】泣涕与情志的关系。

夫水之精为志，火之精为神，水火相感，神志俱悲，是以目之水生也。故谚言曰：心悲名曰志悲，志与心精共凑于目也。是以俱悲，则神气传于心，精上不传于志而志独悲，故泣出也。泣涕者脑也，脑者阴也，髓者骨之充也，故脑渗为涕。志者骨之主也，是以水流而涕从之者，其行类也。夫涕之与泣者，譬如人之兄弟，急则俱死，生则俱生，其志以早悲，是以涕泣俱出而横行也。夫人涕泣俱出而相从者，所属之类也。雷公曰：大矣。请问人哭泣而泪不出者，若出而少，涕不从之何也？帝曰：夫泣不出者，哭不悲也。不泣者，神不慈也。神不慈则志不悲，阴阳相持，泣安能独来？

《灵枢》

《灵枢》在汉晋时被称为《九卷》或《针经》，唐以后称为《灵枢》，《灵枢》的核心内容为脏腑经络学说。

九针十二原第一

本篇主要内容为阐明九针的名数、形状及其功用等，以及十二原穴的部位与主治，故名“九针十二原”。

二级条文

【提要】医者把握针刺机理。

粗守关，上守机，机之动，不离其空，空中之机，清静而微，其来不可逢，其往不可追。知机之道者，不可挂以发，不知机道，叩之不发。知其往来，要与之期。

【提要】十二原穴。

五脏有六腑，六腑有十二原，十二原出于四关，四关主治五脏，五脏有疾当取之十二原。十二原者，五脏之所以禀三百六十五节气味也。五脏有疾也，应出十二原，而原各有所出，明知其原，睹其应，而知五脏之害矣。阳中之少阴，肺也，其原出于太渊，太渊二。阳中之太阳，心也，其原出于大陵，大陵二。阴中之少阳，肝也，其原出于太冲，太冲二。阴中之至阴，脾也，其原出于太白，太白二。阴中之太阴，肾也，其原出于太溪，太溪二。膏之原出于鸠尾，鸠尾一。肓之原出于脖胦，脖胦一。凡此十二原者，主治五脏六腑之有疾者也。

【提要】久病犹可针而治。

今夫五脏之有疾也，譬犹刺也，犹污也，犹结也，犹闭也。刺虽久犹可拔也，污虽久犹可雪也，结虽久犹可解也，闭虽久犹可决也。或言久疾之不可取者，非其说也。夫善用针者取其疾也，犹拔刺也，犹雪污也，犹解结也，犹决闭也。疾虽久，犹可毕也。言不可治者，未得其术也。

三级条文

【提要】神气游行之处——节。

粗守形，上守神。

所言节者，神气之所游行出入也，非皮肉筋骨也。

本输第二

《黄帝内经》中输、腧、俞三字通用。“本”即推求本源，“输”即转输，本篇主要论述五脏六腑的腧穴，故名“本输”。

二级条文

【提要】针刺必通十二经脉。

凡刺之道，必通十二经络之所终始，络脉之所别处，五输之所留止，六腑之所与合，四时之所出入，五脏之所溜处，阔数之度，浅深之状，高下所至。

【提要】各经脉之井穴。

肺出于少商。

心出于中冲。

肝出于大敦。

脾出于隐白。

肾出于涌泉。

膀胱出于至阴。

胆出于窍阴。

胃出于厉兑。

三焦者，上合手少阳，出于关冲。

手太阳小肠者，上合手太阳，出于少泽。

大肠上合手阳明，出于商阳。

【提要】六腑之气出于三阳，上合于手。

六腑皆出足之三阳，上合于手者也。

【提要】天突穴定位。

缺盆之中，任脉也，名曰天突。

【提要】五腧之禁。

阴尺动脉在五里，五腧之禁也。

三级条文

【提要】六腑之合。

肺合大肠，大肠者，传道之腑；心合小肠，小肠者，受盛之腑；肝合胆，胆者，中精之腑；脾合胃，胃者，五谷之腑；肾合膀胱，膀胱者，津液之腑也。少阴属肾，肾上连肺，故将两脏。三焦者，中渎之腑也，水道出焉，属膀胱，是孤之腑也。是六腑之所与合者。

小针解第三

本篇主要论述针刺的补泻手法，说明了针下的寒热感觉与针刺疗效的关系，故名“小针解”。

一级条文

【提要】粗守形者，上守神者的具体内涵。

粗守形者，守刺法也。上守神者，守人之血气有余不足，可补泻也。

【提要】穴位及诸节气血渗灌之处。

节之交，三百六十五会者，络脉之渗灌诸节者也。

二级条文

【提要】浊气在中、清气在下的病机

浊气在中者，言水谷皆入于胃，其精气上注于肺，浊溜于肠胃，言寒温不适，饮食不节，而病生于肠胃，故命曰浊气在中也。清气在下者，言清湿地气之中人也，必从足始，故曰清气在下也。

邪气脏腑病形第四

本篇重点论述了邪气中人的原因及五脏六腑为邪气所伤时的病形，故名“邪气脏腑病形”。

二级条文

【提要】荥穴、俞穴、合穴的治疗范围。

黄帝曰：荥俞与合，各有名乎？岐伯答曰：荥俞治外经，合治内府。

三级条文

【提要】情志致病伤心神，内外合邪伤肺脏。

愁忧恐惧则伤心，形寒寒饮则伤肺。

【提要】上工、中工、下工。

能参合而行之者，可以为上工，上工十全九；行二者为中工，中工十全七；行一者为下工，下工十全六。

【提要】六腑下合穴。

胃合入于三里，大肠合入于巨虚上廉，小肠合入于巨虚下廉，三焦合入于委阳，膀胱合入于委中央，胆合入于阳陵泉。

根结第五

“根”即根本、开始，指四肢末端的井穴；“结”即结聚、归结，指头、胸、腹部。本篇记载了足三阴三阳的根与结，故名“根结”。

二级条文

【提要】针之玄要在终始。

九针之玄，要在终始。故能知终始，一言而毕，不知终始，针道咸绝。

【提要】诸经的根与节。

太阳根于至阴，结于命门。

太阴根于隐白，结于太仓。少阴根于涌泉，结于廉泉。厥阴根于大敦，结于玉英，络于膻中。

足太阳根于至阴，溜于京骨，注于昆仑，入于天柱、飞扬也。足少阳根于窍阴，溜于丘墟，注于阳辅，入于天容、光明也。足阳明根于厉兑，溜于冲阳，注于下陵，入于人迎、丰隆也。手太阳根于少泽，溜于阳谷，注于小海，入于天窗、支正也。手少阳根于关冲，溜于阳池，注于支沟，入于天牖、外关也。手阳明根于商阳，溜于合谷，注于阳谿，入于扶突、偏历也。此所谓十二经者，盛络皆当取之。

【提要】狂生的定义。

一日一夜五十营，以营五脏之精，不应数者，名曰狂生。所谓五十营者，五脏皆受气。持其脉口，数其至也。

【提要】不同体质相应的不同针法。

黄帝曰：逆顺五体者，言人骨节之小大，肉之坚脆，皮之厚薄，血之清浊，气之滑涩，脉之长短，血之多少，经络之数，余已知之矣，此皆布衣匹夫之士也。夫王公大人，血食之君，身体柔脆，肌肉软弱，血气慓悍滑利，其刺之徐疾浅深多少，可得同之乎？岐伯答曰：膏粱菽藿之味，何可同也？气滑即出疾，气涩则出迟，气悍则针小而入浅，气涩则针大而入深，深则欲留，浅则欲疾。以此观之，刺布衣者深以留之，刺大人者微以徐之，此皆因气慓悍滑利也。

三级条文

【提要】明阴阳之道、查虚实之变是针法的基本要求。

天地相感，寒暖相移，阴阳之道，孰少孰多？阴道偶，阳道奇。

故曰用针之要，在于知调，调阴与阳，精气乃光，合形与气，使神内藏。故曰上工平气，中工乱脉，下工绝气危生。故曰下工不可不慎也，必审五脏变化之病，五脉之应，经络之实虚，皮之柔粗，而后取之也。

传世警言

天地相感，寒暖相移，阴阳之道，孰少孰多？阴道偶，阳道奇。

寿夭刚柔第六

本篇主要论述人体素质与寿夭的关系，故名“寿夭刚柔”，同时文中还具体介绍了寒痹熨法的方剂组成、制法、用法和功效。

三级条文

【提要】人分刚柔、强弱、短长、阴阳。

余闻人之生也，有刚有柔，有弱有强，有短有长，有阴有阳。

【提要】人体内外可再分阴阳。

在内者，五脏为阴，六腑为阳；在外者，筋骨为阴，皮肤为阳。

【提要】药熨的方法。

药熨奈何？伯高答曰：用醇酒二十升，蜀椒一升，干姜一斤，桂心一斤，凡四种，皆㕮咀，渍酒中。用棉絮一斤，细白布四丈，并内酒中。置酒马矢煴中，盖封涂，勿使泄，五日五夜，出布棉絮，曝干之，干复渍，以尽其汁。每渍必晬其日，乃出干。干，并用滓与棉絮，复布为复巾，长六七尺，为六七巾，则用之生桑炭炙巾，以熨寒痹所刺之处，令热入至于病所；寒，复炙巾以熨之，三十遍而止。汗出，以巾拭身，亦三十遍而止。起步内中，无见风。每刺必熨，如此病已矣。

官针第七

本篇主要介绍九针的九种不同刺法、针对十二经病证的十二节刺法、针对邪气深浅的三刺法和针对五脏病证的五刺法，故名“官针”。

三级条文

【提要】对证选针的重要性。

凡刺之要，官针最妙。九针之宜，各有所为，长短大小，各有所施也，不得其用，病弗能移。

【提要】九针应九变。

凡刺有九，以应九变。一曰输刺，输刺者，刺诸经荥输，脏俞也。二曰远道刺，远道刺者，病在上，取之下，刺腑腧也。三曰经刺，经刺者，刺大经之结络经分也。四曰络刺，络刺者，刺小络之血脉也。五曰分刺，分刺者，刺分肉之间也。六曰大泻刺，大泻刺者，刺大脓以铍针也。七曰毛刺，毛刺者，刺浮痹于皮肤也。八曰巨刺，巨刺者，左取右，右取左。九曰焠刺，焠刺者，刺燔针则取痹也。

本神第八

本篇主要论“神”，讨论“神”在人的生命、治疗中的重要性，故名“本神”。

一级条文

【提要】施刺要本于神。

凡刺之法，先必本于神。

【提要】生命的由来与人的精神活动产生的过程。

岐伯答曰：天之在我者德也，地之在我者气也，德流气薄而生者也，故生之来谓之精；两精相搏谓之神，随神往来者谓之魂，并精而出入者谓之魄，所以任物者谓之心，心有所忆谓之意；意之所存谓之志，因志而存变谓之思，因思而远慕谓之虑，因虑而处物谓之智。

【提要】养生在于顺应外环境，调节内环境。

故智者之养生也，必顺四时而适寒暑，和喜怒而安居处，节阴阳而调刚柔，如是则僻邪不至，长生久视。

二级条文

【提要】用针者，必查其精神志意。

是故用针者，察观病人之态，以知精神魂魄之存亡得失之意，五者以伤，针不可以治之也。

【提要】脏腑与情志相互影响。

肝藏血，血舍魂，肝气虚则恐，实则怒。脾藏营，营舍意，脾气虚则四肢不用，五脏不安；实则腹胀，泾溲不利。心藏脉，脉舍神，心气虚则悲，实则笑不休。肺藏气，气舍魄，肺气虚则鼻塞不利，少气；实则喘喝，胸盈仰息。肾藏精，精舍志，肾气虚则厥，实则胀，五脏不安。必审五脏之病形，以知其气之虚实，谨而调之也。

三级条文

【提要】情志过激致病。

是故怵惕思虑者则伤神，神伤则恐惧，流淫而不止。因悲哀动中者，竭绝而失生。喜乐者，神惮散而不藏；愁忧者，气闭塞而不行；盛怒者，迷惑而不治；恐惧者，神荡惮而不收。

【提要】情志过激致病的预后。

心怵惕思虑则伤神，神伤则恐惧自失，破䐃脱肉，毛悴色夭，死于冬。脾愁忧而不解则伤意，意伤则悗乱，四肢不举，毛悴色夭，死于春。肝悲哀动中则伤魂，魂伤则狂妄不精，不精则不正，当人阴缩而挛筋，两胁骨不举，毛悴色夭，死于秋。肺喜乐无极则伤魄，魄伤则狂，狂者意不存人，皮革焦，毛悴色夭，死于夏。肾盛怒而不止则伤志，志伤则喜忘其前言，腰脊不可以俯仰屈伸，毛悴色夭，死于季夏。

终始第九

本篇主要论述针刺的纲纪与原则，故名“终始”。

二级条文

【提要】针刺治疗的纲纪。

凡刺之道，毕于终始，明知终始，五脏为纪，阴阳定矣。

【提要】针刺治疗的目标。

凡刺之道，气调而止，补阴泻阳，音气益彰，耳目聪明。反此者血气不行。

传世警言

凡刺之道，气调而止，补阴泻阳，音气益彰，耳目聪明。反此者血气不行。

经脉第十

本篇主要归纳总结十二经脉、络脉的循行及所主疾病，是经络理论的奠基之作，故名“经脉”。

一级条文

【提要】人体的基本结构及气血运行的基础。

黄帝曰：人始生，先成精，精成而脑髓生，骨为干，脉为营，筋为刚，肉为墙，皮肤坚而毛发长，谷入于胃，脉道以通，血气乃行。

【提要】经络范示——手太阴肺经。

肺手太阴之脉，起于中焦，下络大肠，还循胃口，上膈属肺，从肺系横出腋下，下循臑内，行少阴、心主之前，下肘中，循臂内上骨下廉，入寸口，上鱼，循鱼际，出大指之端；其支者，从腕后直出次指内廉，出其端。是动则病肺胀满，膨膨而喘咳，缺盆中痛，甚则交两手而瞀，此为臂厥。是主肺所生病者，咳，上气喘喝，烦心胸满，臑臂内前廉痛厥，掌中热。气盛有余，则肩背痛，风寒汗出中风，小便数而欠。气虚则肩背痛寒，少气不足以息，溺色变。为此诸病，盛则泻之，虚则补之，热则疾之，寒则留之，陷下则灸之，不盛不虚，以经取之。盛者寸口大三倍于人迎，虚者则寸口反小于人迎也。

二级条文

【提要】经脉深而不见。

经脉十二者，伏行分肉之间，深而不见；其常见者，足太阴过于内踝之上，无所隐故也。诸脉之浮而常见者，皆络脉也。

【提要】十五络穴。

手太阴之别，名曰列缺。

手少阴之别，名曰通里。

手心主之别，名曰内关。

手太阳之别，名曰支正。

手阳明之别，名曰偏历。

手少阳之别，名曰外关。

足太阳之别，名曰飞阳。

足少阳之别，名曰光明。

足阳明之别，名曰丰隆。

足太阴之别，名曰公孙。

足少阴之别，名曰大钟。

足厥阴之别，名曰蠡沟。

任脉之别，名曰尾翳。

督脉之别，名曰长强。

脾之大络，名曰大包。

三级条文

【提要】其他十一经循行路线。

大肠手阳明之脉，起于大指次指之端，循指上廉，出合谷两骨之间，上入两筋之中，循臂上廉，入肘外廉，上臑外前廉，上肩，出髃骨之前廉，上出于柱骨之会上，下入缺盆，络肺，下膈，属大肠；其支者，从缺盆上颈贯颊，入下齿中，还出夹口，交人中，左之右，右之左，上夹鼻孔。

胃足阳明之脉，起于鼻，交頞中，旁纳太阳之脉，下循鼻外，入上齿中，还出夹口环唇，下交承浆，却循颐后下廉，出大迎，循颊车，上耳前，过客主人，循发际，至额颅；

其支者，从大迎前下人迎，循喉咙，入缺盆，下膈，属胃，络脾；其直者，从缺盆下乳内廉，下夹脐，入气街中；其支者，起于胃口，下循腹里，下至气街中而合，以下髀关，抵伏兔，下膝膑中，下循胫外廉，下足跗，入中指内间；其支者，下膝三寸而别，下入中指外间；其支者，别跗上，入大指间，出其端。

脾足太阴之脉，起于大指之端，循指内侧白肉际，过核骨后，上内踝前廉，上踹内，循胫骨后，交出厥阴之前，上膝股内前廉，入腹，属脾络胃，上膈，夹咽，连舌本，散舌下；其支者，复从胃别上膈，注心中。

心手少阴之脉，起于心中，出属心系，下膈，络小肠；其支者，从心系上夹咽，系目系；其直者，复从心系却上肺，下出腋下，下循臑内后廉，行太阴、心主之后，下肘内，循臂内后廉，抵掌后锐骨之端，入掌内后廉，循小指之内出其端。

小肠手太阳之脉，起于小指之端，循手外侧上腕，出踝中，直上循臂骨下廉，出肘内侧两骨之间，上循臑外后廉，出肩解，绕肩胛，交肩上，入缺盆，络心，循咽，下膈，抵胃，属小肠；其支者，从缺盆循颈上颊，至目锐眦，却入耳中；其支者，别颊上䪼抵鼻，至目内眦，斜络于颧。

膀胱足太阳之脉，起于目内眦，上额交巅；其支者，从巅至耳上角；其直者，从巅入络脑，还出别下项，循肩髆内，夹脊抵腰中，入循膂，络肾属膀胱；其支者，从腰中下夹脊，贯臀入腘中；其支者，从髆内左右别下贯胛，夹脊内，过髀枢，循髀外，从后廉下合腘中，以下贯踹内，出外踝之后，循京骨，至小指外侧。

肾足少阴之脉，起于小指之下，邪走足心，出于然谷之下，循内踝之后，别入跟中，以上踹内，出腘内廉，上股内后廉，贯脊，属肾络膀胱；其直者，从肾上贯肝膈，入肺中，循喉咙，夹舌本；其支者，从肺出络心，注胸中。

心主手厥阴心包络之脉，起于胸中，出属心包络，下膈，历络三焦；其支者，循胸出胁，下腋三寸，上抵腋下，循臑内，行太阴少阴之间，入肘中，下臂，行两筋之间，入掌中，循中指出其端；其支者，别掌中，循小指次指出其端。

三焦手少阳之脉，起于小指次指之端，上出两指之间，循手表腕，出臂外两骨之间，上贯肘，循臑外上肩，而交出足少阳之后，入缺盆，布膻中，散落心包，下膈，循属三焦；其支者，从膻中上出缺盆，上项，系耳后，直上出耳上角，以屈下颊至䪼，其支者，从耳后入耳中，出走耳前，过客主人前，交颊，至目锐眦。

胆足少阳之脉，起于目锐眦，上抵头角，下耳后，循颈，行手少阳之前，至肩上，却交出手少阳之后，入缺盆；其支者，从耳后入耳中，出走耳前，至目锐眦后；其支者，别锐眦，下大迎，合于手少阳，抵于䪼，下加颊车，下颈，合缺盆，以下胸中，贯膈，络肝属胆，循胁里，出气街，绕毛际，横入髀厌中；其直者，从缺盆下腋，循胸过季胁，下合髀厌中，以下循髀阳，出膝外廉，下外辅骨之前，直下抵绝骨之端，下出外踝之前，循足跗上，入小指次指之间；其支者，别跗上，入大指之间，循大指歧骨内出其端，还贯爪甲，出三毛。

肝足厥阴之脉，起于大指丛毛之际，上循足跗上廉，去内踝一寸，上踝八寸，交出太阴之后，上腘内廉，循股阴，入毛中，环阴器，抵小腹，夹胃，属肝络胆，上贯膈，布胁肋，循喉咙之后，上入颃颡，连目系，上出额，与督脉会于巅；其支者，从目系下颊里，环唇内；其支者，复从肝别贯膈，上注肺。

经别第十一

本篇主要介绍从十二正经分出的十二条“别行之正经”，故名“经别”。

一级条文

【**提要**】正邪之气的共用通道——经络。

夫十二经脉者，人之所以生，病之所以成，人之所以治，病之所以起，学之所始，工之所止也，粗之所易，上之所难也。

【**提要**】手足经之经别。

足太阳之正，别入于腘中。

足少阳之正，绕髀入毛际，合于厥阴；别者，入季胁之间。

足阳明之正，上至髀，入于腹里，属胃。

手太阳之正，指地，别于肩解。

手少阳之正，指天，别于巅。

手心主之正，别下渊腋三寸，入胸中。

手阳明之正，从手循膺乳，别于肩髃。

手太阴之正，别入渊腋少阴之前，入走肺，散之大肠。

二级条文

【**提要**】人之合于天地道。

黄帝问于岐伯曰：余闻人之合于天地道也，内有五脏，以应五音、五色、五时、五味、五位也；外有六腑，以应六律。

经水第十二

本篇运用不同的河流比喻十二经脉的气血运行状况，故名“经水”。

二级条文

【**提要**】人体分阴阳。

故天为阳，地为阴，腰以上为天，腰以下为地。

三级条文

【提要】古代存在解剖实践的证明。

且夫人生于天地之间，六合之内，此天之高，地之广也，非人力之所能度量而至也。若夫八尺之士，皮肉在此，外可度量切循而得之，其死可解剖而视之。

【提要】五脏六腑十二经水。

人之所以参天地而应阴阳也，不可不察。足太阳外合于清水，内属膀胱，而通水道焉。足少阳外合于渭水，内属于胆。足阳明外合于海水，内属于胃。足太阴外合于湖水，内属于脾。足少阴外合于汝水，内属于肾。足厥阴外合于渑水，内属于肝。手太阳外合于淮水，内属小肠，而水道出焉。手少阳外合于漯水，内属于三焦。手阳明外合于江水，内属于大肠。手太阴外合于河水，内属于肺。手少阴外合于济水，内属于心。手心主外合于漳水，内属于心包。凡此五脏六腑十二经水者，外有源泉，而内有所禀，此皆内外相贯，如环无端，人经亦然。

传世警言

且夫人生于天地之间，六合之内，此天之高，地之广也，非人力之所能度量而至也。若夫八尺之士，皮肉在此，外可度量切循而得之，其死可解剖而视之。

经筋第十三

本篇主要论述十二正经附属的十二经筋，故名“经筋”。

三级条文

【提要】了解仲春痹、孟春痹、季春痹、仲秋痹、孟秋痹、季秋痹、仲夏痹、季夏痹、孟夏痹、仲冬痹、孟冬痹、季冬痹的临床表现与治疗。

足太阳之筋，起于足小指，上结于踝，邪上结于膝，其下循足外侧，结于踵，上循跟，结于腘；其别者，结于踹外，上腘中内廉，与腘中并，上结于臀，上夹脊，上项；其支者，别入结于舌本；其直者，结于枕骨，上头下颜，结于鼻；其支者，为目上网，下结于頄；其支者，从腋后外廉，结于肩髃；其支者，入腋下，上出缺盆，上结于完骨；其支者，出缺盆，邪上出于頄。其病小指支跟肿痛，腘挛，脊反折，项筋急，肩不举，腋支缺盆中纽痛，不可左右摇。治在燔针劫刺，以知为数，以痛为输，名曰仲春痹也。

足少阳之筋，起于小指次指，上结外踝，上循胫外廉，结于膝外廉；其支者，别起外辅骨，上走髀，前者结于伏兔之上，后者结于尻；其直者，上乘䏚季胁，上走腋前廉，系于膺乳，结于缺盆；直者，上出腋，贯缺盆，出太阳之前，循耳后，上额角，交巅上，下走颔，上结于頄；支者，结于目外眦，为外维。其病小指次指支转筋，引膝外转筋，膝不可屈伸，腘筋急，前引髀，后引尻，即上乘䏚季胁痛，上引缺盆膺乳，颈维筋急。从左之右，右目不开，上过右角，并跻脉而行，左络于右，故伤左角，右足不用，命曰维筋相交。治在燔针劫刺，以知为数，以痛为腧，名曰孟春痹也。

足阳明之筋，起于中三指，结于跗上，邪外上加于辅骨，上结于膝外廉，直上结于髀枢，上循胁，属脊；其直者，上循骭，结于膝；其支者，结于外辅骨，合少阳；其直者，上循伏兔，上结于髀，聚于阴器，上腹而布，至缺盆而结，上颈，上夹口，合于頄，下结于鼻，上合于太阳，太阳为目上网，阳明为目下网；其支者，从颊结于耳前。其病足中指支胫转筋，脚跳坚，伏兔转筋，髀前肿，㿉疝，腹筋急，引缺盆及颊，卒口僻，急者目不合，热则筋纵，目不开。颊筋有寒，则急引颊移口，有热，则筋弛纵缓不胜收，故僻。治之以马膏，膏其急者；以白酒和桂以涂其缓者，以桑钩钩之，即以生桑灰置之坎中，高下以坐等，以膏熨急颊，且饮美酒，啖美炙肉，不饮酒者自强也，为之三拊而已。治在燔针劫刺，以知为数，以痛为腧，名曰季春痹也。

足太阴之筋，起于大指之端内侧，上结于内踝；其直者，络于膝内辅骨，上循阴股，结于髀，聚于阴器，上腹，结于脐，循腹里，结于肋，散于胸中；其内者，著于脊。其病足大指支内踝痛，转筋痛，膝内辅骨痛，阴股引髀而痛，阴器纽痛上引脐，两胁痛引膺中，脊内痛。治在燔针劫刺，以知为数，以痛为腧，命曰仲秋痹也。

足少阴之筋，起于小指之下，并足太阴之筋，邪走内踝之下，结于踵，与太阳之筋合，而上结于内辅之下，并太阴之筋而上循阴股，结于阴器，循脊内夹膂，上至项，结于枕骨，与足太阳之筋合。其病足下转筋，及所过而结者皆痛及转筋。病在此者，主痫瘈及痉，在外者不能俯，在内者不能仰。故阳病者腰反折不能俯，阴病者不能仰。治在燔针劫刺，以知为数，以痛为腧，在内者熨引饮药。此筋折纽，纽发数甚者，死不治。名曰孟秋痹也。

足厥阴之筋，起于大指之上，上结于内踝之前，上循胫，上结内辅之下，上循阴股，结于阴器，络诸筋。其病足大指支内踝之前痛，内辅痛，阴股痛转筋，阴器不用，伤于内则不起，伤于寒则阴缩入，伤于热则纵挺不收。治在行水清阴气。其病转筋者，治在燔针劫刺，以知为数，以痛为腧，命曰季秋痹也。

手太阳之筋，起于小指之上，结于腕，上循臂内廉，结于肘内锐骨之后，弹之应小指之上，入结于腋下；其支者，后走腋后廉，上绕肩胛，循颈出足太阳之前，结于耳后完骨；其支者，入耳中；直者，出耳上，下结于颔，上属目外眦。其病小指支肘内锐骨后廉痛，循臂阴入腋下，腋下痛，腋后廉痛，绕肩胛引颈而痛，应耳中鸣，痛引颔，目瞑，良久乃得视，颈筋急，则为筋瘘颈肿。寒热在颈者，治在燔针劫刺之，以知为数，以痛为腧，其为肿者，复而锐之。名曰仲夏痹也。

手少阳之筋，起于小指次指之端，结于腕，上循臂，结于肘，上绕臑外廉，上肩走颈，合手太阳；其支者，当曲颊入系舌本；其支者，上曲牙，循耳前，属目外眦，上乘颔，结于角。其病当所过者即支转筋，舌卷。治在燔针劫刺，以知为数，以痛为腧，名曰季夏痹也。

手阳明之筋，起于大指次指之端，结于腕，上循臂，上结于肘外，上臑，结于髃；其支者，绕肩胛，夹脊；直者，从肩髃上颈；其支者，上颊结于（九页）；直者，上出手太阳之前，上左角，络头，下右颔。其病当所过者支痛及转筋，肩不举，颈不可左右视。治在燔针劫刺，以知为数，以痛为腧，名曰孟夏痹也。

手太阴之筋，起于大指之上，循指上行，结于鱼后，行寸口外侧，上循臂，结肘中，上臑内廉，入腋下，出缺盆，结肩前髃，上结缺盆，下结胸里，散贯贲，合贲下，抵季胁。其病当所过者支转筋，痛甚成息贲，胁急吐血。治在燔针劫刺，以知为数，以痛为腧。名曰仲冬痹也。

手心主之筋，起于中指，与太阴之筋并行，结于肘内廉，上臂阴，结腋下，下散前后夹胁；其支者，入腋，散胸中，结于贲。其病当所过者支转筋，前及胸痛息贲。治在燔针劫刺，以知为数，以痛为腧，名曰孟冬痹也。

手少阴之筋，起于小指之内侧，结于锐骨，上结肘内廉，上入腋，交太阴，夹乳里，结于胸中，循贲，下系于脐。其病内急，心承伏梁，下为肘网。其病当所过者支转筋，筋痛。治在燔针劫刺，以知为数，以痛为腧，其成伏梁唾血脓者，死不治。名曰季冬痹也。

经筋之病，寒则筋急，热则筋弛纵不收，阴痿不用。阳急则反折，阴急则俯不伸。焠刺者，刺寒急也，热则筋纵不收，无用燔针。

骨度第十四

本篇主要阐述测量骨度的具体方法，故名“骨度”。

二级条文

【**提要**】脉度的衡量标准。

黄帝问于伯高曰：《脉度》言经脉之长短，何以立之？伯高曰：先度其骨节之大小、广狭、长短，而脉度定矣。

五十营第十五

本篇主要介绍经脉之气在人体内的运行规律，一昼一夜间循行全身五十周，故名“五十营”。

三级条文

【提要】营气一日周流全身五十而大会。

黄帝曰：余愿闻五十营奈何？岐伯答曰：天周二十八宿，宿三十六分；人气行一周千八分，日行二十八宿。人经脉上下、左右、前后二十八脉，周身十六丈二尺，以应二十八宿，漏水下百刻，以分昼夜。故人一呼脉再动，气行三寸；一吸脉亦再动，气行三寸；呼吸定息，气行六寸。十息，气行六尺；二十七息，气行一丈六尺二寸，日行二分；二百七十息，气行十六丈二尺，气行交通于中，一周于身，下水二刻，日行二十分有奇；五百四十息，气行再周于身，下水四刻，日行四十分有奇；二千七百息，气行十周于身，下水二十刻，日行五宿二十分；一万三千五百息，气行五十营于身，水下百刻，日行二十八宿，漏水皆尽，脉终矣。所谓交通者，并行一数也，故五十营备，得尽天地之寿矣，凡行八百一十丈也。

营气第十六

本篇主要介绍营气的生理机能及营气在十四经脉中的正常循环流注情况，故名“营气”。

二级条文

【提要】营气的循行路线。

谷入于胃，气传之肺，流溢于中，布散于外，精专者行于经隧，常营无已，终而复始，是谓天地之纪。

三级条文

【提要】营气之道，内谷为宝。

营气之道，内谷为宝。

传世警言

营气之道，内谷为宝。

脉度第十七

本篇主要叙述人身手足三阴三阳十二经脉和跻脉、任脉、督脉的长度，故名“脉度”。

一级条文

【提要】经脉、络脉、孙脉的分类依据。

经脉为里，支而横者为络，络之别者为孙。

【提要】五脏和是七窍功能正常的前提。

五脏常内阅于上七窍也，故肺气通于鼻，肺和则鼻能知臭香矣；心气通于舌，心和则舌能知五味矣；肝气通于目，肝和则目能辨五色矣；脾气通于口，脾和则口能知五谷矣；肾气通于耳，肾和则耳能闻五音矣。五脏不和则七窍不通；六腑不和则留为痈。

营卫生会第十八

本篇主要论述营气和卫气的生成、循行，在脉中与脉外及其会和的情况，故名“营卫生会”。

一级条文

【提要】营卫之气同源异类。

黄帝问于岐伯曰：人焉受气？阴阳焉会？何气为营？何气为卫？营安从生？卫于焉会？老壮不同气，阴阳异位，愿闻其会。岐伯答曰：人受气于谷，谷入于胃，以传与肺，五脏六腑，皆以受气，其清者为营，浊者为卫，营在脉中，卫在脉外，营周不休，五十而复大会，阴阳相贯，如环无端。

【提要】中焦的范围及功能。

黄帝曰：愿闻中焦之所出。岐伯答曰：中焦亦并胃中，出上焦之后，此所受气者，泌糟粕，蒸津液，化其精微，上注于肺脉，乃化而为血，以奉生身，莫贵于此，故独得行于经隧，命曰营气。

【提要】气血同源。

黄帝曰：夫血之与气，异名同类。何谓也？岐伯答曰：营卫者精气也，血者神气也，故血之与气，异名同类焉。

【提要】血汗同源——夺血勿发汗，发汗勿夺血。

故夺血者无汗，夺汗者无血，故人生有两死，而无两生。

【提要】下焦的范围及功能。

黄帝曰：愿闻下焦之所出。岐伯答曰：下焦者，别回肠，注于膀胱而渗入焉。故水谷者，常并居于胃中，成糟粕而俱下于大肠，而成下焦，渗而俱下。济泌别汁，循下焦而渗入膀胱焉。

【提要】上、中、下三焦特点。

余闻上焦如雾，中焦如沤，下焦如渎，此之谓也。

二级条文

【**提要**】气至阳而起，至阴而止。

卫气行于阴二十五度，行于阳二十五度，分为昼夜，故气至阳而起，至阴而止。

【**提要**】一日之中分阴阳。

故曰：日中而阳陇为重阳，夜半而阴陇为重阴。故太阴主内，太阳主外，各行二十五度，分为昼夜。夜半为阴陇，夜半后而为阳衰，平旦阴尽而阳受气矣。日中为阳陇，日西而阳衰，日入阳尽而阴受气矣。夜半而大会，万民皆卧，命曰合阴，平旦阴尽而阳受气，如是无已，与天地同纪。

【**提要**】昼不精，夜不瞑。

黄帝曰：老人之不夜瞑者，何气使然？少壮之人不昼瞑者，何气使然？岐伯答曰：壮者之气血盛，其肌肉滑，气道通，荣卫之行不失其常，故昼精而夜瞑。老者之气血衰，其肌肉枯，气道涩，五脏之气相搏，其营气衰少而卫气内伐，故昼不精，夜不瞑。

【**提要**】人出汗的原因、漏泄的定义。

人有热，饮食下胃，其气未定，汗则出，或出于面，或出于背，或出于身半，其不循卫气之道而出何也？岐伯曰：此外伤于风，内开腠理，毛蒸理泄，卫气走之，固不得循其道，此气慓悍滑疾，见开而出，故不得从其道，故命曰漏泄。

【**提要**】酒入于胃先谷而出。

黄帝曰：人饮酒，酒亦入胃，谷未熟而小便独先下何也？岐伯答曰：酒者熟谷之液也。其气悍以清，故后谷而入，先谷而液出焉。

重点字词

合阴：夜半子时阴气极，此时营气在阴分，卫气也在阴分，故曰“合阴”。

传世警言

夺血者无汗，夺汗者无血。

上焦如雾，中焦如沤，下焦如渎。

四时气第十九

本篇主要讨论四时气候变化对人体的影响，指出针刺治疗需要根据时令气候的不同，选择适当的穴位与进针的深浅和手法等。

二级条文

【**提要**】灸刺之道，得气穴为定。

夫四时之气，各不同形，百病之起，皆有所生，灸刺之道，何者为定？

四时之气，各有所在，灸刺之道，得气穴为定。

【提要】着痹的治疗。

著痹不去，久寒不已，卒取其三里。

五邪第二十

本篇论述邪入五脏皮肤痛、两胁中痛、肌肉痛、骨痛、心痛的症状，故名“五邪”。

三级条文

【提要】邪在五脏的临床表现与处置办法。

邪在肺，则病皮肤痛，寒热，上气喘，汗出，咳动肩背。取之膺中外腧，背三节五脏之旁，以手疾按之，快然乃刺之，取之缺盆中以越之。

邪在肝，则两胁中痛，寒中，恶血在内，行善掣，节时肿。取之行间以引胁下，补三里以温胃中，取血脉以散恶血，取耳间青脉以去其掣。

邪在脾胃，则病肌肉痛；阳气有余，阴气不足，则热中善饥；阳气不足，阴气有余，则寒中肠鸣腹痛；阴阳俱有余，若俱不足，则有寒有热。皆调于三里。

邪在肾，则病骨痛阴痹。阴痹者，按之而不得，腹胀腰痛，大便难，肩背颈项痛，时眩。取之涌泉、昆仑，视有血者尽取之。

邪在心，则病心痛，喜悲，时眩仆。视有余不足而调之其腧也。

寒热病第二十一

本篇论述由外邪引起的以发热恶寒为主要表现的证候，故名“寒热病”。

三级条文

【提要】春取络脉，夏取分腠，秋取气口，冬取经输。

春取络脉，夏取分腠，秋取气口，冬取经腧。凡此四时，各以时为齐。络脉治皮肤，分腠治肌肉，气口治筋脉，经输治骨髓、五脏。

癫狂第二十二

本篇论述癫证和狂证的病因、证候和治疗方法等，故名“癫狂”。

三级条文

【提要】狂证的病机及临床表现。

狂始生，先自悲也，喜忘，苦怒，善恐者，得之忧饥。

狂，善惊、善笑、好歌乐、妄行不休者，得之大恐。

狂者多食，善见鬼神，善笑而不发于外者，得之有所大喜。

热病第二十三

本篇论述热病的症状及治疗的方法，故名“热病”。

三级条文

【**提要**】热病的症状。

热病已得汗，而脉尚躁盛，此阴脉之极也，死；其得汗而脉静者，生。热病脉尚盛躁而不得汗者，此阳脉之极也，死；脉盛躁得汗静者，生。

厥病第二十四

本篇论述因经气上逆引起的头痛、心痛等病的症状、治疗和预后等，故名“厥病”。

一级条文

【**提要**】真心痛的临床表现及用针禁忌。

真心痛，手足清至节，心痛甚，旦发夕死，夕发旦死。心痛不可刺者，中有盛聚，不可取于腧。

病本第二十五

本篇论述疾病标与本的问题，以及治病的原则，故名“病本”。

一级条文

【**提要**】大小便通利与否是治疗标本的依据。

大小便不利，治其标；大小便利，治其本。

三级条文

【**提要**】治标及治本的标准。

先病而后逆者，治其本；先逆而后病者，治其本；先寒而后生病者，治其本；先病而后生寒者，治其本；先热而后生病者，治其本；先病后泄者，治其本；先泄而后生他病者，治其本，必且调之，乃治其他病；先病而后中满者，治其标；先中满而后烦心者，治其本。

【提要】客气、同气的概念。

有客气，有固气。

【提要】标本治疗的先后性标准。

病发而有余，本而标之，先治其本，后治其标；病发而不足，标而本之，先治其标，后治其本。谨察间甚，以意调之，间者并行，甚为独行。先小大便不利而后生他病者，治其本也。

杂病第二十六

本篇主要论述因经气厥逆引起的病证，如心痛、喉痹、疟疾、膝痛、呃逆、大小便不通等，因疾病涉及范围广、病种多，故名“杂病”。

三级条文

【提要】不同疾病的选穴治疗。

嗌干，口中热如胶，取足少阴。膝中痛，取犊鼻，以圆利针，针发而间之，针大如氂，刺膝无疑。

喉痹不能言，取足阳明；能言，取手阳明。

齿痛，不恶清饮，取足阳明；恶清饮，取手阳明。

聋而不痛者，取足少阳；聋而痛者，取手阳明。

喜怒而不欲食，言益少，刺足太阴；怒而多言，刺足少阳。

顑痛，刺手阳明与顑之盛脉出血。

项痛不可俯仰，刺足太阳；不可以顾，刺手太阳也。

周痹第二十七

本篇主要论述周痹的病机特点，证候鉴别和治疗方法，故名“周痹”。

三级条文

【提要】众痹、周痹的定义及治疗。

黄帝问于岐伯曰：周痹之在身也，上下移徙，随其脉上下，左右相应，间不容空，愿闻此痛，在血脉之中邪？将在分肉之间乎？何以致是？其痛之移也，间不及下针，其慉痛之时，不及定治而痛已止矣，何道使然？愿闻其故。岐伯答曰：此众痹也，非周痹也。

黄帝曰：愿闻众痹。岐伯对曰：此各在其处，更发更止，更居更起，以右应左，以左应右，非能周也，更发更休也。黄帝曰：善。刺之奈何？岐伯对曰：刺此者，痛虽已止，必刺其处，勿令复起。

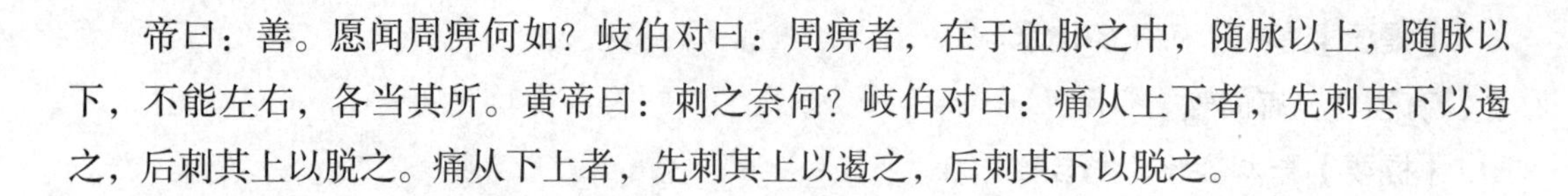

帝曰：善。愿闻周痹何如？岐伯对曰：周痹者，在于血脉之中，随脉以上，随脉以下，不能左右，各当其所。黄帝曰：刺之奈何？岐伯对曰：痛从上下者，先刺其下以遏之，后刺其上以脱之。痛从下上者，先刺其上以遏之，后刺其下以脱之。

重点字词

周痹：指痛处遍及全身的痹证。

众痹：指疼痛左右对称、时止时休的痹证。

口问第二十八

本篇所论诸病，欠、哕、唏、振寒、噫、嚏、亸、泣涕、太息、涎下、耳鸣、自啮舌"凡此十二邪者，皆奇邪之走空窍者也"，古书没有记载，口授相传，故名"口问"。

三级条文

【**提要**】分经取治。

肾主为欠，取足少阴；肺主为哕，取手太阴、足少阴；唏者，阴盛阳绝，故补足太阳、泻足少阴；振寒者，补诸阳；噫者，补足太阴、阳明；嚏者，补足太阳、眉本；亸，因其所在，补分肉间；泣出，补天柱经侠颈，侠颈者，头中分也；太息，补手少阴、心主，足少阳留之；涎下，补足少阴；耳鸣，补客主人，手大指爪甲上与肉交者；自啮舌，视主病者，则补之。目眩头倾，补足外踝下留之；痿厥心悗，刺足大指间上二寸留之，一曰足外踝下留之。

师传第二十九

本篇论述如何在问诊中通过病人的好恶来了解疾病的性质，如何顺应病人之情等先师欲传于后世者，故名"师传"。

一级条文

【**提要**】劝诫交流的方法——指导医患沟通。

人之情，莫不恶死而喜生，告之以其败，语之以其善，导之以其所便，开之以其所苦，虽有无道之人，恶有不听者乎？

二级条文

【**提要**】顺应病人之情。

入国问俗，入家问讳，上堂问礼，临病人问所便。

三级条文

【**提要**】古代对医家的要求。

上以治民，下以治身，使百姓无病，上下和亲，德泽下流，子孙无优，传于后世，无有终时。

传世警言

告之以其败，语之以其善，导之以其所便，开之以其所苦。

食饮者，热无灼灼，寒无沧沧。

五脏六腑者，肺为之盖。

决气第三十

本篇主要论述六气的概念、作用，以及在六气不足的情况下发生的病证，故名“决气”。

一级条文

【**提要**】一气化六气与精、气、津、液、血、脉的定义。

余闻人有精、气、津、液、血、脉，余意以为一气耳，今乃辨为六名，余不知其所以然。岐伯曰：两神相搏，合而成形，常先身生，是谓精。何谓气？岐伯曰：上焦开发，宣五谷味，熏肤、充身、泽毛，若雾露之溉，是谓气。何谓津？岐伯曰：腠理发泄，汗出溱溱，是谓津。何谓液？岐伯曰：谷入气满，淖泽注于骨，骨属屈伸，泄泽，补益脑髓，皮肤润泽，是谓液。何谓血？岐伯曰：中焦受气取汁，变化而赤，是谓血。何谓脉？岐伯曰：壅遏营气，令无所避，是谓脉。

【**提要**】六气致病的病机。

六气者，有余不足，气之多少，脑髓之虚实，血脉之清浊，何以知之？岐伯曰：精脱者，耳聋；气脱者，目不明；津脱者，腠理开，汗大泄；液脱者，骨属屈伸不利，色夭，脑髓消，胫酸，耳数鸣；血脱者，色白，夭然不泽；脉脱者，其脉空虚，此其候也。

肠胃第三十一

本篇主要从解剖角度介绍古代对消化系统的认识，其中以肠胃为主体，故名“肠胃”。

三级条文

【**提要**】六腑传谷——人体消化器官分度。

余愿闻六腑传谷者，肠胃之大小、长短、受谷之多少奈何？伯高曰：请尽言之，谷所从出入、浅深、远近、长短之度：唇至齿长九分，口广二寸半。齿以后至会厌，深三寸半，大容五合。舌重十两，长七寸，广二寸半。咽门重十两，广一寸半，至胃长一尺六寸。胃纡曲屈，伸之长二尺六寸，大一尺五寸，径五寸，大容三斗五升。小肠后附脊，左环回周叠积，其注于回肠者，外附于脐上，回运环反十六曲，大二寸半，径八分分之少半，长三丈三尺。回肠当脐，右环回周叶积而下，回运还反十六曲，大四寸，径一寸寸之少半，长二丈一尺。广肠傅脊，以受回肠，左环叶积上下辟，大八寸，径二寸寸之大半，长二尺八寸。肠胃所入至所出，长六丈四寸四分，回曲环反三十二曲也。

平人绝谷第三十二

本篇根据胃肠容量讨论正常人七日不入水谷而亡的缘由，故名“平人绝谷”。

一级条文

【提要】胃肠虚实交替运化所化生的精气是养神的基础。

平人则不然，胃满则肠虚，肠满则胃虚，更虚更满，故气得上下，五脏安定，血脉和利，精神乃居。故神者，水谷之精气也。

故平人不食饮七日而死者，水谷精气津液皆尽故也。

海论第三十三

本篇主要讨论人体气海、血海、髓海、水谷之海，故名“海论”。

一级条文

【提要】人体四海的定义。

人亦有四海、十二经水。经水者，皆注于海，海有东西南北，命曰四海。

人有髓海，有血海，有气海，有水谷之海，凡此四者，以应四海也。

胃者为水谷之海，其腧上在气街，下至三里。冲脉者为十二经之海，其腧上在于大杼，下出于巨虚之上下廉。膻中者为气之海，其腧上在于柱骨之上下，前在于人迎。脑为髓之海，其腧上在于其盖，下在风府。

【提要】四海逆顺病机。

黄帝曰：四海之逆顺奈何？岐伯曰：气海有余，则气满胸中，悗息面赤；气海不足，则气少不足以言。血海有余，则常想其身大，怫然不知其所病；血海不足，则常想其身小，狭然不知其所病。水谷之海有余，则腹满；水谷之海不足，则饥不受谷食。髓海有余，则轻劲多力，自过其度；髓海不足，则脑转耳鸣，胫酸眩冒，目无所见，懈怠安卧。

五乱第三十四

本篇讨论经脉营卫之气发生逆乱产生的疾病，故名“五乱”。

二级条文

【提要】五乱病的刺法机理及补泻手法。

黄帝曰：五乱者，刺之有道乎？岐伯曰：有道以来，有道以去，审知其道，是谓身宝。黄帝曰：善。愿闻其道。岐伯曰：气在于心者，取之手少阴、心主之俞。气在于肺者，取之手太阴荥、足少阴俞。气在于肠胃者，取之足太阴、阳明，不下者，取之三里。气在于头者，取之天柱、大杼，不知，取足太阳荥俞。气在于臂足，取之先去血脉，后取其阳明、少阳之荥俞。

黄帝曰：补泻奈何？岐伯曰：徐入徐出，谓之导气。

胀论第三十五

本篇专门讨论“胀”的概念、病机、表现、治疗，故名“胀论”。

二级条文

【提要】五脏六腑，各有畔界，病各有状。

夫胸腹，脏腑之郭也。膻中者，心主之宫城也。胃者，太仓也。咽喉、小肠者，传送也。胃之五窍者，闾里门户也。廉泉玉英者，津液之道也。故五脏六腑者，各有畔界，其病各有形状。

三级条文

【提要】胀病病机及治疗。

黄帝曰：胀者焉生？何因而有？岐伯曰：卫气之在身也，常然并脉循分肉，行有逆顺，阴阳相随，乃得天和，五脏更始，四时循序，五谷乃化。然后厥气在下，营卫留止，寒气逆上，真邪相攻，两气相搏，乃合为胀也。黄帝曰：善。何以解惑？岐伯曰：合之于真，三合而得。

五癃津液别第三十六

本篇五别者，为汗、溺、唾、泪、髓。五癃者，液不渗于脑而下流，气道不通，津液不化，水谷留于下焦，不能渗于膀胱，则水溢而为水胀，故名“五癃津液别”。

二级条文

【提要】水液为病。

水谷入于口，输于肠胃，其液别为五。天寒衣薄则为溺与气，天热衣厚则为汗，悲哀气并则为泣，中热胃缓则为唾。邪气内逆，则气为之闭塞而不行，不行则为水胀，余知其然也，不知其何由生，愿闻其道。岐伯曰：水谷皆入于口，其味有五，各注其海，津液各走其道。故上焦出气，以温肌肉，充皮肤，为津；其流而不行者，为液。天暑衣厚则腠理开，故汗出；寒留于分肉之间，聚沫则为痛。天寒则腠理闭，气涩不行，水下留于膀胱，则为溺与气。

【提要】津液形成泣的过程。

五脏六腑，心为之主，耳为之听，目为之候，肺为之相，肝为之将，脾为之卫，肾为之主外。故五脏六腑之津液，尽上渗于目，心悲气并则心系急，心系急则肺举，肺举则液上溢。夫心系急，肺不能常举，乍上乍下，故咳而泣出矣。

【提要】消谷而虫作，津液为唾的机理。

中热则胃中消谷，消谷则虫上下作，肠胃充郭故胃缓，胃缓则气逆，故唾出。

【提要】津液的功能。

五谷之津液，和合而为膏者，内渗入于骨空，补益脑髓，而下流于阴股。

【提要】髓减的病机。

阴阳不和，则使液溢而下流于阴，髓液皆减而下，下过度则虚，虚故腰背痛而胫酸。

【提要】水胀的病机。

阴阳气道不通，四海闭塞，三焦不泻，津液不化，水谷并行肠胃之中，别于回肠，留于下焦，不得渗膀胱，则下焦胀，水溢则为水胀。此津液五别之逆顺也。

五阅五使第三十七

本篇讨论五脏之气与外在五官在生理上的联系，故名“五阅五使”。

一级条文

【提要】五脏与五官的生理联系。

鼻者，肺之官也；目者，肝之官也；口唇者，脾之官也；舌者，心之官也；耳者，肾之官也。

【提要】五脏与五官的病理联系。

故肺病者，喘息鼻张；肝病者，眦青；脾病者，唇黄；心病者，舌卷短，颧赤；肾病者，颧与颜黑。

逆顺肥瘦第三十八

“逆顺”，是指经脉的循行走向及气血的上下运行。“肥瘦”，是指形体的瘦小与肥壮。本篇主要讨论经脉的走向规律、气血滑涩及形体的肥瘦壮幼，并以此为施治依据，故名“逆顺肥瘦”。

一级条文

【提要】上合于天，下合于地，中合于人事。

圣人之为道者，上合于天，下合于地，中合于人事，必有明法，以起度数，法式检押，乃后可传焉。故匠人不能释尺寸而意短长，废绳墨而起平水也，工人不能置规而为圆，去矩而为方。知用此者，固自然之物，易用之教，逆顺之常也。

血络论第三十九

本篇专论细小血脉的深浅及其在临证中的不同情况，故名“血络论”。

三级条文

【提要】血气俱盛而阴气多者与阳气蓄积的血液状态与针刺情况。

血气俱盛而阴气多者，其血滑，刺之则射；阳气蓄积，久留而不泻者，其血黑以浊，故不能射。

阴阳清浊第四十

本篇专论十二经脉的清浊，故名“阴阳清浊”。

二级条文

【提要】人气之清浊归于肺胃。

气之大别，清者上注于肺，浊者下走于胃。

阴阳系日月第四十一

本篇论述人体的上部和下部，左右手足之经与日、月、天干、地支相对应的阴阳属性及相互关系，故名“阴阳系日月”。

二级条文

【提要】阴阳者，有名而无形，变化无穷。

且夫阴阳者，有名而无形，故数之可十，离之可百，散之可千，推之可万，此之谓也。

三级条文

【提要】人身上下分天地。

腰以上为天，腰以下为地。

【提要】五脏阴阳。

其于五脏也，心为阳中之太阳，肺为阴中之少阴，肝为阴中之少阳，脾为阴中之至阴，肾为阴中之太阴。

病传第四十二

本篇主要论述脏腑疾病的传变规律，以及不同传变方式对疾病预后的影响，故名“病传”。

三级条文

【提要】辨证施治的方法具有多样性。

黄帝曰：余受九针于夫子，而私览于诸方，或有导引行气、乔摩、灸熨、刺焫、饮药之一者，可独守耶，将尽行之乎？岐伯曰：诸方者，众人之方也，非一人之所尽行也。

淫邪发梦第四十三

本篇主要讨论淫邪扰乱脏腑而为梦的机理和表现，故名“淫邪发梦”。

三级条文

【提要】发梦与脏腑的关系。

黄帝曰：有余不足有形乎？岐伯曰：阴气盛，则梦涉大水而恐惧；阳气盛，则梦大火而燔焫；阴阳俱盛，则梦相杀。上盛则梦飞，下盛则梦堕。甚饥则梦取，甚饱则梦予。肝气盛则梦怒；肺气盛则梦恐惧、哭泣、飞扬；心气盛则梦善笑、恐畏；脾气盛则梦歌乐、身体重不举；肾气盛则梦腰脊两解不属。凡此十二盛者，至而泻之，立已。

顺气一日分为四时第四十四

本篇按照人体阳气的盛衰消长节律，把一日分为旦、昼、夕、夜四个时间段，类比春、夏、秋、冬四时（四季），以此说明邪正之间的盛衰消长和病情的变化情况，故名“顺气一日分为四时”。

一级条文

【提要】旦慧、昼安、夕加、夜甚的概念。

夫百病者，多以旦慧、昼安、夕加、夜甚，何也？岐伯曰：四时之气使然。

二级条文

【提要】旦慧、昼安、夕加、夜甚的机理。

朝则人气始生，病气衰，故旦慧；日中人气长，长则胜邪，故安；夕则人气始衰，邪气始生，故加；夜半人气入脏，邪气独居于身，故甚也。

三级条文

【提要】一日分四时。

黄帝曰：愿闻四时之气。岐伯曰：春生、夏长、秋收、冬藏，是气之常也，人亦应之。以一日分为四时，朝则为春，日中为夏，日入为秋，夜半为冬。

外揣第四十五

本篇对表现于外的声、色进行揣测，以测知内脏的病变，并以此为诊断和治疗依据，故名“外揣”。

二级条文

【提要】远者，司外揣内，近者，司内揣外。

黄帝曰：窘乎哉！昭昭之明不可蔽。其不可蔽，不失阴阳也。合而察之，切而验之，见而得之，若清水明镜之不失其形也。五音不彰，五色不明，五脏波荡，若是则内外相袭，若鼓之应桴，响之应声，影之似形。故远者司外揣内，近者司内揣外，是谓阴阳之极，天地之盖，请藏之灵兰之室，弗敢使泄也。

三级条文

【提要】把握道理原则的重要性。

黄帝曰：余愿闻针道，非国事也。岐伯曰：夫治国者，夫惟道焉，非道，何可小大深浅杂合而为一乎？

传世警言

夫治国者，夫惟道焉，非道，何可小大深浅杂合而为一乎？

五变第四十六

本篇主要讨论“病风厥漉汗者、病消瘅者、病寒热者、病痹者、病肠中积聚者”五种变故，故名“五变”。

三级条文

【提要】天之生风者，非以私百姓。

夫天之生风者，非以私百姓也，其行公平正直，犯者得之，避者得无殆，非求人而人自犯之。

【提要】病因相同而病证不同。

一时遇风，同时得病，其病各异，愿闻其故。少俞曰：善乎其问！请论以比匠人。匠人磨斧斤、砺刀削斲材木。木之阴阳尚有坚脆，坚者不入，脆者皮弛，至其交节，而缺斤斧焉。夫一木之中，坚脆不同，坚者则刚，脆者易伤，况其材木之不同，皮之厚薄，汁之多少，而各异耶？夫木之早花先生叶者，遇春霜烈风，则花落而叶萎；久曝大旱，则脆木薄皮者，枝条汁少而叶萎；久阴淫雨，则薄皮多汁者，皮溃而漉；卒风暴起，则刚脆之木，根折杌伤；秋霜疾风，则刚脆之木，根摇而叶落。凡此五者，各有所伤，况于人乎！

本脏第四十七

本篇主要讨论五脏形神反映在外的情况，故名“本脏”。

一级条文

【提要】形神和则长寿而邪不能害。

黄帝问于岐伯曰：人之血气精神者，所以奉生而周于性命者也。经脉者，所以行血气而营阴阳，濡筋骨，利关节者也。卫气者，所以温分肉，充皮肤，肥腠理，司开阖者也。志意者，所以御精神，收魂魄，适寒温，和喜怒者也。是故血和则经脉流行，营复阴阳，筋骨劲强，关节清利矣。卫气和则分肉解利，皮肤调柔，腠理致密矣。志意和则精神专直，魂魄不散，悔怒不起，五脏不受邪矣。寒温和则六腑化谷，风痹不作，经脉通利，肢节得安矣。此人之常平也。五脏者，所以藏精神血气魂魄者也。六腑者，所以化水谷而行津液者也。此人之所以具受于天也，愚智贤不肖无以相倚也。然有其独尽天寿，而无邪僻之病，百年不衰，虽犯风雨卒寒大暑，犹有弗能害也。

二级条文

【**提要**】视其外应，知其内脏。

黄帝曰：厚薄美恶皆有形，愿闻其所病。岐伯答曰：视其外应，以知其内脏，则知所病矣。

【**提要**】五脏者，所以参天地，副阴阳，而运四时，化五节者也。

五脏者，所以参天地，副阴阳，而连四时，化五节者也。五脏者，固有小大、高下、坚脆、端正、偏倾者；六腑亦有小大、长短、厚薄、结直、缓急。

传世警言

志意者，所以御精神，收魂魄，适寒温，和喜怒者也。

禁服第四十八

本篇主要阐述针灸治疗疾病具体运用中应当遵循和禁忌的内容，故名“禁服”。

二级条文

【**提要**】刺之理。

凡刺之理，经脉为始，营其所行，知其度量，内次五脏，外别六腑，审察卫气，为百病母，调其虚实，虚实乃止，泻其血络，血尽不殆矣。

五色第四十九

本篇主要论述脏腑肢节反映于面部时所体现出的色泽状态及其分布状况，从面部色泽变化测知全身脏腑变化，故名“五色”。

二级条文

【**提要**】其间欲方大，去之十步，皆见于外，如是者，寿必中百岁。

其间欲方大，去之十步，皆见于外，如是者，寿必中百岁。

【**提要**】五色各见其部。

沉浊为内，浮泽为外，黄赤为风，青黑为痛，白为寒，黄而膏润为脓，赤甚者为血，痛甚为挛，寒甚为皮不仁。五色各见其部，察其浮沉，以知浅深；察其泽夭，以观成败；察其散抟，以知远近；视色上下，以知病处；积神于心，以知往今。

论勇第五十

本篇提出人的体质分为勇、怯，并阐释两者在形态、性格表现上的特征及其对发病、诊断、预后的指导意义，故名“论勇”。

二级条文

【**提要**】人之忍痛与不忍痛缘由。

黄帝曰：夫人之忍痛与不忍痛者，非勇怯之分也。夫勇士之不忍痛者，见难则前，见痛则止；夫怯士之忍痛者，闻难则恐，遇痛不动。夫勇士之忍痛者，见难不恐，遇痛不动。夫怯士之不忍痛者，见难与痛，目转面盻，恐不能言，失气惊，颜色变更，乍死乍生。余见其然也，不知其何由，愿闻其故。少俞曰：夫忍痛与不忍痛者，皮肤之薄厚、肌肉之坚脆缓急之分也，非勇怯之谓也。

【**提要**】人之勇怯缘由。

黄帝曰：愿闻勇怯之所由然。少俞曰：勇士者，目深以固，长衡直扬，三焦理横，其心端直，其肝大以坚，其胆满以傍，怒则气盛而胸张，肝举而胆横，眦裂而目扬，毛起而面苍。此勇士之由然者也。

黄帝曰：愿闻怯士之所由然。少俞曰：怯士者，目大而不减，阴阳相失，其焦理纵，䯏骬短而小，肝系缓，其胆不满而纵，肠胃挺，胁下空，虽方大怒，气不能满其胸，肝肺虽举，气衰复下，故不能久怒。此怯士之所由然者也。

背腧第五十一

本篇主要论述五脏之腧出于背者，故名“背腧”。

二级条文

【**提要**】熟悉五脏之腧出于背者的位置。

黄帝问于岐伯曰：愿闻五脏之腧出于背者。岐伯曰：胸中大腧在杼骨之端，肺俞在三椎之旁，心俞在五椎之旁，膈俞在七椎之旁，肝俞在九椎之旁，脾俞在十一椎之旁，肾俞在十四椎之旁。皆夹脊相去三寸所，则欲得而验之，按其处，应在中而痛解，乃其俞也。

卫气第五十二

本篇简要阐述了营气和卫气的生成过程及运行部位，故名“卫气”。

二级条文

【提要】营卫之气别阴阳，皆有标本虚实所离之处。

黄帝曰：五脏者，所以藏精神魂魄者也。六腑者，所以受水谷而行化物者也。其气内入于五脏，而外络肢节。其浮气之不循经者为卫气，其精气之行于经者为营气，阴阳相随，外内相贯，如环之无端，亭亭淳淳乎，孰能穷之。然其分别阴阳，皆有标本虚实所离之处。

论痛第五十三

本篇着重讨论不同体质的人对针石、火焫引起的疼痛耐受性不一的问题，故名“论痛”。

三级条文

【提要】人耐受针石火焫之痛的机理。

黄帝问于少俞曰：筋骨之强弱，肌肉之坚脆，皮肤之厚薄，腠理之疏密，各不同，其于针石火焫之痛何如？肠胃之厚薄、坚脆亦不等，其于毒药何如？愿尽闻之。少俞曰：人之骨强、筋弱、肉缓、皮肤厚者耐痛，其于针石之痛、火焫亦然。

【提要】人耐受“毒药”的机理。

黄帝曰：人之胜毒，何以知之？少俞曰：胃厚、色黑、大骨及肥者，皆胜毒；故其瘦而薄胃者，皆不胜毒也。

天年第五十四

本篇主要讨论大自然赋予人体寿命、健康标准、禀赋、外貌与各年龄段特点等，故名“天年”。

一级条文

【提要】以母为基，以父为楯；失神者死，得神者生。

黄帝问于岐伯曰：愿闻人之始生，何气筑为基，何立而为楯，何失而死，何得而生？岐伯曰：以母为基，以父为楯；失神者死，得神者生也。

【提要】人体重要组成部分——神。

黄帝曰：何者为神？岐伯曰：血气已和，荣卫已通，五脏已成，神气舍心，魂魄毕具，乃成为人。

【提要】人体健康长寿的标准。

黄帝曰：人之寿夭各不同，或夭寿，或卒死，或病久，愿闻其道。岐伯曰：五脏坚固，血脉和调，肌肉解利，皮肤致密，营卫之行不失其常，呼吸微徐，气以度行，六腑化谷，津液布扬，各如其常，故能长久。

【提要】人体长寿的禀赋与外貌。

黄帝曰：人之寿百岁而死，何以致之？岐伯曰：使道隧以长，基墙高以方，通调营卫，三部三里起，骨高肉满，百岁乃得终。

【提要】各年龄段体表特点（图6）。

黄帝曰：其气之盛衰，以至其死，可得闻乎？岐伯曰：人生十岁，五脏始定，血气已通，其气在下，故好走。二十岁，血气始盛，肌肉方长，故好趋。三十岁，五脏大定，肌肉坚固，血脉盛满，故好步。四十岁，五脏六腑、十二经脉皆大盛以平定，腠理始疏，荣华颓落，发颇斑白，平盛不摇，故好坐。五十岁，肝气始衰，肝叶始薄，胆汁始减，目始不明。六十岁，心气始衰，苦忧悲，血气懈惰，故好卧。七十岁，脾气虚，皮肤枯。八十岁，肺气衰，魄离，故言善误。九十岁，肾气焦，四脏经脉空虚。百岁，五脏皆虚，神气皆去，形骸独居而终矣。

各年龄阶段体表特点

10岁——好走	60岁——好卧
20岁——好趋	70岁——皮肤枯
30岁——好步	80岁——言善误
40岁——好坐	90岁——经脉空虚
50岁——目始不明	100岁——形骸独居

图6　各年龄段体表特点图

【提要】人寿命短的机理。

黄帝曰：其不能终寿而死者，何如？岐伯曰：其五脏皆不坚，使道不长，空外以张，喘息暴疾；又卑基墙，薄脉少血，其肉不石，数中风寒，血气虚，脉不通，真邪相攻，乱而相引，故中寿而尽也。

逆顺第五十五

本篇主要讨论气行逆顺，脉象盛衰，针刺之逆顺并强调治未病的思想，故名“逆顺”。

一级条文

【提要】针刺禁忌。

黄帝曰：候之奈何？伯高曰：《兵法》曰：无迎逢逢之气，无击堂堂之阵。《刺法》曰：无刺熇熇之热，无刺漉漉之汗，无刺浑浑之脉，无刺病与脉相逆者。

二级条文

【提要】上工治未病，不治已病。

黄帝曰：候其可刺奈何？伯高曰：上工刺其未生者也，其次刺其未盛者也，其次刺其已衰者也。下工刺其方袭者也，与其形之盛者也，与其病之与脉相逆者也。故曰：方其盛也，勿敢毁伤，刺其已衰，事必大昌。故曰：上工治未病，不治已病，此之谓也。

传世警言

无迎逢逢之气，无击堂堂之阵。

五味第五十六

本篇主要论述五味与五脏的配属关系及五脏病的五味宜禁，故名“五味”。

二级条文

【提要】五味入五脏——五味各走其所喜。

伯高曰：胃者，五脏六腑之海也，水谷皆入于胃，五脏六腑皆禀气于胃。五味各走其所喜，谷味酸，先走肝；谷味苦，先走心；谷味甘，先走脾；谷味辛，先走肺；谷味咸，先走肾。谷气津液已行，营卫大通，乃化糟粕，以次传下。

【提要】营卫之道。

黄帝曰：营卫之行奈何？伯高曰：谷始入于胃，其精微者，先出于胃之两焦以溉五脏，别出两行，营卫之道。其大气之抟而不行者，积于胸中，命曰气海，出于肺，循咽喉，故呼则出，吸则入。天地之精气，其大数常出三入一，故谷不入，半日则气衰，一日则气少矣。

三级条文

【提要】五谷、五果、五畜、五菜、五色所应五味。

黄帝曰：谷之五味，可得闻乎？伯高曰：请尽言之。五谷：秔米甘，麻酸，大豆咸，麦苦，黄黍辛。五果：枣甘，李酸，栗咸，杏苦，桃辛。五畜：牛甘，犬酸，猪咸，羊苦，鸡辛。五菜：葵甘，韭酸，藿咸，薤苦，葱辛。五色：黄色宜甘，青色宜酸，黑色宜咸，赤色宜苦，白色宜辛。

【提要】五脏病时的饮食五宜。

凡此五者，各有所宜。所言五宜者，脾病者，宜食秔米饭、牛肉、枣、葵；心病者，宜食麦、羊肉、杏、薤；肾病者，宜食大豆黄卷、猪肉、栗、藿；肝病者，宜食麻、犬肉、李、韭；肺病者，宜食黄黍、鸡肉、桃、葱。

【提要】五脏五禁。

五禁：肝病禁辛，心病禁咸，脾病禁酸，肾病禁甘，肺病禁苦。

【提要】五脏常时的饮食五宜。

肝色青，宜食甘，秔米饭、牛肉、枣、葵皆甘。心色赤，宜食酸，犬肉、麻、李、韭皆酸。脾色黄，宜食咸，大豆、猪肉、栗、藿皆咸。肺色白，宜食苦，麦、羊肉、杏、薤皆苦。肾色黑，宜食辛，黄黍、鸡肉、桃、葱皆辛。

传世警言

天地之精气，其大数常出三入一，故谷不入，半日则气衰，一日则气少矣。

水胀第五十七

本篇主要讨论水溢肌肤而肿胀的现象，以及鼓胀、肠覃、石瘕、石水等证候的鉴别，故名“水胀”。

二级条文

【提要】水肿的临床表现。

黄帝问于岐伯曰：水与肤胀、鼓胀、肠覃、石瘕、石水，何以别之？岐伯曰：水始起也，目窠上微肿，如新卧起之状，其颈脉动，时咳，阴股间寒，足胫肿，腹乃大，其水已成矣。以手按其腹，随手而起，如裹水之状，此其候也。

【提要】肤胀的病机。

黄帝曰：肤胀何以候之？岐伯曰：肤胀者，寒气客于皮肤之间，鼟鼟然不坚，腹大，身尽肿，皮厚，按其腹窅而不起，腹色不变，此其候也。

【提要】肤胀与鼓胀的鉴别。

鼓胀何如？岐伯曰：腹胀，身皆大，大与肤胀等也，色苍黄，腹筋起，此其候也。

【提要】肠覃的病机。

肠覃何如？岐伯曰：寒气客于肠外，与卫气相搏，气不得荣，因有所系，癖而内著，恶气乃起，瘜肉乃生。其始生也，大如鸡卵，稍以益大，至其成如怀子之状，久者离岁，按之则坚，推之则移，月事以时下，此其候也。

【提要】肠覃与石瘕的鉴别。

石瘕何如？岐伯曰：石瘕生于胞中，寒气客于子门，子门闭塞，气不得通，恶血当泻不泻，衃以留止，日以益大，状如怀子，月事不以时下，皆生于女子，可导而下。

【提要】肤胀、鼓胀的治疗。

黄帝曰：肤胀、鼓胀可刺邪？岐伯曰：先泻其胀之血络，后调其经，刺去其血络也。

贼风第五十八

本篇着重讨论贼风伤人的病理、病证，故名“贼风”。

三级条文

【提要】祝由可治病的原因。

黄帝曰：其祝而已者，其故何也？岐伯曰：先巫者，因知百病之胜，先知其病之所从生者，可祝而已也。

卫气失常第五十九

本篇讨论邪气侵犯，卫气当先奋起抗争，从而出现“卫气稽留”“卫气不行”“卫气行涩”等卫气失常的现象，并引起多种疾患，故名“卫气失常”。

二级条文

【提要】皮、肉、气、血、筋、骨之病。

黄帝问于伯高曰：何以知皮肉、气血、筋骨之病也？伯高曰：色起两眉薄泽者，病在皮。唇色青黄赤白黑者，病在肌肉。营气濡然者，病在血气。目色青黄赤白黑者，病在筋。耳焦枯受尘垢，病在骨。

三级条文

【提要】肥、膏、肉的体质鉴别。

黄帝曰：何以度知其肥瘦？伯高曰：人有肥、有膏、有肉。黄帝曰：别此奈何？伯高曰：䐃肉坚，皮满者肥。䐃肉不坚，皮缓者膏。皮肉不相离者肉。

黄帝曰：善。治之奈何？伯高曰：必先别其三形，血之多少，气之清浊，而后调之，治无失常经。是故膏人者，纵腹垂腴；肉人者，上下容大；脂人者，虽脂不能大。

玉版第六十

本篇讨论内容作为重要文献，刻于玉板之上，强调“请着之玉版，以为重宝，传之后世，以为刺禁，令民勿敢犯也”，故名“玉版”。

二级条文

【**提要**】痈疽的病机。

夫痈疽之生，脓血之成也，不从天下，不从地出，积微之所生也。故圣人自治于未有形也，愚者遭其已成也。

【**提要**】痈疽的治疗。

故其已成脓血者，其唯砭石铍锋之所取也。

五禁第六十一

本篇讨论甲乙、丙丁、戊己、庚辛、壬癸之日“其不可刺之时”，故名“五禁”。

二级条文

【**提要**】五夺的定义。

黄帝曰：何谓五夺？岐伯曰：形肉已夺，是一夺也；大夺血之后，是二夺也；大汗出之后，是三夺也；大泄之后，是四夺也；新产及大血之后，是五夺也。此皆不可泻。

三级条文

【**提要**】五禁的定义。

黄帝问于岐伯曰：余闻刺有五禁，何谓五禁？岐伯曰：禁其不可刺也。

【**提要**】五逆的定义。

黄帝曰：何谓五逆？岐伯曰：热病脉静，汗已出，脉盛躁，是一逆也；病泄，脉洪大，是二逆也；著痹不移，䐃肉破，身热，脉偏绝，是三逆也；淫而夺形，身热，色夭然白，乃后下血衃，血衃笃重，是谓四逆也；寒热夺形，脉坚搏，是谓五逆也。

动输第六十二

本篇从“经脉十二，而手太阴、足少阴、阳明，独动不休”切入讨论，故名“动输”。

二级条文

【**提要**】清气入肺，其行以息往来主宰生命节律的意义。

胃为五脏六腑之海，其清气上注于肺，肺气从太阴而行之，其行也，以息往来，故人一呼，脉再动，一吸脉亦再动，呼吸不已，故动而不止。

三级条文

【提要】卒逢风寒而手足懈惰的病机。

黄帝曰：营卫之行也，上下相贯，如环之无端，今有其卒然遇邪气，及逢大寒，手足懈惰，其脉阴阳之道，相输之会，行相失也，气何由还？岐伯曰：夫四末阴阳之会者，此气之大络也；四街者，气之径路也。故络绝则径通，四末解则气从合，相输如环。黄帝曰：善。此所谓如环无端，莫知其纪，终而复始，此之谓也。

五味论第六十三

本篇主要讨论五味各有所走，五味偏嗜、太过所导致的病理变化，以及因此引起的各种病证，故名“五味”。

三级条文

【提要】过食五味伤五脏的缘由。

黄帝问于少俞曰：五味入于口也，各有所走，各有所病。酸走筋，多食之令人癃；咸走血，多食之令人渴；辛走气，多食之令人洞心；苦走骨，多食之令人变呕；甘走肉，多食之令人悗心。

阴阳二十五人第六十四

本篇根据阴阳五行学说，将人体禀赋的不同体质归纳为木、火、土、金、水五种类型，每一类型，又以五音的阴阳属性及左右上下等各分出五类，合为二十五种，故名“阴阳二十五人”。

三级条文

【提要】天、地、人不离五行。

黄帝曰：余闻阴阳之人何如？伯高曰：天地之间，六合之内，不离于五，人亦应之。

【提要】五行之人的特点。

木形之人，比于上角，似于苍帝。其为人苍色，小头长面，大肩背，直身，小手足，有才，好劳心，少力，多忧劳于事。能春夏不能秋冬，秋冬感而病生。

火形之人，比于上徵，似于赤帝。其为人赤色，广朋，锐面小头，好肩背髀腹，小手足，行安地，疾心，行摇，肩背肉满，有气轻财，少信多虑，见事明，好颜，急心，不寿暴死。能春夏不能秋冬，秋冬感而病生。

土形之人，比于上宫，似于上古黄帝。其为人黄色，圆面大头，美肩背，大腹，美股胫，小手足，多肉，上下相称，行安地，举足浮。安心，好利人，不喜权势，善附人也。能秋冬不能春夏，春夏感而病生。

金形之人，比于上商，似于白帝。其为人方面，白色，小头，小肩背，小腹，小手足，如骨发踵外，骨轻，身清廉，急心，静悍，善为吏。能秋冬不能春夏，春夏感而病生。

水形之人，比于上羽，似于黑帝。其为人黑色，面不平大头，廉颐，小肩，大腹，动手足，发行摇身，下尻长，背延延然，不敬畏，善欺绐人，戮死。能秋冬不能春夏，春夏感而病生。

【提要】毛发反映人体气血盛衰。

黄帝曰：夫子之言，脉之上下，血气之候，以知形气奈何？岐伯曰：足阳明之上，血气盛则髯美长；血少气多则髯短；故气少血多则髯少；血气皆少则无髯，两吻多画。足阳明之下，血气盛则下毛美长至胸；血多气少则下毛美短至脐，行则善高举足，足指少肉，足善寒；血少气多则肉而善瘃；血气皆少则无毛，有则稀枯悴，善痿厥足痹。

传世警言

天地之间，六合之内，不离于五，人亦应之。

五音五味第六十五

本篇以角、徵、宫、商、羽的部位和分区切入讨论，论述了五味调养五脏的方法，故名“五音五味”。

二级条文

【提要】三阴三阳之气血盛衰不同。

夫人之常数，太阳常多血少气，少阳常多气少血，阳明常多血多气，厥阴常多气少血，少阴常多血少气，太阴常多血少气，此天之常数也。

三级条文

【提要】妇人无须的生理基础。

黄帝曰：妇人无须者，无血气乎？岐伯曰：冲脉、任脉皆起于胞中，上循背里，为经络之海。其浮而外者，循腹上行，会于咽喉，别而络唇口。血气盛则充肤热肉，血独盛者澹渗皮肤，生毫毛。今妇人之生，有余于气，不足于血，以其数脱血也，冲任之脉不荣口唇，故须不生焉。

百病始生第六十六

本篇主要讨论外感内伤等各种因素所致的疾病，故名“百病始生”。

二级条文

【提要】病因分类——或起于阴，或起于阳。

黄帝问于岐伯曰：夫百病之始生也，皆生于风雨寒暑，清湿喜怒。喜怒不节则伤脏，风雨则伤上，清湿则伤下。三部之气，所伤异类，愿闻其会。岐伯曰：三部之气各不同，或起于阴，或起于阳，请言其方。喜怒不节则伤脏，脏伤则病起于阴也；清湿袭虚则病起于下；风雨袭虚则病起于上，是谓三部。至于其淫泆，不可胜数。

【提要】两虚相得。

黄帝曰：余固不能数，故问先师，愿卒闻其道，岐伯曰：风雨寒热不得虚，邪不能独伤人。卒然逢疾风暴雨而不病者，盖无虚，故邪不能独伤人。此必因虚邪之风，与其身形，两虚相得，乃客其形。两实相逢，众人肉坚，其中于虚邪也，因于天时，与其身形，参以虚实，大病乃成。气有定舍，因处为名，上下中外，分为三员。

【提要】积与厥的病机。

黄帝曰：积之始生，至其已成奈何？岐伯曰：积之始生，得寒乃生，厥乃成积也。

三级条文

【提要】肠道积成的病机

卒然多食饮则肠满，起居不节、用力过度则络脉伤，阳络伤则血外溢，血外溢则衄血；阴络伤则血内溢，血内溢则后血。肠胃之络伤，则血溢于肠外，肠外有寒汁沫与血相抟，则并合凝聚不得散而积成矣。

重点字词

两虚相得：表里两经同时受邪。

行针第六十七

本篇以九针行气六种情况切入讨论，故名“行针”。

二级条文

【提要】针刺得气的原因。

黄帝曰：其气与针相逢奈何？岐伯曰：阴阳和调，而血气淖泽滑利，故针入而气出，疾而相逢也。

三级条文

【提要】了解六种行针情况。

黄帝问于岐伯曰：余闻九针于夫子，而行之于百姓，百姓之血气各不同形，或神动而气先针行，或气与针相逢，或针已出气独行，或数刺乃知，或发针而气逆，或数刺病益剧。凡此六者，各不同形，愿闻其方。

上膈第六十八

本篇以食饮“上膈”与“下膈”的状况切入讨论，故名“上膈”。

三级条文

【提要】上膈与下膈的病机。

黄帝曰：气为上膈者，食饮入而还出，余已知之矣。虫为下膈，下膈者，食晬时乃出，余未得其意，愿卒闻之。岐伯曰：喜怒不适，食饮不节，寒温不时，则寒汁流于肠中，流于肠中则虫寒，虫寒则积聚，守于下管，则肠胃充郭，卫气不营，邪气居之。人食则虫上食，虫上食则下管虚，下管虚则邪气胜之，积聚以留，留则痈成，痈成则下管约。其痈在管内者，即而痛深，其痈在外者，则痈外而痛浮，痈上皮热。

忧恚无言第六十九

“忧恚”，即忧恨忿怒。“无言”，即失音证。本篇以“人之卒然忧恚，而言无音者”切入讨论，故名“忧恚无言”。

三级条文

【提要】卒然忧恚不能言的病机及治疗。

黄帝问于少师曰：人之卒然忧恚而言无音者，何道之塞，何气出行，使音不彰？愿闻其方。少师答曰：咽喉者，水谷之道也。喉咙者，气之所以上下者也。会厌者，声音之户也。口唇者，声音之扇也。舌者，声音之机也。悬雍垂者，声音之关者。颃颡者，分气之所泄也。横骨者，神气所使，主发舌者也。故人之鼻洞涕出不收者，颃颡不开，分气失也。是故厌小而疾薄，则发气疾，其开阖利，其出气易；其厌大而厚，则开阖难，其气出迟，故重言也。人卒然无音者，寒气客于厌，则厌不能发，发不能下，至其开阖不利，故无音。

黄帝曰：刺之奈何？岐伯曰：足之少阴上系于舌，络于横骨，终于会厌。两泻其血脉，浊气乃辟。会厌之脉，上络任脉，取之天突，其厌乃发也。

寒热第七十

本篇以“寒热瘰疬在于颈腋者”切入讨论，故名“寒热”。

三级条文

【提要】颈腋部鼠瘘治疗。

黄帝问于岐伯曰：寒热瘰疬在于颈腋者，皆何气使生？岐伯曰：此皆鼠瘘寒热之毒气也，留于脉而不去者也。

黄帝曰：去之奈何？岐伯曰：鼠瘘之本皆在于脏，其末上出于颈腋之间。其浮于脉中，而未内着于肌肉，而外为脓血者，易去也。

黄帝曰：去之奈何？岐伯曰：请从其本引其末，可使衰去而绝其寒热。审按其道以予之，徐往徐来以去之。其小如麦者，一刺知，三刺而已。

邪客第七十一

本篇以“夫邪气之客人也”引入讨论，故名“邪客”。同时讨论人与天合、持针之道、八虚之理。

二级条文

【提要】持针之道。

岐伯曰：持针之道，欲端以正，安以静，先知虚实，而行疾徐，左手执骨，右手循之，无与肉果，泻欲端以正，补必闭肤，辅针导气，邪得淫泆，真气得居。

【提要】“凡此八虚者，皆机关之室”导致拘挛的缘由。

黄帝问于岐伯曰：人有八虚，各何以候？岐伯答曰：以候五脏。黄帝曰：候之奈何？岐伯曰：肺心有邪，其气留于两肘；肝有邪，其气流于两腋；脾有邪，其气留于两髀；肾有邪，其气留于两腘。凡此八虚者，皆机关之室，真气之所过，血络之所游。邪气恶血固不得住留。住留则伤筋络骨节，机关不得屈伸，故病挛也。

三级条文

【提要】形体官窍与天地相应。

天圆地方，人头圆、足方以应之；天有日月，人有两目；地有九州，人有九窍；天有风雨，人有喜怒；天有雷电，人有音声；天有四时，人有四肢；天有五音，人有五脏；天有六律，人有六腑；天有冬夏，人有寒热；天有十日，人有手十指；辰有十二，人有足十指、茎垂以应之，女子不足二节，以抱人形；天有阴阳，人有夫妻；岁有三百六十五日，人有三百六十五节；地有高山，人有肩膝；地有深谷，人有腋腘；地有十二经水，人有十二经脉；地有泉脉，人有卫气；地有草蓂，人有毫毛；天有昼夜，人有卧起；天有列星，人有牙齿；地有小山，人有小节；地有山石，人有高骨；地有林木，人有募筋；地有聚邑，人有䐃肉；岁有十二月，人有十二节；地有四时不生草，人有无子。此人与天地相应者也。

传世警言

持针之道，欲端以正，安以静。

通天第七十二

本篇讨论人与天应，五态之人的气血状况，故名“通天”。

二级条文

【**提要**】人与天应不离于五。

天地之间，六合之内，不离于五，人亦应之……盖有太阴之人，少阴之人，太阳之人，少阳之人，阴阳和平之人。凡五人者，其态不同，其筋骨气血各不等。

【**提要**】阴阳平和之人的状态。

阴阳和平之人，居处安静，无为惧惧，无为欣欣，婉然从物，或与不争，与时变化，尊则谦谦，谭而不治，是谓至治。

传世警言

天地之间，六合之内，不离于五，人亦应之。

官能第七十三

“官能”，即官吏的职守，本篇主要讨论九针“请正其道，令可久传后世无患”，故名“官能”。

三级条文

【**提要**】用针之服必有法焉。

用针之服，必有法则，上视天光，下司八正，以辟奇邪，而观百姓，审于虚实，无犯其邪。是得天之露，遇岁之虚，救而不胜，反受其殃。故曰：必知天忌，乃言针意。

【**提要**】医者通古验今洞察人体机妙。

法于往古，验于来今，观于窈冥，通于无穷，粗之所不见，良工之所贵。莫知其形，若神仿佛。

【提要】各得其人，任之其能。

雷公问于黄帝曰：《针论》曰：得其人乃传，非其人勿言。何以知其可传？黄帝曰：各得其人，任之其能，故能明其事。

传世警言

用针之服，必有法则。

论疾诊尺第七十四

本篇以诊尺肤脉讨论疾病，故名“论疾诊尺”。

三级条文

【提要】女子妊娠脉象。

女子手少阴脉动甚者，妊子。

【提要】阴阳病机。

四时之变，寒暑之胜，重阴必阳，重阳必阴。故阴主寒，阳主热；故寒甚则热，热甚则寒；故曰寒生热，热生寒。此阴阳之变也。

【提要】伏气发病。

冬伤于寒，春生瘅热；春伤于风，夏生飧泄肠澼；夏伤于暑，秋生痎疟；秋伤于湿，冬生咳嗽。是谓四时之序也。

刺节真邪第七十五

“刺节”，即刺法理论中的针刺五节，分别为振埃、发蒙、去爪、彻衣、解惑；“真”，即真气；“邪”，即邪气，是四时不正之气，故名“刺节真邪”。

三级条文

【提要】官针用法。

黄帝曰：官针奈何？岐伯曰：刺痈者用铍针，刺大者用锋针，刺小者用圆利针，刺热者用镵针，刺寒者用毫针也。

【提要】解结的定义。

请言解论，与天地相应，与四时相副，人参天地，故可为解。下有渐洳，上生苇蒲，此所以知形气之多少也。阴阳者，寒暑也，热则滋雨而在上，根荄少汁。人气在外，皮肤

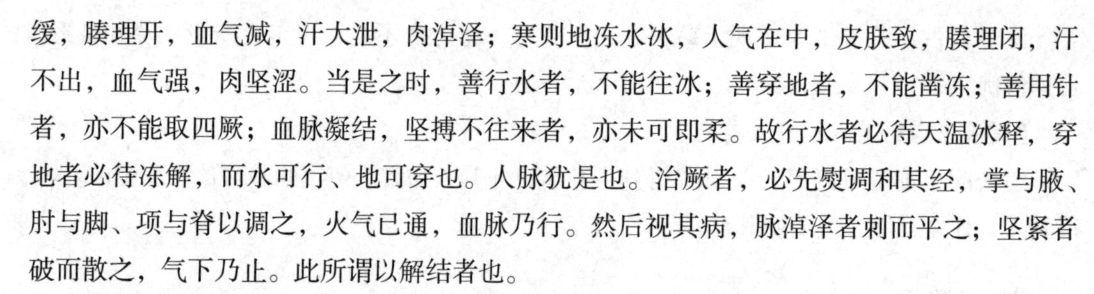
缓，腠理开，血气减，汗大泄，肉淖泽；寒则地冻水冰，人气在中，皮肤致，腠理闭，汗不出，血气强，肉坚涩。当是之时，善行水者，不能往冰；善穿地者，不能凿冻；善用针者，亦不能取四厥；血脉凝结，坚搏不往来者，亦未可即柔。故行水者必待天温冰释，穿地者必待冻解，而水可行、地可穿也。人脉犹是也。治厥者，必先熨调和其经，掌与腋、肘与脚、项与脊以调之，火气已通，血脉乃行。然后视其病，脉淖泽者刺而平之；坚紧者破而散之，气下乃止。此所谓以解结者也。

【提要】用针之类，在于调气。

用针之类，在于调气。气积于胃，以通营卫，各行其道。宗气留于海，其下者注于气街，其上者走于息道。故厥在于足，宗气不下，脉中之血凝而留止，弗之火调，弗能取之。

【提要】用针必先察经络实虚。

用针者，必先察其经络之实虚，切而循之，按而弹之，视其应动者，乃后取之而下之。六经调者，谓之不病，虽病，谓之自已也。一经上实下虚而不通者，此必有横络盛加于大经，令之不通，视而泻之，此所谓解结也。

传世警言

故行水者必待天温冰释，穿地者必待冻解，而水可行、地可穿也。人脉犹是也。

卫气行第七十六

本篇主要讨论卫气在一日中的昼夜运行规律，以及出入阴阳的具体位置，故名“卫气行”。

三级条文

【提要】卫气循行规律。

黄帝问于岐伯曰：愿闻卫气之行，出入之合，何如？岐伯曰：岁有十二月，日有十二辰，子午为经，卯酉为纬，天周二十八宿，而一面七星，四七二十八星，房昴为纬，虚张为经。是故房至毕为阳，昴至心为阴，阳主昼，阴主夜。故卫气之行，一日一夜五十周于身，昼日行于阳二十五周，夜行于阴二十五周，周于五脏。

【提要】卫气平旦阳气出于目，阴气入于肾的运行规律。

是故平旦阴尽，阳气出于目，目张则气上行于头，循项下足太阳，循背下至小指之端。其散者，别于目锐眦，下手太阳，下至手小指之端外侧。其散者，别于目锐眦，下足少阳，注小指次指之间。其散者，循手少阳之分侧，下至小指次指之间。别者，以上至耳前，合于颔脉，注足阳明，以下行至跗上，入五指之间。其散者，从耳下下手阳明，入大指之间，入掌中。其至于足也，入足心，出内踝下，行阴分，复合于目，故为一周。

九宫八风第七十七

本篇主要讨论八宫合中央招摇宫，共九宫，以及太一巡八宫定八风顺序，故名“九宫八风”。

三级条文

【提要】太一在九宫游走的原理。

太一常以冬至之日，居叶蛰之宫四十六日，明日居天留四十六日，明日居仓门四十六日，明日居阴洛四十五日，明日居天宫四十六日，明日居玄委四十六日，明日居仓果四十六日，明日居新洛四十五日，明日复居叶蛰之宫，曰冬至矣。

太一日游，以冬至之日，居叶蛰之宫，数所在，日从一处至九日复返于一，常如是无已，终而复始。

是故太一入徙，立于中宫，乃朝八风，以占吉凶也。

九针论第七十八

本篇主要讨论九针命名缘由，故名“九针论”。同时讨论五脏相关问题与六经气血。

一级条文

【提要】五劳概念。

五劳：久视伤血，久卧伤气，久坐伤肉，久立伤骨，久行伤筋，此五久劳所病也。

二级条文

【提要】五味、五并、五恶、五液、五走、五裁、五发、五邪、五藏、五主。

五味：酸入肝，辛入肺，苦入心，甘入脾，咸入肾，淡入胃，是谓五味。

五并：精气并肝则忧，并心则喜，并肺则悲，并肾则恐，并脾则畏，是谓五精之气，并于脏也。

五恶：肝恶风，心恶热，肺恶寒，肾恶燥，脾恶湿，此五脏气所恶也。

五液：心主汗，肝主泣，肺主涕，肾主唾，脾主涎，此五液所出也。

五走：酸走筋，辛走气，苦走血，咸走骨，甘走肉，是谓五走也。

五裁：病在筋无食酸，病在气无食辛，病在骨无食咸，病在血无食苦，病在肉无食甘。口嗜而欲食之，不可多也，必自裁也，命曰五裁。

五发：阴病发于骨，阳病发于血，以味发于气，阳病发于冬，阴病发于夏。

五邪：邪入于阳则为狂，邪入于阴则为血痹，邪入于阳抟则为癫疾，邪入于阴抟则为喑，阳之于阴病为静；阴出之于阳病喜怒。

五藏：心藏神，肺藏魄，肝藏魂，脾藏意，肾藏精志也。

五主：心主脉，肺主皮，肝主筋，脾主肌，肾主骨。

【提要】手足阴阳互为表里的经脉。

足阳明太阴为里表，少阳厥阴为表里，太阳少阴为表里，是谓足之阴阳也；手阳明太阴为表里，少阳心主为表里，太阳少阴为表里，是谓手之阴阳也。

三级条文

【提要】天地之大数与针应九之数的含义。

黄帝曰：以针应九之数奈何？岐伯曰：夫圣人之起天地之数也，一而九之，故以立九野；九而九之，九九八十一，以起黄钟数焉，以针应数也。

一者天也。天者阳也。五脏之应天者肺，肺者，五脏六腑之盖也，皮者肺之合也，人之阳也。故为之治针，必以大其头而锐其末，令无得深入而阳气出。

二者地也，地者土也，人之所以应土者肉也。故为之治针，必筩其身而圆其末，令无得伤肉分，伤则气竭。

三者人也，人之所以成生者血脉也。故为之治针，必大其身而员其末，令可以按脉勿陷，以致其气，令邪气独出。

四者时也。时者四时八风之客于经络之中，为瘤病者也。故为之治针，必筩其身而锋其末，令可以泻热出血，而痼病竭。

五者音也。音者冬夏之分，分于子午，阴与阳别，寒与热争，两气相抟，合为痈脓者也。故为之治针，必令其末如剑锋，可以取大脓。

六者律也。律者调阴阳四时而合十二经脉，虚邪客于经络而为暴痹者也。故为之治针，必令尖如氂，且圆其锐，中身微大，以取暴气。

七者星也。星者人之七窍，邪之所客于经，舍于络，而为痛痹者也。故为之治针，令尖如蚊虻喙，静以徐往，微以久留，正气因之，真邪俱往，出针而养者也。

八者风也。风者人之股肱八节也，八正之虚风伤人，内舍于骨解腰脊节腠理之间，为深痹也。故为之治针，必薄其身，锋其末，可以取深邪远痹。

九者野也。野者人之节解皮肤之间也，淫邪流溢于身，如风水之状，而溜不能过于机关大节者也。故为之治针，令尖如挺，其锋微圆，以取大气之不能过于关节者也。

【提要】九针大小长短法。

黄帝曰：针之长短有数乎？岐伯曰：一曰镵针者，取法于布针，去末寸半卒锐之，长一寸六分，主热在头身也。二曰圆针，取法于絮针，筩其身而卵其锋，长一寸六分，主治分间气。三曰鍉针，取法于黍粟之锐，长三寸半，主按脉取气，令邪出。四曰锋针，取法于絮针，筩其身，锋其末，长一寸六分，主痈热出血。五曰铍针，取法于剑锋，广二分半，长四寸，主大痈脓，两热争者也。六曰圆利针，取法于氂针，微大其末，反小其身，令可深内也，长一寸六分，主取痈痹者也。七曰毫针，取法于毫毛，长一寸六分，主寒热痛痹在络者也。八曰长针，取法于綦针，长七寸，主取深邪远痹者也。九曰大针，取法于锋针，其锋微圆，长四寸，主取大气不出关节者也。针形毕矣，此九针大小长短法也。

岁露论第七十九

本篇主要论讨了天文气象变化对人体生理、病理产生的影响，故名“岁露论”。

一级条文

【提要】人与天地相参与日月相应。

人与天地相参也，与日月相应也。

二级条文

【提要】年月时三虚与三实对发病的影响。

黄帝曰：愿闻三虚。少师曰：乘年之衰，逢月之空，失时之和，因为贼风所伤，是谓三虚。故论不知三虚，工反为粗。帝曰：愿闻三实。少师曰：逢年之盛，遇月之满，得时之和，虽有贼风邪气，不能危之也。

大惑论第八十

本篇主要论述善忘、善饥、不得卧、多卧、不得视等精神迷惑的缘由，故名“大惑论”。

一级条文

【提要】五轮学说。

岐伯对曰：五脏六腑之精气，皆上注于目而为之精。精之窠为眼，骨之精为瞳子，筋之精为黑眼，血之精为络，其窠气之精为白眼，肌肉之精为约束，裹撷筋、骨、血、气之精，而与脉并为系。上属于脑，后出于项中。

目者，五脏六腑之精也，营卫魂魄之所常营也，神气之所生也。故神劳则魂魄散，志意乱，是故瞳子、黑眼法于阴，白眼、赤脉法于阳也。故阴阳合传而精明也。目者，心之使也。心者，神之舍也。故神分精乱而不转，卒然见非常处，精神魂魄散不相得，故曰惑也。

二级条文

【提要】善忘的病机。

人之善忘者，何气使然？岐伯曰：上气不足，下气有余，肠胃实而心肺虚，虚则营卫留于下，久之不以时上，故善忘也。

【提要】善饥而不嗜食的病机。

人之善饥而不嗜食者，何气使然？岐伯曰：精气并于脾，热气留于胃，胃热则消谷，谷消故善饥；胃气逆上，则胃脘塞，故不嗜食也。

【提要】失眠的病机。

病而不得卧者，何气使然？岐伯曰：卫气不得入于阴，常留于阳，留于阳则阳气满，阳气满则阳跻盛，不得入于阴则阴气虚，故目不瞑矣。

【提要】目闭不可视的病机。

病目而不得视者，何气使然？岐伯曰：卫气留于阴，不得行于阳，留于阴则阴气盛，阴气盛则阴跻满，不得入于阳则阳气虚，故目闭也。

【提要】多卧、少瞑的病机。

人之多卧者，何气使然？岐伯曰：此人肠胃大而皮肤涩，而分肉不解焉。肠胃大则卫气留久，皮肤涩则分肉不解，其行迟。夫卫气者，昼日常行于阳，夜行于阴，故阳气尽则卧，阴气尽则寤。故肠胃大，则卫气行留久；皮肤湿，分肉不解，则行迟。留于阴也久，其气不精，则欲瞑，故多卧矣。其肠胃小，皮肤滑以缓，分肉解利，卫气之留于阳也久，故少瞑焉。

【提要】卒然多卧的病机。

其非常经也，卒然多卧者，何气使然？岐伯曰：邪气留于上膲，上膲闭而不通，已食若饮汤，卫气留久于阴而不行，故卒然多卧焉。

传世警言

阳气尽则卧，阴气尽则寤。

痈疽第八十一

本篇主要讨论痈和疽的成因、表现、治疗及预后等，故名“痈疽”。

一级条文

【提要】上焦功能。

肠胃受谷，上焦出气，以温分肉，而养骨节，通腠理。

【提要】中焦功能及血的生成、运行。

中焦出气如露，上注谿谷，而渗孙脉，津液和调，变化而赤为血，血和则孙脉先满溢，乃注于络脉，络脉皆盈，乃注于经脉。阴阳已张，因息乃行，行有经纪，周有道理，与天合同，不得休止。

二级条文

【**提要**】痈疽鉴别。

黄帝曰：夫子言痈疽，何以别之？岐伯曰：营卫稽留于经脉之中，则血泣而不行，不行则卫气从之而不通，壅遏而不得行，故热。大热不止，热胜则肉腐，肉腐则为脓，然不能陷于骨髓，骨髓不为焦枯，五脏不为伤，故命曰痈。

黄帝曰：何谓疽？岐伯曰：热气淳盛，下陷肌肤，筋髓枯，内连五脏，血气竭，当其痈下，筋骨良肉皆无余，故命曰疽。疽者，上之皮夭以坚，上如牛领之皮。痈者，其皮上薄以泽。此其候也。

三级条文

【**提要**】经脉留行不止。

经脉留行不止，与天同度，与地合纪。

传世警言

热胜则肉腐，肉腐则为脓。

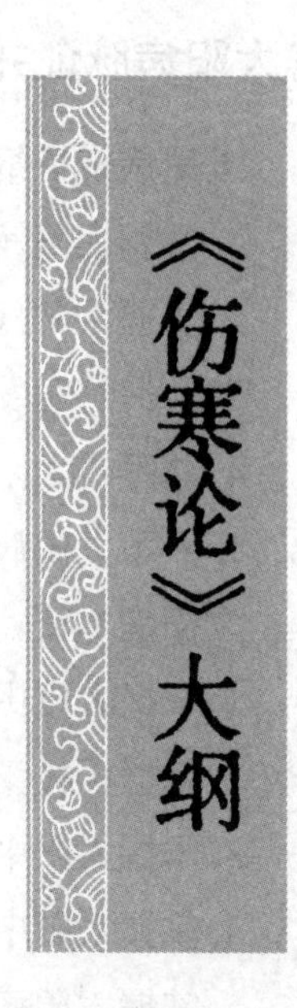
《伤寒论》大纲

辨太阳病脉证并治

太阳病辨证纲要

1. 掌握太阳病脉证提纲 1（所附号码是《伤寒论》的条文号，下同）。

2. 掌握太阳病的分类提纲 2、3、6。

3. 掌握辨病发于阴与发于阳 7。

4. 熟悉辨太阳病的传变与否 4、5、8、10。

5. 熟悉太阳病的欲解时 9。

太阳病本证

1. 掌握太阳中风证的因机证治 12。

2. 掌握桂枝汤的应用与杂病营卫不和 53、54。

3. 掌握太阳中风兼经气不利的证治 14。

4. 掌握太阳中风兼肺气不利（喘）的证治 43、18。

5. 掌握太阳病过汗，致阳虚漏汗的证治 20。

6. 掌握太阳病误下，致胸阳受损的证治 21、22。

7. 掌握发汗后，因气营不足而致身疼痛的证治 62。

8. 掌握太阳伤寒的证治 35。

9. 掌握太阳伤寒兼经输不利的证治 31。

10. 掌握太阳阳明合病，表证兼呕吐、下利的证治 32、33。

11. 掌握太阳伤寒兼内有阳郁的证治 38。

12. 掌握太阳伤寒兼内有水饮的证治 40。

13. 掌握太阳病日久不愈的转归，表郁轻证的因机证治 23。

14. 掌握服桂枝汤大汗出后的两种转归及其相应治法 25。

15. 掌握表郁内热轻证的证治 27。

16. 掌握太阳病蓄水证的证治 71。

17. 掌握太阳病蓄血轻证的证治 106。

18. 掌握太阳病蓄血重证的证治 124。

19. 熟悉桂枝汤在太阳病中的运用 13、95、24、42、44、45、15、57。

20. 熟悉桂枝汤的禁例 16、17、19。

21. 熟悉麻黄汤在外感病中的运用 51、37、36、46。

22. 熟悉麻黄汤的禁例 83、84、85、86、87、88、89、49、50。

23. 熟悉麻黄汤兼证 39、41。

24. 熟悉水蓄下焦与水停中焦 72、74、73、127。

25. 熟悉论太阳蓄血证 125、126。

26. 了解麻黄汤的灵活应用及太阳伤寒证 52、47、55。
27. 了解太阳病发汗不畅 48。
28. 了解水饮至痞的证治 156。

太阳病变证

1. 掌握变证的治则、辨证要点 16、11、91。
2. 掌握热扰胸膈的证治 76。
3. 掌握邪热壅肺的证治 63、162。
4. 掌握热利兼表的证治 34。
5. 掌握心阳虚而致心悸的证治 64。
6. 掌握心阳虚而致烦躁的证治 118。
7. 掌握心阳虚而致惊狂的证治 112。
8. 掌握心阳虚奔豚的证治 117、65。
9. 掌握脾虚水停的证治 67。
10. 掌握水气内停，太阳经气不利的证治 28。
11. 掌握脾虚痰阻气滞腹胀的证治 66。
12. 掌握里虚外感伤寒的证治 102。
13. 掌握脾虚下利兼表不解的证治 163。
14. 掌握肾阳虚烦躁的证治 61。
15. 掌握肾阳虚弱，水气泛滥的证治 82。
16. 掌握心阴阳两虚证的证治 177。
17. 掌握大结胸的证治 135。
18. 掌握热实结胸，病位偏上的证治 131。
19. 掌握小结胸病的证治 138。
20. 掌握热痞的证治 154。
21. 掌握寒热错杂痞的证治 149、157、158。
22. 掌握胃虚痰阻气逆的证治 161。
23. 掌握上热下寒，腹痛欲呕吐的证治 173。
24. 熟悉辨明表里虚实 60、90、92。
25. 熟悉热扰胸膈的证治 77、78。
26. 熟悉热扰胸膈兼腹满的证治 79。
27. 熟悉热扰胸膈兼中寒的证治 80。
28. 熟悉阴阳两虚的证治 69。
29. 熟悉阴阳两虚误汗后，随证治之 29。
30. 熟悉结胸辨证 128、131。

31. 熟悉大结胸辨证 134、136、137。
32. 熟悉实结胸的证治 141。
33. 熟悉脏结辨证 129。
34. 熟悉痞证成因及其证候特点 151。
35. 熟悉热痞辨证 164、155。
36. 熟悉痞证类似证 156、159。
37. 熟悉欲愈候 58、59。
38. 了解发汗所致胃中虚冷 120、122。
39. 了解辨虚证实证 70。
40. 了解重发汗所致变证 75。
41. 了解根据小便清否辨别表里证 56。
42. 了解栀子豉汤类方禁例 81。
43. 了解汗后阴阳两虚的证治 68。
44. 了解结脉、代脉 178。
45. 了解辨结胸证治疗禁忌、预后 132、133。
46. 了解脏结证 130、167。
47. 了解辨火邪致病 110、111、113、114、115、116。
48. 了解先下而不愈与未解，脉阴阳俱停 93、94。

太阳病类似证

1. 熟悉饮停胸胁的证治 152。
2. 了解胸中痰实阻滞的证治 166。

辨阳明病脉证并治

阳明病辨证纲要

1. 掌握阳明病提纲 180。
2. 掌握阳明病的脉证 182、186。
3. 熟悉阳明病的病因病机 179、181、185、188、183、184。
4. 熟悉阳明病的欲解时 193。

阳明病本证

1. 掌握阳明病白虎汤证的证治 219。
2. 掌握阳明病白虎加人参汤证的证治 26、168。
3. 掌握阳明热盛阴伤，水气不利的证治 223。
4. 掌握调胃承气汤证的证治 248。
5. 掌握阳明病小承气汤证的证治 213。

6. 掌握阳明病大承气汤证的证治 238。
7. 掌握脾约证的证治 247。
8. 掌握阳明病小柴胡汤的证治 230。
9. 掌握下法辨证 208。
10. 掌握中寒欲呕的证治 243。
11. 熟悉阳明病栀子豉汤证的证治 221、228。
12. 熟悉阳明病白虎汤证的证治 176。
13. 熟悉阳明病白虎加人参汤证的证治 169、170、222。
14. 熟悉猪苓汤证的禁例 224。
15. 熟悉调胃承气汤证的证治 207、249。
16. 熟悉小承气汤证的证治 250。
17. 熟悉大承气汤证的证治 239、215、242、255。
18. 熟悉阳明三急下证 252、253、254。
19. 熟悉外导法 233。
20. 熟悉下法辨证 209。
21. 熟悉下法禁例 204、205、206、189、194。
22. 熟悉辨阳明中风、中寒 190、191、226。
23. 了解阳明热证 268。
24. 了解阳明实证 214、241、212。
25. 了解阳明与他经合病、并病证治 217、220、256。
26. 了解脾约证 245、246。
27. 了解下法辨证 251、203。
28. 了解阳明正虚无汗身痒证 196。
29. 了解阳明中寒、饮邪上逆证 197。

阳明病变证

1. 掌握湿热发黄证的证治 236、260、199、261、262。
2. 熟悉寒湿发黄证 195。
3. 熟悉阳明衄血证 202、227。
4. 熟悉阳明下血证 216。
5. 熟悉阳明蓄血证 237。
6. 了解被火发黄证 200。
7. 了解阳明蓄血证 257、258。

阳明病预后

了解阳明病预后 210、211。

辨少阳病脉证并治

少阳病辨证纲要

1. 掌握少阳病提纲 263。

2. 熟悉少阳病治疗禁忌 264、265。

3. 熟悉少阳病欲解时 272。

少阳病本证

1. 掌握少阳病的证治 96。

2. 掌握少阳病小柴胡汤的运用 101、100。

3. 熟悉少阳病的证治要点 97、266。

4. 熟悉少阳病伤寒四五日小柴胡汤的运用 99。

5. 了解辨阳微结证与纯阴结证 148。

6. 了解表病里虚误下后的变证 98。

少阳病兼变证

1. 掌握少阳兼太阳表证的证治 146。

2. 掌握少阳病兼阳明里实的证治 103、165。

3. 掌握阳病兼水饮内结的证治 147。

4. 掌握邪气弥漫少阳，烦惊谵语的证治 107。

5. 掌握少阳郁热内迫阳明的证治 172。

6. 熟悉少阳病变证治则 267。

7. 熟悉少阳病兼阳明里实误下后的证治 104。

8. 熟悉附：热入血室证 143、144、145。

9. 了解太阳少阳并病的证治 142、171、150。

少阳病传变与预后

了解少阳病的传变与预后 269、270、271。

辨太阴病脉证并治

太阴病辨证纲要

1. 掌握太阴病提纲 273。

2. 熟悉太阴病的欲解时 275。

太阴病本证

掌握太阴病的治则 277。

太阴病兼变证

1. 掌握太阴腹痛证的证治 279。

2. 熟悉太阴兼表证的证治 276。

3. 熟悉太阴病发黄证 259。

4. 了解太阴脾虚，慎用酸苦之药 280。

太阴病预后

熟悉辨太阴病转归 274、278、187。

辨少阴病脉证并治

少阴病辨证纲要

1. 掌握少阴病辨证纲要 281。

2. 熟悉少阴病欲解时 291。

3. 了解少阴病治疗禁忌 285、286。

少阴病本证

1. 掌握少阴病寒化证辨证要点 282。

2. 掌握少阴病阳衰阴盛证的证治 323。

3. 掌握少阴病阴盛格阳证的证治 317。

4. 掌握少阴病阳虚水泛证的证治 316。

5. 掌握少阴病阳虚寒湿身痛的证治 304、305。

6. 掌握少阴病虚寒下利，便脓血，滑脱失禁的证治 306、307。

7. 掌握少阴病阴虚火旺的证治 303。

8. 掌握少阴病阴虚内热，水热互结的证治 319。

9. 掌握少阴病阳郁致厥的证治 318。

10. 熟悉少阴病阴盛戴阳证的证治 314、315。

11. 熟悉阳虚阴盛，浊阴犯胃的证治 309。

12. 了解少阴病寒化证 283、324。

13. 了解少阴病正虚气陷证 325。

少阴病兼变证

1. 掌握少阴病阳虚兼表证的证治 301。

2. 熟悉少阴病兼表证的证治 302。

3. 熟悉少阴病三急下证 320、321、322。

4. 了解少阴病热移膀胱的变证 293。

5. 了解少阴病伤津动血的变证 284、294。

咽痛证

1. 掌握少阴客热咽痛的证治 311。

2. 熟悉少阴阴虚，虚热上扰咽痛的证治 310。

3. 熟悉少阴病咽中生疮的证治 312。

4. 了解少阴客寒咽痛的证治 313。

少阴病预后

了解少阴病的预后 287、290、288、289、292、295、296、297、298、299、300。

辨厥阴病脉证并治

厥阴病辨证纲要

1. 掌握厥阴病辨证纲要 326。

2. 熟悉厥阴病的欲解时 328。

3. 熟悉上热下寒，正虚阳郁的证治 357。

厥阴病本证

1. 掌握辨脏厥与蛔厥，蛔厥的证治 338。

2. 掌握上热下寒，寒热格拒的证治 359。

3. 掌握厥阴寒证的证治 351、352、378。

4. 掌握厥阴热利的证治 371、373。

辨厥逆证

1. 掌握厥逆病机 337。

2. 掌握热厥的证治 350。

3. 熟悉热厥 335。

4. 熟悉阳虚寒厥 353、354。

5. 熟悉阳虚水停中焦致厥 356。

6. 了解热厥轻证 339。

7. 了解冷结膀胱关元而致厥 340。

8. 了解痰实阻滞于胸而致厥 355。

9. 了解虚寒厥证的治疗禁忌 330、347、349。

辨呕哕下利证

1. 掌握胆热内郁，胆逆犯胃呕逆 379。

2. 熟悉阳虚阴盛呕逆 377。

3. 熟悉痈脓致呕的治疗禁忌 376。

4. 熟悉燥屎内结下利的证治 374。

5. 熟悉下利愈后，热扰胸膈 375。

6. 熟悉阴盛格阳下利的证治 370。

7. 熟悉虚寒下利兼表证 364、372。

8. 了解哕证 380、381。

9. 了解下利辨证 358、365。

10. 了解虚寒下利的转归 360、361、363、366、367、368、369。

辨厥热胜复证

1. 熟悉根据厥、热时间长短判断预后 331、334、336、341、342。

2. 了解厥热胜复中出现除中证 332、333。

厥阴病预后

了解厥阴病的预后 327、329、343、344、345、346、348、362。

辨霍乱病脉证并治

霍乱病脉证

掌握霍乱病的脉证 382、383。

霍乱病证治

1. 掌握霍乱病表里寒热不同的证治 386。

2. 熟悉霍乱致阴盛亡阳的证治 388、389。

3. 熟悉霍乱亡阳脱液的证治 385。

4. 熟悉霍乱里和而表未解的证治 387。

5. 了解辨霍乱与伤寒下利异同 384。

6. 了解霍乱阳亡阴竭的证治 390。

7. 霍乱愈后的调养 391。

辨阴阳易差后劳复病脉证并治

阴阳易证

了解阴阳易的证治 392。

差后劳复证

1. 掌握大病新差劳复的证治 393。

2. 掌握病后虚寒喜唾的证治 396。

3. 掌握病后余热未清，津气两伤的证治 397。

4. 熟悉伤寒差后更发热的证治 394。

5. 熟悉伤寒差后腰以下有水气的证治 395。

6. 熟悉差后饮食调理 398。

《伤寒论》条文

《伤寒杂病论》是我国第一部理法方药完备的医学著作，它确立了六经辨证，揭示了外感热病的诊治规律，并可以指导中医临床实践。从《伤寒论》中可窥见中医六经辨证理论体系的原貌，它是弘扬医圣学术思想与传承经典思维的必读之作。

辨太阳病脉证并治

太阳病为外感热病的初期阶段，病性属阳属实，病位在表，以解表祛邪为主要治疗原则，对于太阳病的兼证应随证进行加减；对于太阳病变证则需要“观其脉证，知犯何逆，随证治之”，进行辨证施治。

太阳病辨证纲要

一级条文

【提要】太阳病提纲。

太阳之为病，脉浮，头项强痛而恶寒。（1）

【提要】太阳病的分类。

太阳病，发热，汗出，恶风，脉缓者，名为中风。（2）

太阳病，或已发热，或未发热，必恶寒，体痛，呕逆，脉阴阳俱紧者，名为伤寒。（3）

太阳病，发热而渴，不恶寒者为温病。若发汗已，身灼热者，名曰风温。风温为病，脉阴阳俱浮，自汗出，身重，多眠睡，鼻息必鼾，语言难出。若被下者，小便不利，直视失溲。若被火者，微发黄色，剧则如惊痫，时瘛疭，若火熏之。一逆尚引日，再逆促命期。（6）

【提要】辨病发于阴与发于阳。

病有发热恶寒者，发于阳也；无热恶寒者，发于阴也。发于阳，七日愈，发于阴，六日愈。以阳数七、阴数六故也。（7）

二级条文

【提要】辨太阳病传变与否。

伤寒一日，太阳受之，脉若静者，为不传；颇欲吐，若躁烦，脉数急者，为传也。（4）

伤寒二三日，阳明、少阳证不见者，为不传也。（5）

太阳病，头痛至七日以上自愈者，以行其经尽故也。若欲作再经者，针足阳明，使经

不传则愈。（8）

风家，表解而不了了者，十二日愈。（10）

【**提要**】太阳欲解时。

太阳病，欲解时，从巳至未上。（9）

重点字词

头项强（jiāng）痛：即头痛项强、拘紧不舒之意。

阴阳俱紧：寸、关、尺三部脉均见紧象。

从巳至未上：即巳、午、未这三个时辰，从上午九点到下午一点的时间段。

太阳病本证

一级条文

【**提要**】太阳中风证的因机证治。

太阳中风，阳浮而阴弱，阳浮者，热自发，阴弱者，汗自出，啬啬恶寒，淅淅恶风，翕翕发热，鼻鸣干呕者，桂枝汤主之。（12）

桂枝汤方：桂枝三两（去皮），芍药三两，甘草二两（炙），生姜三两（切），大枣十二枚（擘）。

上五味，㕮咀三味，以水七升，微火煮取三升，去滓，适寒温，服一升。服已须臾，啜热稀粥一升余，以助药力。温覆令一时许，遍身漐漐微似有汗者益佳，不可令如水流漓，病必不除。若一服汗出病差，停后服，不必尽剂。若不汗，更服依前法。又不汗，后服小促其间。半日许，令三服尽。若病重者，一日一夜服，周时观之。服一剂尽，病证犹在者，更作服。若汗不出，乃服至二、三剂。禁生冷、黏滑、肉面、五辛、酒酪、臭恶等物。

【**提要**】桂枝汤的应用与杂病营卫不和。

病常自汗出者，此为荣气和，荣气和者，外不谐，以卫气不共荣气谐和故尔。以荣行脉中，卫行脉外。复发其汗，荣卫和则愈。宜桂枝汤。（53）

病人脏无他病，时发热自汗出而不愈者，此卫气不和也，先其时发汗则愈，宜桂枝汤。（54）

【**提要**】太阳中风兼经气不利的证治。

太阳病，项背强几几，反汗出恶风者，桂枝加葛根汤主之。（14）

桂枝加葛根汤方：葛根四两，麻黄三两（去节），桂枝二两（去皮），生姜三两（切），甘草二两（炙），芍药二两，大枣十二枚（擘）。

上七味，以水一斗，先煮麻黄、葛根，减二升，去上沫，内诸药，煮取三升，去滓。温服一升，覆取微似汗，不须啜粥，余如桂枝法将息及禁忌。臣亿等谨按：仲景本论，太阳中风自汗用桂枝，伤寒无汗用麻黄，今证云汗出恶风，而方中有麻黄，恐非本意也。第三卷有葛根汤证，云无汗、恶风，正与此方同，是合用麻黄也。此云桂枝加葛根汤，恐是桂枝中但加葛根耳。

【提要】太阳中风兼肺气不利（喘）的证治。

太阳病，下之微喘者，表未解故也，桂枝加厚朴杏子汤主之。(43)

喘家，作桂枝汤，加厚朴杏子佳。(18)

桂枝加厚朴杏子汤方：

桂枝三两（去皮），甘草二两（炙），生姜三两（切），芍药三两，厚朴二两（炙，去皮），杏仁五十枚（去皮尖），大枣十二枚（擘）。

上七味，以水七升，微火煮取三升，去滓，温服一升。

【提要】太阳病过汗，致阳虚漏汗的证治。

太阳病，发汗，遂漏不止，其人恶风，小便难，四肢微急，难以屈伸者，桂枝加附子汤主之。(20)

桂枝加附子汤方：

桂枝三两（去皮），芍药三两，甘草三两（炙），生姜三两（切），大枣十二枚（擘），附子一枚（炮）。

上六味，以水七升，煮取三升，去滓，温服一升。

【提要】太阳病误下，致胸阳受损的证治。

太阳病，下之后，脉促胸满者，桂枝去芍药汤主之。(21)

桂枝去芍药汤方：

桂枝三两（去皮），甘草二两（炙），生姜三两（切），大枣十二枚（擘）。

上四味，以水七升，煮取三升，去滓，温服一升。

若微寒者，桂枝去芍药加附子汤主之。(22)

桂枝去芍药加附子汤方：

桂枝三两（去皮），甘草二两（炙），生姜三两（切），大枣十二枚（擘），附子一枚（炮，去皮，破八片）。

上五味，以水七升，煮取三升，去滓，温服一升。

【提要】发汗后，因气营不足而致身疼痛的证治。

发汗后，身疼痛，脉沉迟者，桂枝加芍药生姜各一两人参三两新加汤主之。(62)

桂枝加芍药生姜各一两人参三两新加汤方：

桂枝三两（去皮），芍药四两，甘草二两（炙），人参三两，大枣十二枚（擘），生姜四两。

上六味，以水一斗二升，煮取三升，去滓，温服一升。

【提要】论太阳伤寒的证治。

太阳病，头痛发热，身疼腰痛，骨节疼痛，恶风无汗而喘者，麻黄汤主之。（35）

麻黄汤方：

麻黄三两（去节），桂枝二两（去皮），甘草一两（炙），杏仁七十枚（去皮尖）。

上四味，以水九升，先煮麻黄，减二升，去上沫，内诸药，煮取二升半，去滓，温服八合。覆取微似汗，不须啜粥，余如桂枝法将息。

【提要】太阳伤寒兼经输不利的证治。

太阳病，项背强几几，无汗恶风，葛根汤主之。（31）

葛根汤方：

葛根四两，麻黄三两（去节），桂枝二两（去皮），生姜三两（切），甘草二两（炙），芍药二两，大枣十二枚（擘）。

上七味，以水一斗，先煮麻黄、葛根，减二升，去上沫，内诸药，煮取三升，去滓，温服一升。覆取微似汗，余如桂枝法将息及禁忌。诸汤皆仿此。

【提要】太阳阳明合病，表证兼呕吐、下利的证治。

太阳与阳明合病者，必自下利，葛根汤主之。（32）

太阳与阳明合病，不下利但呕者，葛根加半夏汤主之。（33）

葛根加半夏汤方：

葛根四两，麻黄三两（去节），甘草二两（炙），芍药二两，桂枝二两（去皮），生姜二两（切），半夏半升（洗），大枣十二枚（擘）。

上八味，以水一斗，先煮葛根、麻黄，减二升，去上沫，内诸药，煮取三升，去滓，温服一升。覆取微似汗。

【提要】太阳伤寒兼内有阳郁的证治。

太阳中风，脉浮紧，发热恶寒，身疼痛，不汗出而烦躁者，大青龙汤主之。若脉微弱，汗出恶风者，不可服之。服之则厥逆，筋惕肉瞤，此为逆也。（38）

大青龙汤方：

麻黄六两（去节），桂枝二两（去皮），甘草二两（炙），杏仁四十枚（去皮尖），生姜三两（切），大枣十二枚（擘），石膏如鸡子大（碎）。

上七味，以水九升，先煮麻黄，减二升，去上沫，内诸药，煮取三升，去滓，温服一升，覆取微似汗。汗出多者，温粉粉之。一服汗者，停后服，勿更服。若复服，汗多亡阳，遂虚，恶风，烦躁，不得眠也。

【提要】太阳伤寒兼内有水饮的证治。

伤寒表不解，心下有水气，干呕发热而咳，或渴，或利，或噎，或小便不利、少腹满，或喘者，小青龙汤主之。（40）

小青龙汤方：

麻黄三两（去节），芍药三两，细辛三两，干姜三两，甘草三两（炙），桂枝三两（去皮），五味子半升，半夏半升（洗）。

上八味，以水一斗，先煮麻黄，减二升，去上沫，内诸药，煮取三升，去滓，温服一升。若渴，去半夏，加栝楼根三两；若微利，去麻黄，加芫花，如一鸡子，熬令赤色；若噎者，去麻黄，加附子一枚，炮；若小便不利，少腹满者，去麻黄，加茯苓四两；若喘，去麻黄，加杏仁半升，去皮尖。臣亿等谨按：小青龙汤，大要治水。又按《本草》，芫花下十二水，若去水，利则止也。又按《千金》，形肿者应内麻黄，乃内杏仁者，以麻黄发其阳故也。以此证之，岂非仲景意也。

【**提要**】太阳病日久不愈的转归，表郁轻证的证治。

太阳病，得之八九日，如疟状，发热恶寒，热多寒少，其人不呕，清便欲自可，一日二三度发。脉微缓者，为欲愈也；脉微而恶寒者，此阴阳俱虚，不可更发汗、更下、更吐也；面色反有热色者，未欲解也，以其不能得小汗出，身必痒，宜桂枝麻黄各半汤。（23）

桂枝麻黄各半汤方：

桂枝一两十六铢（去皮），芍药，生姜（切），甘草（炙），麻黄（去节）各一两，大枣四枚（擘），杏仁二十四枚（汤浸，去皮尖及两仁者）。

上七味，以水五升，先煮麻黄一二沸，去上沫，内诸药，煮取一升八合，去滓，温服六合。本云，桂枝汤三合，麻黄汤三合，并为六合，顿服。将息如上法。

【**提要**】服桂枝汤大汗出后的两种转归及其相应治法。

服桂枝汤，大汗出，脉洪大者，与桂枝汤如前法。若形似疟，一日再发者，汗出必解，宜桂枝二麻黄一汤。（25）

桂枝二麻黄一汤方：

桂枝一两十七铢（去皮），芍药一两六铢，麻黄十六铢（去节），生姜一两六铢（切），杏仁十六个（去皮尖），甘草一两二铢（炙），大枣五枚（擘）。

上七味，以水五升，先煮麻黄一二沸，去上沫，内诸药，煮取二升，去滓，温服一升，日再服。

【**提要**】表郁内热轻证的证治。

太阳病，发热恶寒，热多寒少，脉微弱者，此无阳也，不可发汗。宜桂枝二越婢一汤。（27）

桂枝二越婢一汤方：

桂枝（去皮），芍药，麻黄，甘草（炙）各十八铢，大枣四枚（擘），生姜一两二铢（切），石膏二十四铢（碎，绵裹）。

上七味，以水五升，先煮麻黄一二沸，去上沫，内诸药，煮取二升，去滓，温服一升。

【提要】太阳病蓄水证的证治。

太阳病，发汗后，大汗出，胃中干，烦躁不得眠，欲得饮水者，少少与饮之，令胃气和则愈。若脉浮，小便不利，微热消渴者，五苓散主之。(71)

五苓散方：

猪苓十八铢(去皮)，泽泻一两六铢，白术十八铢，茯苓十八铢，桂枝半两(去皮)。

上五味，捣为散，以白饮和服方寸匕，日三服。多饮暖水，汗出愈。如法将息。

【提要】太阳病蓄血轻证的证治。

太阳病不解，热结膀胱，其人如狂，血自下，下者愈。其外不解者，尚未可攻，当先解其外；外解已，但少腹急结者，乃可攻之，宜桃核承气汤。(106)

桃核承气汤方：

桃仁五十个(去皮尖)，大黄四两，桂枝二两(去皮)，甘草二两(炙)，芒硝二两。

上五味，以水七升，煮取二升半，去滓，内芒硝，更上火，微沸，下火，先食温服五合，日三服，当微利。

【提要】论太阳病蓄血重证的证治。

太阳病六七日，表证仍在，脉微而沉，反不结胸，其人发狂者，以热在下焦，少腹当硬满，小便自利者，下血乃愈。所以然者，以太阳随经，瘀热在里故也，抵当汤主之。(124)

抵当汤方：

水蛭三十个(熬)，虻虫三十个(去翅足，熬)，桃仁二十个(去皮尖)，大黄三两(酒洗)。

上四味，以水五升，煮取三升，去滓，温服一升。不下更服。

二级条文

【提要】桂枝汤在太阳病中的运用。

太阳病，头痛，发热，汗出，恶风，桂枝汤主之。(13)

太阳病，发热汗出者，此为荣弱卫强，故使汗出，欲救邪风者，宜桂枝汤。(95)

太阳病，初服桂枝汤，反烦不解者，先刺风池、风府，却与桂枝汤则愈。(24)

太阳病，外证未解，脉浮弱者，当以汗解，宜桂枝汤。(42)

太阳病，外证未解，不可下也，下之为逆，欲解外者，宜桂枝汤。(44)

太阳病，先发汗不解，而复下之，脉浮者不愈。浮为在外，而反下之，故令不愈。今脉浮，故在外，当须解外则愈，宜桂枝汤。(45)

太阳病，下之后，其气上冲者，可与桂枝汤，方用前法。若不上冲者，不得与之。(15)

伤寒发汗已，解半日许，复烦，脉浮数者，可更发汗，宜桂枝汤。(57)

【提要】桂枝汤的禁例。

桂枝本为解肌，若其人脉浮紧，发热汗不出者，不可与之也。常须识此，勿令误也。（16）

若酒客病，不可与桂枝汤，得之则呕，以酒客不喜甘故也。（17）

凡服桂枝汤吐者，其后必吐脓血也。（19）

【提要】麻黄汤在外感病中的运用。

脉浮者，病在表，可发汗，宜麻黄汤。（51）

太阳病，十日以去，脉浮细而嗜卧者，外已解也。设胸满胁痛者，与小柴胡汤。脉但浮者，与麻黄汤。（37）

太阳与阳明合病，喘而胸满者，不可下，宜麻黄汤。（36）

太阳病，脉浮紧，无汗，发热，身疼痛，八九日不解，表证仍在，此当发其汗。服药已，微除，其人发烦目瞑，剧者必衄，衄乃解。所以然者，阳气重故也。麻黄汤主之。（46）

【提要】麻黄汤的禁例。

咽喉干燥者，不可发汗。（83）

淋家不可发汗，发汗必便血。（84）

疮家，虽身疼痛，不可发汗，汗出则痓。（85）

衄家，不可发汗，汗出必额上陷，脉急紧，直视不能眴，不得眠。（86）

亡血家，不可发汗，发汗则寒慄而振。（87）

汗家，重发汗，必恍惚心乱，小便已，阴疼，与禹余粮丸本方阙。（88）

病人有寒，复发汗，胃中冷，必吐蛔。（89）

脉浮数者，法当汗出而愈。若下之，身重心悸者，不可发汗，当自汗出乃解。所以然者，尺中脉微，此里虚，须表里实，津液自和，便自汗出愈。（49）

脉浮紧者，法当身疼痛，宜以汗解之。假令尺中迟者，不可发汗。何以知然？以荣气不足，血少故也。（50）

【提要】麻黄汤兼证。

伤寒脉浮缓，身不疼但重，乍有轻时，无少阴证者，大青龙汤发之。（39）

伤寒心下有水气，咳而微喘，发热不渴。服汤已渴者，此寒去欲解也。小青龙汤主之。（41）

【提要】水蓄下焦与水停中焦。

发汗已，脉浮数，烦渴者，五苓散主之。（72）

中风发热，六七日不解而烦，有表里证，渴欲饮水，水入则吐者，名曰水逆，五苓散主之。（74）

伤寒汗出而渴者，五苓散主之；不渴者，茯苓甘草汤主之。（73）

茯苓甘草汤方：

茯苓二两，桂枝二两（去皮），甘草一两（炙），生姜三两（切）。

上四味，以水四升，煮取二升，去滓，分温三服。

太阳病，小便利者，以饮水多，必心下悸；小便少者，必苦里急也。（127）

【提要】论太阳蓄血证。

太阳病身黄，脉沉结，少腹硬，小便不利者，为无血也。小便自利，其人如狂者，血证谛也，抵当汤主之。（125）

伤寒有热，少腹满，应小便不利，今反利者，为有血也，当下之，不可余药，宜抵当丸。（126）

抵当丸方：

水蛭二十个（熬），虻虫二十个（去翅足，熬），桃仁二十五个（去皮尖），大黄三两。

上四味，捣分四丸，以水一升，煮一丸，取七合服之，晬时当下血，若不下者，更服。

三级条文

【提要】麻黄汤的灵活应用及太阳伤寒证。

脉浮而数者，可发汗，宜麻黄汤。（52）

太阳病，脉浮紧，发热，身无汗，自衄者愈。（47）

伤寒脉浮紧，不发汗，因致衄者，麻黄汤主之。（55）

【提要】太阳病发汗不畅。

二阳并病，太阳初得病时，发其汗，汗先出不彻，因转属阳明，续自微汗出，不恶寒。若太阳病证不罢者，不可下，下之为逆，如此可小发汗。设面色缘缘正赤者，阳气怫郁在表，当解之熏之。若发汗不彻，不足言，阳气怫郁不得越，当汗不汗，其人躁烦，不知痛处，乍在腹中，乍在四肢，按之不可得，其人短气，但坐以汗出不彻故也，更发汗则愈。何以知汗出不彻？以脉涩故知也。（48）

【提要】水饮至痞的证治。

本以下之，故心下痞，与泻心汤。痞不解，其人渴而口燥烦，小便不利者，五苓散主之。（156）

重点字词

阳浮而阴弱：既为脉象，又示病机，以脉象反映病机。“阳浮”，为脉轻取见浮象，提示卫气浮盛于外；“阴弱”，为脉沉取见弱象，提示营阴不足于内。

项背强几几：“几几”可读作（jǐjǐ），为南阳方言，有拘急、紧缩之意。“几”亦有读作（shū）者，“项背强几几”，形容由项及背拘紧不舒，转动俯仰不利。

小便难：小便量少且不畅。

微寒：脉微而恶寒。

必自下利："必"为假设连词，"如果"的意思。"自下利"，指没有经过误治，自然发生的下利。

厥逆：手足厥冷。

筋惕肉瞤：筋肉不自主地跳动。

阴阳俱虚：表里皆虚。

热结膀胱："膀胱"，代指下焦部位。"热结膀胱"，指邪热与瘀血互结于下焦。

太阳随经，瘀热在里：指邪在太阳不解而化热，随经脉入里，与下焦瘀血结滞在里。

太阳病变证

一级条文

【提要】变证的治则、辨证要点。

太阳病三日，已发汗，若吐、若下、若温针，仍不解者，此为坏病，桂枝不中与之也。观其脉证，知犯何逆，随证治之。（16）

病人身太热，反欲得衣者，热在皮肤，寒在骨髓也；身大寒，反不欲近衣者，寒在皮肤，热在骨髓也。（11）

伤寒，医下之，续得下利，清谷不止，身疼痛者，急当救里；后身疼痛，清便自调者，急当救表。救里宜四逆汤，救表宜桂枝汤。（91）

【提要】热扰胸膈的证治。

发汗后，水药不得入口为逆，若更发汗，必吐下不止。发汗吐下后，虚烦不得眠，若剧者，必反复颠倒，心中懊憹，栀子豉汤主之；若少气者，栀子甘草豉汤主之；若呕者，栀子生姜豉汤主之。（76）

栀子豉汤方：

栀子十四个（擘），香豉四合（绵裹）。

上二味，以水四升，先煮栀子，得二升半，内豉，煮取一升半，去滓，分为二服，温进一服，得吐者，止后服。

栀子甘草豉汤方：

栀子十四个（擘），甘草二两（炙），香豉四合（绵裹）。

上三味，以水四升，先煮栀子、甘草，取二升半，内豉，煮取一升半，去滓，分二服，温进一服，得吐者，止后服。

栀子生姜豉汤方：

栀子十四个（擘），生姜五两（切），香豉四合（绵裹）。

上三味，以水四升，先煮栀子、生姜，取二升半，内豉，煮取一升半，去滓，分二服，温进一服，得吐者，止后服。

【提要】邪热壅肺的证治。

发汗后，不可更行桂枝汤，汗出而喘，无大热者，可与麻黄杏仁甘草石膏汤。（63）

下后不可更行桂枝汤，若汗出而喘，无大热者，可与麻黄杏仁甘草石膏汤。（162）

麻黄杏仁甘草石膏汤方：

麻黄四两（去节），杏仁五十个（去皮尖），甘草二两（炙），石膏半斤（碎，绵裹）。

上四味，以水七升，煮麻黄，减二升，去上沫，内诸药，煮取二升，去滓，温服一升。

【提要】热利兼表的证治。

太阳病，桂枝证，医反下之，利遂不止，脉促者，表未解也；喘而汗出者，葛根黄芩黄连汤主之。（34）

葛根黄芩黄连汤方：

葛根半斤，甘草二两（炙），黄芩三两，黄连三两。

上四味，以水八升，先煮葛根，减二升，去上沫，内诸药，煮取二升，去滓，分温再服。

【提要】心阳虚而致心悸的证治。

发汗过多，其人叉手自冒心，心下悸，欲得按者，桂枝甘草汤主之。（64）

桂枝甘草汤方：

桂枝四两（去皮），甘草二两（炙）。

上二味，以水三升，煮取一升，去滓，顿服。

【提要】心阳虚而致烦躁的证治。

火逆，下之，因烧针烦躁者，桂枝甘草龙骨牡蛎汤主之。（118）

桂枝甘草龙骨牡蛎汤方：

桂枝一两（去皮），甘草二两（炙），牡蛎二两（熬），龙骨二两。

上四味，以水五升，煮取二升半，去滓，温服八合，日三服。

【提要】心阳虚而致惊狂的证治。

伤寒脉浮，医以火迫劫之，亡阳必惊狂，卧起不安者，桂枝去芍药加蜀漆牡蛎龙骨救逆汤主之。（112）

桂枝去芍药加蜀漆牡蛎龙骨救逆汤方：

桂枝三两（去皮），甘草二两（炙），生姜三两（切），大枣十二枚（擘），牡蛎五两（熬），蜀漆三两（洗去腥），龙骨四两。

上七味，以水一斗二升，先煮蜀漆，减二升，内诸药，煮取三升，去滓，温服一升。

【提要】心阳虚奔豚的证治。

烧针令其汗，针处被寒，核起而赤者，必发奔豚。气从少腹上冲心者，灸其核上各一壮，与桂枝加桂汤更加桂二两也。（117）

桂枝加桂汤方：

桂枝五两（去皮），芍药三两，生姜三两（切），甘草二两（炙），大枣十二枚（擘）。

上五味，以水七升，煮取三升，去滓，温服一升。本云桂枝汤，今加桂满五两。所以加桂者，以能泄奔豚气也。

发汗后，其人脐下悸者，欲作奔豚，茯苓桂枝甘草大枣汤主之。（65）

茯苓桂枝甘草大枣汤方：

茯苓半斤，桂枝四两（去皮），甘草二两（炙），大枣十五枚（擘）。

上四味，以甘澜水一斗，先煮茯苓，减二升，内诸药，煮取三升，去滓，温服一升，日三服。作甘澜水法，取水二斗，置大盆内，以杓扬之，水上有珠子五六千颗相逐，取用之。

【提要】脾虚水停的证治。

伤寒若吐、若下后，心下逆满，气上冲胸，起则头眩，脉沉紧，发汗则动经，身为振振摇者，茯苓桂枝白术甘草汤主之。（67）

茯苓桂枝白术甘草汤方：

茯苓四两，桂枝三两（去皮），白术二两，甘草二两（炙）。

上四味，以水六升，煮取三升，去滓，分温三服。

【提要】水气内停，太阳经气不利的证治。

服桂枝汤，或下之，仍头项强痛，翕翕发热，无汗，心下满，微痛，小便不利者，桂枝去桂加茯苓白术汤主之。（28）

桂枝去桂加茯苓白术汤方：

芍药三两，甘草二两（炙），生姜三两（切），白术三两，茯苓三两，大枣十二枚（擘）。

上六味，以水八升，煮取三升，去滓，温服一升，小便利即愈。

【提要】脾虚痰阻气滞腹胀的证治。

发汗后，腹胀满者，厚朴生姜半夏甘草人参汤主之。（66）

厚朴生姜半夏甘草人参汤方：

厚朴半斤（炙，去皮），生姜半斤（切），半夏半升（洗），甘草二两，人参一两。

上五味，以水一斗，煮取三升，去滓，温服一升，日三服。

【提要】里虚外感伤寒的证治。

伤寒二三日，心中悸而烦者，小建中汤主之。（102）

小建中汤方：

桂枝三两（去皮），甘草二两（炙），大枣十二枚（擘），芍药六两，生姜三两（切），胶饴一升。

上六味，以水七升，煮取三升，去滓，内饴，更上微火消解，温服一升，日三服。呕家不可用建中汤，以甜故也。

【提要】脾虚下利兼表不解的证治。

太阳病，外证未除，而数下之，遂协热而利，利下不止，心下痞硬，表里不解者，桂枝人参汤主之。（163）

桂枝人参汤方：

桂枝四两（别切，去皮），甘草四两（炙），白术三两，人参三两，干姜三两。

上五味，以水九升，先煮四味，取五升，内桂更煮，取三升，去滓，温服一升，日再、夜一服。

【提要】肾阳虚烦躁的证治。

下之后，复发汗，昼日烦躁不得眠，夜而安静，不呕，不渴，无表证，脉沉微，身无大热者，干姜附子汤主之。（61）

干姜附子汤方：

干姜一两，附子一枚（生用，去皮，切八片）。

上二味，以水三升，煮取一升，去滓，顿服。

【提要】肾阳虚弱，水气泛溢的证治。

太阳病发汗，汗出不解，其人仍发热，心下悸，头眩，身瞤动，振振欲擗地者，真武汤主之。（82）

真武汤方：

茯苓三两，芍药三两，生姜三两（切），白术二两，附子一枚（炮，去皮，破八片）。

上五味，以水八升，煮取三升，去滓，温服七合，日三服。

【提要】心阴阳两虚证的证治。

伤寒脉结代，心动悸，炙甘草汤主之。（177）

炙甘草汤方：

甘草四两（炙），生姜三两（切），人参二两，生地黄一斤，桂枝三两（去皮），阿胶二两，麦门冬半升（去心），麻仁半升，大枣三十枚（擘）。

上九味，以清酒七升，水八升，先煮八味取三升，去滓，内胶烊消尽，温服一升，日三服。一名复脉汤。

【提要】大结胸的证治。

伤寒六七日，结胸热实，脉沉而紧，心下痛，按之石硬者，大陷胸汤主之。（135）

大陷胸汤方：

大黄六两（去皮），芒硝一升，甘遂末一钱匕。

上三味，以水六升，先煮大黄，取二升，去滓，内芒硝，煮一两沸，内甘遂末，温服一升，得快利，止后服。

【提要】热实结胸，病位偏上的证治。

结胸者，项亦强，如柔痉状，下之则和，宜大陷胸丸方。(131)

大陷胸丸方：

大黄半斤，葶苈子半升（熬），芒硝半升，杏仁半升（去皮尖，熬黑）。

上四味，捣筛二味，内杏仁、芒硝，合研如脂，和散，取如弹丸一枚；别捣甘遂末一钱匕，白蜜二合，水二升，煮取一升，温顿服之，一宿乃下，如不下，更服，取下为效。禁如药法。

【提要】小结胸病的证治。

小结胸病，正在心下，按之则痛，脉浮滑者，小陷胸汤主之。(138)

小陷胸汤方：

黄连一两，半夏半升（洗），栝楼实大者一枚。

上三味，以水六升，先煮栝楼，取三升，去滓，内诸药，煮取二升，去滓，分温三服。

【提要】热痞的证治。

心下痞，按之濡，其脉关上浮者，大黄黄连泻心汤主之。(154)

大黄黄连泻心汤方：

大黄二两，黄连一两。

上二味，以麻沸汤二升渍之，须臾，绞去滓，分温再服。臣亿等看详大黄黄连泻心汤，诸本皆二味，又后附子泻心汤，用大黄、黄连、黄芩、附子，恐是前方中亦有黄芩，后但加附子也，故后云附子泻心汤，本云加附子也。

【提要】寒热错杂痞的证治。

伤寒五六日，呕而发热者，柴胡汤证具，而以他药下之，柴胡证仍在者，复与柴胡汤。此虽已下之，不为逆，必蒸蒸而振，却发热汗出而解。若心下满而硬痛者，此为结胸也，大陷胸汤主之。但满而不痛者，此为痞，柴胡不中与之，宜半夏泻心汤。(149)

半夏泻心汤方：

半夏半升（洗），黄芩，干姜，人参，各三两，黄连一两，大枣十二枚（擘），甘草三两（炙）。

上七味，以水一斗，煮取六升，去滓，再煎取三升，温服一升，日三服。

伤寒汗出，解之后，胃中不和，心下痞硬，干噫食臭，胁下有水气，腹中雷鸣下利者，生姜泻心汤主之。(157)

生姜泻心汤方：

生姜四两，甘草三两（炙），人参三两，干姜一两，黄芩三两，半夏半升（洗），黄连一两，大枣十二枚（擘）。

上八味，以水一斗，煮取六升，去滓，再煎取三升，温服一升，日三服。

伤寒中风，医反下之，其人下利日数十行，谷不化，腹中雷鸣，心下痞硬而满，干呕，心烦不得安。医见心下痞，谓病不尽，复下之，其痞益甚，此非结热，但以胃中虚，客气上逆，故使硬也。甘草泻心汤主之。（158）

甘草泻心汤方：

甘草四两（炙），黄芩三两，干姜三两，半夏半升（洗），大枣十二枚（擘），黄连一两。

上六味，以水一斗，煮取六升，去滓，再煎取三升，温服一升，日三服。臣亿等谨按：上生姜泻心汤法，本云理中人参黄芩汤。今详泻心以疗痞，痞气因发阴而生，是半夏、生姜、甘草泻心三方，皆本于理中也。其方必各有人参，今甘草泻心中无者，脱落也。又按《千金》并《外台秘要》，治伤寒𧏾食用此方，皆有人参，知脱落无疑。

【提要】胃虚痰阻气逆的证治。

伤寒发汗，若吐若下，解后，心下痞硬，噫气不除者，旋覆代赭汤主之。（161）

旋覆代赭汤方：

旋覆花三两，人参二两，生姜五两（切），代赭石一两，甘草三两（炙），半夏半升（洗），大枣十二枚（擘）。

上七味，以水一斗，煮取六升，去滓，再煎取三升，温服一升，日三服。

【提要】上热下寒，腹痛欲呕吐的证治。

伤寒，胸中有热，胃中有邪气，腹中痛，欲呕吐者，黄连汤主之。（173）

黄连汤方：

黄连三两，甘草三两（炙），干姜三两，桂枝三两（去皮），人参二两，半夏半升（洗），大枣十二枚（擘）。

上七味，以水一斗，煮取六升，去滓，温服一升，日三服，夜二服。

二级条文

【提要】辨明表里虚实。

下之后，复发汗，必振寒，脉微细。所以然者，以内外俱虚故也。（60）

本发汗，而复下之，此为逆也；若先发汗，治不为逆。本先下之，而反汗之，为逆；若先下之，治不为逆。（90）

病发热头痛，脉反沉，若不差，身体疼痛，当救其里，宜四逆汤。（92）

【提要】热扰胸膈的证治。

发汗若下之，而烦热胸中窒者，栀子豉汤主之。（77）

伤寒五六日，大下之后，身热不去，心中结痛者，未欲解也，栀子豉汤主之。（78）

【提要】 热扰胸膈兼腹满的证治。

伤寒下后，心烦腹满，卧起不安者，栀子厚朴汤主之。（79）

栀子厚朴汤方：

栀子十四个（擘），厚朴四两（炙，去皮），枳实四枚（水浸，炙令黄）。

上三味，以水三升半，煮取一升半，去滓，分二服，温进一服，得吐者，止后服。

【提要】 热扰胸膈兼中寒的证治。

伤寒，医以丸药大下之，身热不去，微烦者，栀子干姜汤主之。（80）

栀子干姜汤方：

栀子十四个（擘），干姜二两。

上二味，以水三升半，煮取一升半，去滓，分二服，温进一服，得吐者，止后服。

【提要】 阴阳两虚的证治。

发汗，若下之，病仍不解，烦躁者，茯苓四逆汤主之。（69）

茯苓四逆汤方：

茯苓四两，人参一两，附子一枚（生用，去皮，破八片），甘草二两（炙），干姜一两半。

上五味，以水五升，煮取三升，去滓，温服七合，日三服。

【提要】 阴阳两虚误汗后，随证治之。

伤寒脉浮，自汗出，小便数，心烦，微恶寒，脚挛急，反与桂枝欲攻其表，此误也。得之便厥，咽中干，烦躁，吐逆者，作甘草干姜汤与之，以复其阳；若厥愈足温者，更作芍药甘草汤与之，其脚即伸；若胃气不和，谵语者，少与调胃承气汤；若重发汗，复加烧针者，四逆汤主之。（29）

甘草干姜汤方：

甘草四两（炙），干姜二两。

上二味，以水三升，煮取一升五合，去滓，分温再服。

芍药甘草汤方：

白芍药四两，甘草四两（炙）。

上二味，以水三升，煮取一升五合，去滓，分温再服。

调胃承气汤方：

大黄四两（去皮，清酒洗），甘草二两（炙），芒硝半升。

上三味，以水三升，煮取一升，去滓，内芒硝，更上火微煮令沸，少少温服之。

【提要】 结胸辨证。

问曰：病有结胸，有脏结，其状何如？答曰：按之痛，寸脉浮，关脉沉，名曰结胸也。（128）

病发于阳，而反下之，热入，因作结胸；病发于阴，而反下之，因作痞也。所以成结

胸者，以下之太早故也。（131）

【提要】大结胸辨证。

太阳病，脉浮而动数，浮则为风，数则为热，动则为痛，数则为虚，头痛发热，微盗汗出，而反恶寒者，表未解也。医反下之，动数变迟，膈内拒痛。胃中空虚，客气动膈，短气躁烦，心中懊憹，阳气内陷，心下因硬，则为结胸，大陷胸汤主之。若不结胸，但头汗出，余处无汗，剂颈而还，小便不利，身必发黄。（134）

伤寒十余日，热结在里，复往来寒热者，与大柴胡汤；但结胸，无大热者，此为水结在胸胁也，但头微汗出者，大陷胸汤主之。（136）

太阳病，重发汗，而复下之，不大便五六日，舌上燥而渴，日晡所小有潮热，从心下至少腹，硬满而痛不可近者，大陷胸汤主之。（137）

【提要】寒实结胸的证治。

寒实结胸，无热证者，与三物小陷胸汤，白散亦可服。（141）

白散方：

桔梗三分，巴豆一分（去皮心，熬黑，研如脂），贝母三分。

上三味为散，内巴豆，更于臼中杵之，以白饮和服，强人半钱匕，羸者减之。病在膈上必吐，在膈下必利。不利，进热粥一杯；利过不止，进冷粥一杯。

【提要】脏结辨证。

何谓脏结？答曰：如结胸状，饮食如故，时时下利，寸脉浮，关脉小细沉紧，名曰脏结。舌上白胎滑者，难治。（129）

【提要】痞证成因及其证候特点。

脉浮而紧，而复下之，紧反入里，则作痞，按之自濡，但气痞耳。（151）

【提要】热痞辨证。

伤寒大下后，复发汗，心下痞，恶寒者，表未解也，不可攻痞，当先解表，表解乃可攻痞。解表宜桂枝汤，攻痞宜大黄黄连泻心汤。（164）

心下痞而复恶寒，汗出者，附子泻心汤主之。（155）

附子泻心汤方：

大黄二两，黄连一两，黄芩一两，附子一枚（炮，去皮，破，别煮取汁）。

上四味，切三味，以麻沸汤二升渍之，须臾，绞去滓，内附子汁，分温再服。

【提要】痞证类似证。

本以下之，故心下痞，与泻心汤。痞不解，其人渴而口燥烦，小便不利者，五苓散主之。一方云，忍之一日乃愈。（156）

伤寒服汤药，下利不止，心下痞硬。服泻心汤已，复以他药下之，利不止，医以理中与之，利益甚。理中者，理中焦，此利在下焦，赤石脂禹余粮汤主之。复不止者，当利其小便。（159）

赤石脂禹余粮汤方：

赤石脂一斤（碎），禹余粮一斤（碎）。

上二味，以水六升，煮取二升，去滓，分温三服。

【提要】欲愈候。

凡病，若发汗、若吐、若下、若亡血、亡津液，阴阳自和者，必自愈。（58）

大下之后，复发汗，小便不利者，亡津液故也。勿治之，得小便利，必自愈。（59）

三级条文

【提要】发汗所致胃中虚冷。

太阳病，当恶寒发热，今自汗出，反不恶寒发热，关上脉细数者，以医吐之过也。一二日吐之者，腹中饥，口不能食；三四日吐之者，不喜糜粥，欲食冷食，朝食暮吐。以医吐之所致也，此为小逆。（120）

病人脉数，数为热，当消谷引食，而反吐者，此以发汗，令阳气微，膈气虚，脉乃数也。数为客热，不能消谷，以胃中虚冷，故吐也。（122）

【提要】辨虚证实证。

发汗后恶寒者，虚故也。不恶寒，但热者，实也，当和胃气，与调胃承气汤。（70）

【提要】重发汗所致变证。

未持脉时，病人手叉自冒心，师因教试令咳，而不咳者，此必两耳聋无闻也。所以然者，以重发汗，虚故如此。发汗后，饮水多必喘，以水灌之亦喘。（75）

【提要】根据小便清否辨别表里证。

伤寒，不大便六七日，头痛有热者，与承气汤。其小便清者，知不在里，仍在表也，当须发汗。若头痛者，必衄，宜桂枝汤。（56）

【提要】栀子豉汤类方禁例。

凡用栀子汤，病人旧微溏者，不可与服之。（81）

【提要】汗后阴阳两虚的证治。

发汗，病不解，反恶寒者，虚故也，芍药甘草附子汤主之。（68）

芍药甘草附子汤方：

芍药三两，甘草三两（炙），附子一枚（炮，去皮，破八片）。

上二味，以水五升，煮取一升五合，去滓，分温三服。

【提要】结脉、代脉。

脉按之来缓，时一止复来者，名曰结。又脉来动而中止，更来小数，中有还者反动，名曰结，阴也。脉来动而中止，不能自还，因而复动者，名曰代，阴也。得此脉者必难治。（178）

【提要】辨结胸证治疗禁忌、预后。

结胸证，其脉浮大者，不可下，下之则死。（132）

结胸证悉俱，烦躁者亦死。（133）

【提要】脏结证。

脏结无阳证，不往来寒热，其人反静，舌上白胎滑者，不可攻也。（130）

病胁下素有痞，连在脐旁，痛引少腹，入阴筋者，此名脏结，死。（167）

【提要】辨火邪致病。

太阳病二日，反躁，反熨其背，而大汗出，大热入胃，胃中水竭，躁烦必发谵语。十余日，振栗、自下利者，此为欲解也。故其汗从腰以下不得汗，欲小便不得，反呕，欲失溲，足下恶风，大便硬，小便当数，而反不数及不多，大便已，头卓然而痛，其人足心必热，谷气下流故也。（110）

太阳病中风，以火劫发汗，邪风被火热，血气流溢，失其常度。两阳相熏灼，其身发黄。阳盛则欲衄，阴虚则小便难。阴阳俱虚竭，身体则枯燥，但头汗出，剂颈而还，腹满微喘，口干咽烂，或不大便，久则谵语，甚者至哕，手足躁扰，捻衣摸床。小便利者，其人可治。（111）

形作伤寒，其脉不弦紧而弱。弱者必渴，被火必谵语。弱者发热脉浮，解之当汗出，愈。（113）

太阳病，以火熏之，不得汗，其人必躁，到经不解，必清血，名为火邪。（114）

脉浮热甚，而反灸之，此为实，实以虚治，因火而动，必咽燥吐血。（115）

微数之脉，慎不可灸，因火为邪，则为烦逆，追虚逐实，血散脉中，火气虽微，内攻有力，焦骨伤筋，血难复也。脉浮，宜以汗解，用火灸之，邪无从出，因火而盛，病从腰以下必重而痹，名火逆也。欲自解者，必当先烦，烦乃有汗而解。何以知之？脉浮故知汗出解。（116）

【提要】先下而不愈与未解，脉阴阳俱停。

太阳病，先下而不愈，因复发汗，以此表里俱虚，其人因致冒，冒家汗出自愈。所以然者，汗出表和故也。里未和，然后复下之。（93）

太阳病，未解，脉阴阳俱停，必先振栗，汗出而解。但阳脉微者，先汗出而解，但阴脉微者，下之而解。若欲下之，宜调胃承气汤。（94）

重点字词

虚烦：无形邪热留扰胸膈所致的心烦。

奔豚：证候名。患者自觉有气从少腹上冲胸咽，时发时止，发时痛苦异常，止时如常人，若无病痛。

振振欲擗地：肢体颤动，欲扑倒在地。

脉结代：为结脉和代脉的并称，这两种脉的共同点是“脉来动而中止”。结脉指止无定数，无规律的脉象；代脉则是止有定数，有规律的脉象。

心动悸：形容心跳动得非常厉害。

柔痓："痓"同"痉"。痉病的主要表现是颈项强直，甚则角弓反张。有汗者为柔痉，无汗者为刚痉。

蒸蒸而振：周身震栗颤抖，即寒战高热，为战汗的具体表现。

干噫食臭：指嗳气时带有伤食的气味。

传世警言

太阳之为病，脉浮，头项强痛而恶寒。

阳浮而阴弱，阳浮者，热自发，阴弱者，汗自出。

热结膀胱，其人如狂。

观其脉证，知犯何逆，随证治之。

太阳病类似证

二级条文

【**提要**】饮停胸胁的证治。

太阳中风，下利呕逆，表解者，乃可攻之。其人漐漐汗出，发作有时，头痛，心下痞，硬满，引胁下痛，干呕短气，汗出，不恶寒者，此表解里未和也，十枣汤主之。（152）

十枣汤方：

芫花（熬），甘遂，大戟。

上三味等分，各别捣为散，以水一升半，先煮大枣肥者十枚，取八合，去滓，内药末，强人服一钱匕，羸人服半钱，温服之，平旦服。若下少，病不除者，明日更服，加半钱。得快下利后，糜粥自养。

三级条文

【**提要**】胸中痰实阻滞的证治。

病如桂枝证，头不痛，项不强，寸脉微浮，胸中痞硬，气上冲喉咽，不得息者，此为胸有寒也，当吐之，宜瓜蒂散。（166）

瓜蒂散方：

瓜蒂一分（熬黄），赤小豆一分。

上二味，各别捣筛，为散已，合治之，取一钱匕，以香豉一合，用热汤七合，煮作稀糜，去滓，取汁和散，温顿服之。不吐者，少少加，得快吐乃止。诸亡血虚家，不可与瓜蒂散。

辨阳明病脉证并治

阳明病是外感病邪气传入阳明，邪盛热极的阶段，病性多属里证、热证、实证，治疗以祛邪为主要原则。其中，阳明热证主要用清法治疗，阳明实证主要用下法治疗，同时应注意中病即止，避免过用寒凉，损伤脾胃之气。

阳明病辨证纲要

一级条文

【提要】阳明病提纲。

阳明之为病，胃家实是也。（180）

【提要】阳明病的脉证。

问曰：阳明病外证云何？答曰：身热，汗自出，不恶寒，反恶热也。（182）

伤寒三日，阳明脉大。（186）

二级条文

【提要】阳明病的病因病机。

问曰：病有太阳阳明，有正阳阳明，有少阳阳明，何谓也？答曰：太阳阳明者，脾约是也；正阳阳明者，胃家实是也；少阳阳明者，发汗利小便已，胃中燥烦实，大便难是也。（179）

问曰：何缘得阳明病？答曰：太阳病，若发汗，若下，若利小便，此亡津液，胃中干燥，因转属阳明。不更衣，内实，大便难者，此名阳明也。（181）

本太阳病初得病时，发其汗，汗先出不彻，因转属阳明也。伤寒发热无汗，呕不能食，而反汗出濈濈然者，是转属阳明也。（185）

伤寒转系阳明者，其人濈然微汗出也。（188）

问曰：病有得之一日，不发热而恶寒者，何也？答曰：虽得之一日，恶寒将自罢，即自汗出而恶热也。（183）

问曰：恶寒何故自罢？答曰：阳明居中，主土也，万物所归，无所复传，始虽恶寒，二日自止，此为阳明病也。（184）

【提要】阳明病欲解时。

阳明病欲解时，从申至戌上。（193）

重点字词

从申至戌上：即申、酉、戌这三个时辰，从15时至21时。

传世警言

阳明之为病，胃家实是也。

阳明病本证

一级条文

【提要】阳明病白虎汤证的证治。

三阳合病，腹满身重，难以转侧，口不仁，面垢，谵语遗尿。发汗则谵语。下之则额上生汗，手足逆冷。若自汗出者，白虎汤主之。（219）

白虎汤方：

知母六两，石膏一斤（碎），甘草二两（炙），粳米六合。

上四味，以水一斗，煮米熟汤成，去滓，温服一升，日三服。

【提要】阳明病白虎加人参汤证的证治。

服桂枝汤，大汗出后，大烦渴不解，脉洪大者，白虎加人参汤主之。（26）

伤寒，若吐、若下后，七八日不解，热结在里，表里俱热，时时恶风，大渴，舌上干燥而烦，欲饮水数升者，白虎加人参汤主之。（168）

白虎加人参汤方：

知母六两，石膏一斤（碎），甘草二两（炙），人参二两，粳米六合。

上五味，以水一斗，煮米熟汤成，去滓，温服一升，日三服。

【提要】阳明热盛阴伤，水气不利的证治。

若脉浮发热，渴欲饮水，小便不利者，猪苓汤主之。（223）

猪苓汤方：

猪苓（去皮），茯苓，阿胶，滑石（碎），泽泻各一两。

上五味，以水四升，先煮四味，取二升，去滓，内阿胶烊消，温服七合，日三服。

【提要】调胃承气汤证的证治。

太阳病三日，发汗不解，蒸蒸发热者，属胃也，调胃承气汤主之。（248）

调胃承气汤方：

甘草二两（炙），芒硝半升，大黄四两（去皮，清酒洗）。

上三味，以水三升，煮取一升，去滓，内芒硝，更上微火煮令沸，少少温顿服之。

【提要】阳明病小承气汤证的证治。

阳明病，其人多汗，以津液外出，胃中燥，大便必硬，硬则谵语，小承气汤主之。若一服谵语止者，更莫复服。（213）

小承气汤方：

大黄四两，厚朴二两（炙，去皮），枳实三枚（大者，炙）。

上三味，以水四升，煮取一升二合，去滓，分温二服。初服汤当更衣，不尔者尽饮之。若更衣者，勿服之。

【提要】阳明病大承气汤证的证治。

阳明病，下之，心中懊侬而烦，胃中有燥屎者，可攻。腹微满，初头硬，后必溏，不可攻之。若有燥屎者，宜大承气汤。（238）

大承气汤方：

大黄四两（酒洗），厚朴半斤（炙，去皮），枳实五枚（炙），芒硝三合。

上四味，以水一斗，先煮二物，取五升，去滓，内大黄，更煮取二升，去滓，内芒硝，更上微火一两沸，分温再服，得下余勿服。

【提要】脾约证的证治。

趺阳脉浮而涩，浮则胃气强，涩则小便数，浮涩相搏，大便则硬，其脾为约，麻子仁丸主之。（247）

麻子仁丸方：

麻子仁二升，芍药半斤，枳实半斤（炙），大黄一斤（去皮），厚朴一斤（炙，去皮），杏仁一升（去皮尖，熬，别作脂）。

上六味，蜜和丸，如梧桐子大，饮服十丸，日三服，渐加，以知为度。

【提要】阳明病小柴胡汤的证治。

阳明病，胁下硬满，不大便而呕，舌上白苔者，可与小柴胡汤，上焦得通，津液得下，胃气因和，身濈然汗出而解。（230）

【提要】下法辨证。

阳明病，脉迟，虽汗出不恶寒者，其身必重，短气腹满而喘，有潮热者，此外欲解，可攻里也。手足濈然汗出者，此大便已硬也，大承气汤主之；若汗多，微发热恶寒者，外未解也，其热不潮，未可与承气汤；若腹大满不通者，可与小承气汤，微和胃气，勿令至大泄下。（208）

【提要】中寒欲呕的证治。

食谷欲呕，属阳明也，吴茱萸汤主之。得汤反剧者，属上焦也。（243）

吴茱萸汤方：

吴茱萸一升（洗），人参三两，生姜六两（切），大枣十二枚（擘）。

上四味，以水七升，煮取二升，去滓，温服七合，日三服。

二级条文

【提要】阳明病栀子豉汤证的证治。

阳明病，脉浮而紧，咽燥口苦，腹满而喘，发热汗出，不恶寒反恶热，身重。若发汗则躁，心愦愦反谵语。若加温针，必怵惕烦躁不得眠。若下之，即胃中空虚，客气动膈，心中懊憹，舌上胎者，栀子豉汤主之。(221)

阳明病，下之，其外有热，手足温，不结胸，心中懊憹，饥不能食，但头汗出者，栀子豉汤主之。(228)

【提要】阳明病白虎汤证的证治。

伤寒脉浮滑，此以表有热，里有寒，白虎汤主之。(176)

臣亿等谨按：前篇云，热结在里，表里俱热者，白虎汤主之。又云其表不解，不可与白虎汤。此云脉浮滑，表有热，里有寒者，必表里字差矣。

【提要】阳明病白虎加人参汤证的证治。

伤寒无大热，口燥渴，心烦，背微恶寒者，白虎加人参汤主之。(169)

伤寒脉浮，发热无汗，其表不解，不可与白虎汤。渴欲饮水，无表证者，白虎加人参汤主之。(170)

若渴欲饮水，口干舌燥者，白虎加人参汤主之。(222)

【提要】猪苓汤证的禁例。

阳明病，汗出多而渴者，不可与猪苓汤，以汗多胃中燥，猪苓汤复利其小便故也。(224)

【提要】调胃承气汤证的证治。

阳明病，不吐不下，心烦者，可与调胃承气汤。(207)

伤寒吐后，腹胀满者，与调胃承气汤。(249)

【提要】小承气汤证的证治。

太阳病，若吐、若下、若发汗后，微烦，小便数，大便因硬者，与小承气汤和之愈。(250)

【提要】大承气汤证的证治。

病人不大便五六日，绕脐痛，烦躁，发作有时者，此有燥屎，故使不大便也。(239)

阳明病，谵语有潮热，反不能食者，胃中必有燥屎五六枚也；若能食者，但硬耳。宜大承气汤下之。(215)

病人小便不利，大便乍难乍易，时有微热，喘冒不能卧者，有燥屎也，宜大承气汤。(242)

腹满不减，减不足言，当下之，宜大承气汤。(255)

【提要】阳明三急下证。

伤寒六七日，目中不了了，睛不和，无表里证，大便难，身微热者，此为实也，急下之，宜大承气汤。(252)

阳明病，发热汗多者，急下之，宜大承气汤。(253)

发汗不解，腹满痛者，急下之，宜大承气汤。(254)

【提要】外导法。

阳明病，自汗出，若发汗，小便自利者，此为津液内竭，虽硬不可攻之，当须自欲大便，宜蜜煎导而通之。若土瓜根及大猪胆汁，皆可为导。(233)

蜜煎导方：

食蜜七合。

上一味，于铜器内，微火煎，当须凝如饴状，搅之勿令焦着，欲可丸，并手捻作挺，令头锐，大如指，长二寸许。当热时急作，冷则硬。以内谷道中，以手急抱，欲大便时乃去之。

又大猪胆一枚，泻汁，和少许法醋，以灌谷道内，如一食顷，当大便出，宿食恶物，甚效。

【提要】下法辨证。

阳明病，潮热，大便微硬者，可与大承气汤，不硬者不可与之。若不大便六七日，恐有燥屎，欲知之法，少与小承气汤，汤入腹中，转矢气者，此有燥屎也，乃可攻之。若不转矢气者，此但初头硬，后必溏，不可攻之，攻之必胀满不能食也。欲饮水者，与水则哕。其后发热者，必大便复硬而少也，以小承气汤和之。不转矢气者，慎不可攻也。(209)

【提要】下法禁例。

伤寒呕多，虽有阳明证，不可攻之。(204)

阳明病，心下硬满者，不可攻之。攻之利遂不止者死，利止者愈。(205)

阳明病，面合色赤，不可攻之，必发热色黄者，小便不利也。(206)

阳明中风，口苦咽干，腹满微喘，发热恶寒，脉浮而紧，若下之，则腹满小便难也。(189)

阳明病，不能食，攻其热必哕，所以然者，胃中虚冷故也。以其人本虚，攻其热必哕。(194)

【提要】辨阳明中风、中寒。

阳明病，若能食，名中风；不能食，名中寒。(190)

阳明病，若中寒者，不能食，小便不利，手足濈然汗出，此欲作固瘕，必大便初硬后溏。所以然者，以胃中冷，水谷不别故也。(191)

若胃中虚冷，不能食者，饮水则哕。(226)

三级条文

【提要】阳明热证。

三阳合病，脉浮大，上关上，但欲眠睡，目合则汗。(268)

【提要】阳明实证。

阳明病，谵语发潮热，脉滑而疾者，小承气汤主之。因与承气汤一升，腹中转气者，更服一升；若不转气者，勿更与之。明日又不大便，脉反微涩者，里虚也，为难治，不可更与承气汤也。(214)

大下后，六七日不大便，烦不解，腹满痛者，此有燥屎也。所以然者，本有宿食故也，宜大承气汤。(241)

伤寒，若吐、若下后不解，不大便五六日，上至十余日，日晡所发潮热，不恶寒，独语如见鬼状。若剧者，发则不识人，循衣摸床，惕而不安，微喘直视，脉弦者生，涩者死。微者，但发热谵语者，大承气汤主之。若一服利，则止后服。(212)

【提要】阳明与他经合病、并病证治。

汗出谵语者，以有燥屎在胃中，此为风也。须下者，过经乃可下之。下之若早，语言必乱，以表虚里实故也。下之愈，宜大承气汤。(217)

二阳并病，太阳证罢，但发潮热，手足漐漐汗出，大便难而谵语者，下之则愈，宜大承气汤。(220)

阳明少阳合病，必下利，其脉不负者，为顺也。负者，失也，互相克贼，名为负也。脉滑而数者，有宿食也，当下之，宜大承气汤。(256)

【提要】脾约证。

脉阳微而汗出少者，为自和也，汗出多者，为太过。阳脉实，因发其汗，出多者，亦为太过。太过者，为阳绝于里，亡津液，大便因硬也。(245)

脉浮而芤，浮为阳，芤为阴，浮芤相搏，胃气生热，其阳则绝。(246)

【提要】下法辨证。

得病二三日，脉弱，无太阳柴胡证，烦躁，心下硬。至四五日，虽能食，以小承气汤，少少与，微和之，令小安，至六日，与承气汤一升。若不大便六七日，小便少者，虽不受食，但初头硬，后必溏，未定成硬，攻之必溏，须小便利，屎定硬，乃可攻之，宜大承气汤。(251)

阳明病，本自汗出，医更重发汗，病已差，尚微烦不了了者，此必大便硬故也。以亡津液，胃中干燥，故令大便硬。当问其小便日几行，若本小便日三四行，今日再行，故知大便不久出。今为小便数少，以津液当还入胃中，故知不久必大便也。(203)

【提要】阳明正虚无汗身痒证。

阳明病，法多汗，反无汗，其身如虫行皮中状者，此以久虚故也。(196)

【提要】阳明中寒、饮邪上逆证。

阳明病，反无汗，而小便利，二三日呕而咳，手足厥者，必苦头痛。若不咳不呕，手足不厥者，头不痛。（197）

重点字词

口不仁：口中感觉黏腻不爽，食不知味，语言不利。

趺阳脉：在足背动脉处，冲阳穴的位置。

目中不了了：指视物不清。

面合色赤：满面通红。

固瘕：指胃中虚寒，水谷不消而结积的病证。

阳明病变证

一级条文

【提要】湿热发黄的证治。

阳明病，发热汗出者，此为热越，不能发黄也。但头汗出，身无汗，剂颈而还，小便不利，渴引水浆者，此为瘀热在里，身必发黄，茵陈蒿汤主之。（236）

茵陈蒿汤方：

茵陈蒿六两，栀子十四枚（擘），大黄二两（去皮）。

上三味，以水一斗二升，先煮茵陈，减六升，内二味，煮取三升，去滓，分三服。小便当利，尿如皂荚汁状，色正赤，一宿腹减，黄从小便去也。

伤寒七八日，身黄如橘子色，小便不利，腹微满者，茵陈蒿汤主之。（260）

阳明病，无汗，小便不利，心中懊憹者，身必发黄。（199）

伤寒身黄发热，栀子柏皮汤主之。（261）

栀子柏皮方：

肥栀子十五个（擘），甘草一两（炙），黄柏二两。

上三味，以水四升，煮取一升半，去滓，分温再服。

伤寒瘀热在里，身必黄，麻黄连轺赤小豆汤主之。（262）

麻黄连轺赤小豆汤方：

麻黄二两（去节），连轺二两，杏仁四十个（去皮尖），赤小豆一升，大枣十二枚（擘），生梓白皮一升（切），生姜二两（切），甘草二两（炙）。

上八味，以潦水一斗，先煮麻黄再沸，去上沫，内诸药，煮取三升，去滓，分温三服，半日服尽。

二级条文

【**提要**】寒湿发黄证。

阳明病，脉迟，食难用饱，饱则微烦头眩，必小便难，此欲作谷疸。虽下之，腹满如故，所以然者，脉迟故也。（195）

【**提要**】阳明衄血证。

阳明病，口燥，但欲漱水，不欲咽者，此必衄。（202）

脉浮发热，口干鼻燥，能食者则衄。（227）

【**提要**】阳明下血证。

阳明病，下血谵语者，此为热入血室，但头汗出者，刺期门，随其实而泻之，濈然汗出则愈。（216）

【**提要**】阳明蓄血证。

阳明证，其人喜忘者，必有蓄血。所以然者，本有久瘀血，故令喜忘。屎虽硬，大便反易，其色必黑者，宜抵当汤下之。（237）

三级条文

【**提要**】被火发黄证。

阳明病，被火，额上微汗出，而小便不利者，必发黄。（200）

【**提要**】阳明蓄血证。

病人无表里证，发热七八日，虽脉浮数者，可下之。假令已下，脉数不解，合热则消谷喜饥，至六七日不大便者，有瘀血，宜抵当汤。（257）

若脉数不解，而下不止，必协热便脓血也。（258）

重点字词

喜忘：指健忘。

传世警言

此为瘀热在里，身必发黄，茵陈蒿汤主之。

阳明病预后

三级条文

【**提要**】阳明病预后。

夫实则谵语，虚则郑声。郑声者，重语也。直视谵语，喘满者死，下利者亦死。

（210）

发汗多，若重发汗者，亡其阳。谵语，脉短者死，脉自和者不死。（211）

重点字词

郑声：神志不清，语言反复，语声低微，见于虚证。

辨少阳病脉证并治

少阳病是邪气侵犯少阳，导致枢机不利，郁而化火的疾病。病位在半表半里，常具有寒热往来的特点，以和解少阳为主要治疗方法，禁用汗、吐、下三法；对于其兼证的治疗，应随证加减。

少阳病辨证纲要

一级条文

【**提要**】少阳病提纲。

少阳之为病，口苦，咽干，目眩也。(263)

二级条文

【**提要**】少阳病治疗禁忌。

少阳中风，两耳无所闻，目赤，胸中满而烦者，不可吐下，吐下则悸而惊。(264)

伤寒，脉弦细，头痛发热者，属少阳。少阳不可发汗，发汗则谵语，此属胃。胃和则愈，胃不和，烦而悸。(265)

【**提要**】少阳病欲解时。

少阳病欲解时，从寅至辰上。(272)

重点字词

从寅至辰上：即寅、卯、辰这三个时辰，从3时至9时。

传世警言

少阳之为病，口苦，咽干，目眩也。

少阳病本证

一级条文

【**提要**】少阳病的证治。

伤寒五六日，中风，往来寒热，胸胁苦满，嘿嘿不欲饮食，心烦喜呕，或胸中烦而不呕，或渴，或腹中痛，或胁下痞硬，或心下悸，小便不利，或不渴，身有微热，或咳者，小柴胡汤主之。（96）

小柴胡汤方：

柴胡半斤，黄芩三两，人参三两，半夏半升（洗），甘草三两（炙），生姜三两（切），大枣十二枚（擘）。

上七味，以水一斗二升，煮取六升，去滓，再煎取三升，温服一升，日三服。

若胸中烦而不呕者，去半夏、人参，加栝蒌实一枚；若渴，去半夏，加人参，合前成四两半，栝蒌根四两；若腹中痛者，去黄芩，加芍药三两；若胁下痞硬，去大枣，加牡蛎四两；若心下悸、小便不利者，去黄芩，加茯苓四两；若不渴、外有微热者，去人参，加桂枝三两，温覆微汗愈；若咳者，去人参、大枣、生姜，加五味子半升、干姜二两。

【**提要**】少阳病小柴胡汤的运用。

伤寒中风，有柴胡证，但见一证便是，不必悉具。凡柴胡汤病证而下之，若柴胡证不罢者，复与柴胡汤，必蒸蒸而振，却复发热汗出而解。（101）

伤寒，阳脉涩，阴脉弦，法当腹中急痛，先与小建中汤，不差者，与小柴胡汤主之。（100）

二级条文

【**提要**】少阳病的证治要点。

血弱气尽，腠理开，邪气因入，与正气相搏，结于胁下。正邪分争，往来寒热，休作有时，嘿嘿不欲饮食。脏腑相连，其痛必下，邪高痛下，故使呕也，小柴胡汤主之。服柴胡汤已，渴者，属阳明，以法治之。（97）

本太阳病不解，转入少阳者，胁下硬满，干呕不能食，往来寒热，尚未吐下，脉沉紧者，与小柴胡汤。（266）

【**提要**】少阳病伤寒四五日小柴胡汤的运用。

伤寒四五日，身热恶风，颈项强，胁下满，手足温而渴者，小柴胡汤主之。（99）

三级条文

【**提要**】辨阳微结证与纯阴结证。

伤寒五六日，头汗出，微恶寒，手足冷，心下满，口不欲食，大便硬，脉细者，此为阳微结，必有表，复有里也。脉沉，亦在里也，汗出为阳微，假令纯阴结，不得复有外证，悉入在里。此为半在里半在外也。脉虽沉紧，不得为少阴病，所以然者，阴不得有汗，今头汗出，故知非少阴也。可与小柴胡汤，设不了了者，得屎而解。(148)

【提要】表病里虚误下后的变证。

得病六七日，脉迟浮弱，恶风寒，手足温。医二三下之，不能食，而胁下满痛，面目及身黄，颈项强，小便难者，与柴胡汤，后必下重。本渴饮水而呕者，柴胡不中与也，食谷者哕。(98)

重点字词

往来寒热：恶寒与发热交替出现，休作有时。

阳微结：热结于里而致的大便秘结，叫作“阳结”，热结程度轻的叫作“阳微结”。

纯阴结：肾阳虚衰，阴寒凝结，无力温运而致的大便秘结，叫作“阴结”，没有兼夹证的阴结叫作“纯阴结”。

少阳病兼变证

一级条文

【提要】少阳兼太阳表证的证治。

伤寒六七日，发热微恶寒，支节烦疼，微呕，心下支结，外证未去者，柴胡桂枝汤主之。(146)

柴胡桂枝汤方：

桂枝（去皮），黄芩一两半，人参一两半，甘草一两（炙），半夏二合半（洗），芍药一两半，大枣六枚（擘），生姜一两半（切），柴胡四两。

上九味，以水七升，煮取三升，去滓。温服一升。

【提要】少阳病兼阳明里实的证治。

太阳病，过经十余日，反二三下之，后四五日，柴胡证仍在者，先与小柴胡。呕不止，心下急，郁郁微烦者，为未解也，与大柴胡汤，下之则愈。(103)

伤寒发热，汗出不解，心中痞硬，呕吐而下利者，大柴胡汤主之。(165)

大柴胡汤方：

柴胡半斤，黄芩三两，芍药三两，半夏半升（洗），生姜五两（切），枳实四枚（炙），大枣十二枚（擘）。

上七味，以水一斗二升，煮取六升，去滓，再煎，温服一升，日三服。一方加大黄二两。若不加，恐不为大柴胡汤。

【**提要**】少阳病兼水饮内结的证治。

伤寒五六日，已发汗而复下之，胸胁满微结，小便不利，渴而不呕，但头汗出，往来寒热，心烦者，此为未解也，柴胡桂枝干姜汤主之。（147）

柴胡桂枝干姜汤方：

柴胡半斤，桂枝三两（去皮），干姜二两，栝楼根四两，黄芩三两，牡蛎二两（熬），甘草二两（炙）。

上七味，以水一斗二升，煮取六升，去滓，再煎取三升，温服一升，日三服。初服微烦，复服汗出便愈。

【**提要**】邪气弥漫少阳，烦惊谵语的证治。

伤寒八九日，下之，胸满烦惊，小便不利，谵语，一身尽重，不可转侧者，柴胡加龙骨牡蛎汤主之。（107）

柴胡加龙骨牡蛎汤方：

柴胡四两，龙骨，黄芩，生姜（切），铅丹，人参，桂枝（去皮），茯苓各一两半，半夏二合半（洗），大黄二两，牡蛎一两半（熬），大枣六枚（擘）。

上十二味，以水八升，煮取四升，内大黄，切如碁子，更煮一两沸，去滓，温服一升。

【**提要**】少阳郁热内迫阳明的证治。

太阳与少阳合病，自下利者，与黄芩汤；若呕者，黄芩加半夏生姜汤主之。（172）

黄芩汤方：

黄芩三两，芍药二两，甘草二两（炙），大枣十二枚（擘）。

上四味，以水一斗，煮取三升，去滓，温服一升，日再夜一服。

黄芩加半夏生姜汤方：

黄芩三两，芍药二两，甘草二两（炙），大枣十二枚（擘），半夏半升（洗），生姜一两半（一方三两，切）。

上六味，以水一斗，煮取三升，去滓，温服一升，日再夜一服。

二级条文

【**提要**】少阳病变证治则。

若已吐、下、发汗、温针，谵语，柴胡汤证罢，此为坏病，知犯何逆，以法治之。（267）

【**提要**】少阳病兼阳明里实误下后的证治。

伤寒，十三日不解，胸胁满而呕，日晡所发潮热，已而微利。此本柴胡证，下之以不得利，今反利者，知医以丸药下之，此非其治也。潮热者，实也。先宜服小柴胡汤以解外，后以柴胡加芒硝汤主之。（104）

柴胡加芒硝汤方：

柴胡二两十六铢，黄芩一两，人参一两，甘草一两（炙），生姜一两（切），半夏五枚（洗），大枣四枚（擘），芒硝二两。

上八味，以水四升，煮取二升，去滓，内芒硝，更煮微沸，分温再服，不解更作。

【提要】附：热入血室证。

妇人中风，发热恶寒，经水适来，得之七八日，热除而脉迟身凉。胸胁下满，如结胸状，谵语者，此为热入血室也，当刺期门，随其实而取之。（143）

妇人中风，七八日续得寒热，发作有时，经水适断者，此为热入血室，其血必结，故使如疟状，发作有时，小柴胡汤主之。（144）

妇人伤寒，发热，经水适来，昼日明了，暮则谵语，如见鬼状者，此为热入血室。无犯胃气及上二焦，必自愈。（145）

三级条文

【提要】太阳少阳并病的证治。

太阳与少阳并病，头项强痛，或眩冒，时如结胸，心下痞硬者，当刺大椎第一间、肺俞、肝俞，慎不可发汗。发汗则谵语、脉弦。五日谵语不止，当刺期门。（142）

太阳少阳并病，心下硬，颈项强而眩者，当刺大椎、肺俞、肝俞，慎勿下之。（171）

太阳少阳并病，而反下之，成结胸，心下硬，下利不止，水浆不下，其人心烦。（150）

重点字词

血室：胞宫。

少阳病传变与预后

三级条文

【提要】少阳病传变与预后。

伤寒六七日，无大热，其人躁烦者，此为阳去入阴故也。（269）

伤寒三日，三阳为尽，三阴当受邪，其人反能食而不呕，此为三阴不受邪也。（270）

伤寒三日，少阳脉小者，欲已也。（271）

辨太阴病脉证并治

太阴病是三阴病的初始阶段，主要病机为脾阳虚弱、寒湿阻滞，病位在里，多为虚证、寒证，治疗以“当温之”为法。太阴病的阳虚程度较轻，一般预后较好。

太阴病辨证纲要

一级条文

【**提要**】太阴病提纲。

太阴之为病，腹满而吐，食不下，自利益甚，时腹自痛。若下之，必胸下结硬。（273）

二级条文

【**提要**】太阴病欲解时。

太阴病，欲解时，从亥至丑上。（275）

重点字词

从亥至丑上：即亥、子、丑这三个时辰，从21时至次日3时。

传世警言

太阴之为病，腹满而吐，食不下，自利益甚，时腹自痛。

太阴病本证

一级条文

【**提要**】太阴病的治则。

自利不渴者，属太阴，以其脏有寒故也，当温之，宜服四逆辈。（277）

重点字词

四逆辈：四逆汤、理中汤一类具有温阳散寒功效的方剂。

太阴病兼变证

一级条文

【提要】太阴腹痛证的证治。

本太阳病，医反下之，因而腹满时痛者，属太阴也，桂枝加芍药汤主之；大实痛者，桂枝加大黄汤主之。（279）

桂枝加芍药汤方：

桂枝三两（去皮），芍药六两，甘草二两（炙），大枣十二枚（擘），生姜三两（切）。

上五味，以水七升，煮取三升，去滓，温分三服。

桂枝加大黄汤方：

桂枝三两（去皮），大黄二两，芍药六两，生姜三两（切），甘草二两（炙），大枣十二枚（擘）。

上六味，以水七升，煮取三升，去滓，温服一升，日三服。

二级条文

【提要】太阴兼表的证治。

太阴病，脉浮者，可发汗，宜桂枝汤。（276）

【提要】太阴病发黄证。

伤寒发汗已，身目为黄，所以然者，以寒湿在里不解故也。以为不可下也，于寒湿中求之。（259）

三级条文

【提要】太阴脾虚，慎用酸苦之药。

太阴为病，脉弱，其人续自便利，设当行大黄芍药者，宜减之，以其人胃气弱，易动故也。（280）

太阴病预后

二级条文

【提要】辨太阴病转归。

太阴中风，四肢烦疼，阳微阴涩而长者，为欲愈。（274）

伤寒脉浮而缓，手足自温者，系在太阴；太阴当发身黄，若小便自利者，不能发黄；

至七八日，虽暴烦下利日十余行，必自止，以脾家实，腐秽当去故也。（278）

伤寒脉浮而缓，手足自温者，是为系在太阴。太阴者，身当发黄，若小便自利者，不能发黄，至七八日大便硬者，为阳明病也。（187）

重点字词

脾家实：脾阳恢复。

辨少阴病脉证并治

少阴病是外感病的危重阶段，治疗上总体以扶正为主，其病位在里，多为阴证、虚证、寒证，主要包括少阴寒化证、少阴热化证、少阴阳郁证、咽痛证等。治法上，对于少阴寒化证以回阳救逆为主；少阴热化证以育阴清热为主；少阴阳郁证以透达郁阳为主；咽痛证以利咽止痛为主。对于少阴病而言，阳气的存亡，往往对预后有决定性的作用。

少阴病辨证纲要

一级条文

【提要】少阴病提纲。

少阴之为病，脉微细，但欲寐也。（281）

二级条文

【提要】辨少阴病欲解时。

少阴病，欲解时，从子至寅上。（291）

三级条文

【提要】少阴病治疗禁忌。

少阴病，脉细沉数，病为在里，不可发汗。（285）

少阴病，脉微，不可发汗，亡阳故也。阳已虚，尺脉弱涩者，复不可下之。（286）

重点字词

但欲寐：精神萎靡，似睡非睡。

从子至寅上：即子、丑、寅三个时辰，从23时至次日5时。

传世警言

少阴之为病，脉微细，但欲寐也。

少阴病本证

一级条文

【提要】少阴病寒化证辨证要点。

少阴病，欲吐不吐，心烦，但欲寐。五六日自利而渴者，属少阴也，虚故引水自救，若小便色白者，少阴病形悉具，小便白者，以下焦虚有寒，不能制水，故令色白也。（282）

【提要】少阴病阳衰阴盛证的证治。

少阴病，脉沉者，急温之，宜四逆汤。（323）

四逆汤方：

甘草二两（炙），干姜一两半，附子一枚（生用，去皮，破八片）。

上三味，以水三升，煮取一升二合，去滓，分温再服。强人可大附子一枚，干姜三两。

【提要】少阴病阴盛格阳证的证治。

少阴病，下利清谷，里寒外热，手足厥逆，脉微欲绝，身反不恶寒，其人面色赤，或腹痛，或干呕，或咽痛，或利止脉不出者，通脉四逆汤主之。（317）

通脉四逆汤方：

甘草二两（炙），附子大者一枚（生用，去皮，破八片），干姜三两（强人可四两）。

上三味，以水三升，煮取一升二合，去滓，分温再服，其脉即出者愈。面色赤者，加葱九茎；腹中痛者，去葱，加芍药二两；呕者，加生姜二两；咽痛者，去芍药，加桔梗一两；利止脉不出者，去桔梗，加人参二两。

【提要】少阴病阳虚水泛证的证治。

少阴病，二三日不已，至四五日，腹痛，小便不利，四肢沉重疼痛，自下利者，此为有水气。其人或咳，或小便利，或下利，或呕者，真武汤主之。（316）

真武汤方：

茯苓三两，芍药三两，白术二两，生姜三两（切），附子一枚（炮，去皮，破八片）。

上五味，以水八升，煮取三升，去滓，温服七合，日三服。若咳者，加五味子半升、细辛一两、干姜各一两；若小便利者，去茯苓；若下利者，去芍药，加干姜二两；若呕者，去附子，加生姜，足前为半斤。

【提要】少阴病阳虚寒湿身痛的证治。

少阴病，得之一二日，口中和，其背恶寒者，当灸之，附子汤主之。（304）

少阴病，身体痛，手足寒，骨节痛，脉沉者，附子汤主之。（305）

附子汤方：

附子二枚（炮，去皮，破八片），茯苓三两，人参二两，白术四两，芍药三两。

上五味，以水八升，煮取三升，去滓，温服一升，日三服。

【提要】少阴病虚寒下利，便脓血，滑脱失禁的证治。

少阴病，下利便脓血者，桃花汤主之。（306）

少阴病，二三日至四五日，腹痛，小便不利，下利不止，便脓血者，桃花汤主之。（307）

桃花汤方：

赤石脂一斤（一半全用，一半筛末），干姜一两，粳米一升。

上三味，以水七升，煮米令熟，去滓，温服七合，内赤石脂末，方寸匕，日三服。若一服愈，余勿服。

【提要】少阴病阴虚火旺的证治。

少阴病，得之二三日以上，心中烦，不得卧，黄连阿胶汤主之。（303）

黄连阿胶汤：

黄连四两，黄芩二两，芍药二两，鸡子黄二枚，阿胶三两。

上五味，以水六升，先煮三物，取二升，去滓，内胶烊尽，小冷，内鸡子黄，搅令相得，温服七合，日三服。

【提要】少阴病阴虚内热，水热互结的证治。

少阴病，下利六七日，咳而呕渴，心烦不得眠者，猪苓汤主之。（319）

方见“辨阳明病脉证并治”。

【提要】少阴病阳郁致厥的证治。

少阴病，四逆，其人或咳，或悸，或小便不利，或腹中痛，或泄利下重者，四逆散主之。（318）

四逆散方：

甘草（炙），枳实（破，水渍，炙干），柴胡，芍药。

上四味，各十分，捣筛，白饮和，服方寸匕，日三服。咳者，加五味子、干姜各五分，并主下利；悸者，加桂枝五分；小便不利者，加茯苓五分；腹中痛，加附子一枚，炮令坼；泄利下重者，先以水五升，煮薤白三升，煮取三升，去滓，以散三方寸匕内汤中，煮取一升半，分温再服。

二级条文

【提要】少阴病阴盛戴阳证的证治。

少阴病，下利，白通汤主之。（314）

白通汤方：

葱白四茎，干姜一两，附子一枚（生，去皮，破八片）。

上三味，以水三升，煮取一升，去滓，分温再服。

少阴病，下利脉微者，与白通汤。利不止，厥逆无脉，干呕烦者，白通加猪胆汁汤主之。服汤脉暴出者死，微续者生。（315）

白通加猪胆汁汤方：

葱白四茎，干姜一两，附子一枚（生，去皮，破八片），人尿五合，猪胆汁一合。

上五味，以水三升，煮取一升，去滓，内胆汁、人尿，和令相得，分温再服。若无胆，亦可用。

【提要】阳虚阴盛，浊阴犯胃的证治。

少阴病，吐利，手足逆冷，烦躁欲死者，吴茱萸汤主之。（309）

三级条文

【提要】少阴病寒化证。

病人脉阴阳俱紧，反汗出者，亡阳也，此属少阴，法当咽痛而复吐利。（283）

少阴病，饮食入口则吐，心中温温欲吐，复不能吐。始得之，手足寒，脉弦迟者，此胸中实，不可下也，当吐之。若膈上有寒饮，干呕者，不可吐也，当温之，宜四逆汤。（324）

【提要】少阴病正虚气陷证。

少阴病，下利，脉微涩，呕而汗出，必数更衣，反少者，当温其上，灸之。（325）

重点字词

口中和：口中不苦、不渴、不燥。

泄利下重：下利，伴重坠不爽感。

脉暴出：脉搏突然出现浮大躁动之象。

少阴病兼变证

一级条文

【提要】少阴病阳虚兼表证的证治。

少阴病，始得之，反发热，脉沉者，麻黄细辛附子汤主之。（301）

麻黄细辛附子汤方：

麻黄二两（去节），细辛二两，附子一枚（炮，去节，破八片）。

上三味，以水一斗，先煮麻黄，减二升，去上沫，内诸药，煮取三升，去滓，温服一升，日三服。

二级条文

【提要】少阴病兼表证的证治。

少阴病，得之二三日，麻黄附子甘草汤微发汗。以二三日无里证，故微发汗也。(302)

麻黄附子甘草汤方：

麻黄二两(去节)，甘草二两(炙)，附子一枚(炮，去皮，破八片)。

上三味，以水七升，先煮麻黄一两沸，去上沫，内诸药，煮取三升，去滓，温服一升，日三服。

【提要】少阴病三急下证。

少阴病，得之二三日，口燥咽干者，急下之，宜大承气汤。(320)

少阴病，自利清水，色纯青，心下必痛，口干燥者，可下之，宜大承气汤。(321)

少阴病，六七日，腹胀不大便者，急下之，宜大承气汤。(322)

三级条文

【提要】少阴病热移膀胱的变证。

少阴病，八九日，一身手足尽热者，以热在膀胱，必便血也。(293)

【提要】少阴病伤津动血的变证。

少阴病，咳而下利谵语者，被火气劫故也，小便必难，以强责少阴汗也。(284)

少阴病，但厥无汗，而强发之，必动其血，未知从何道出，或从口鼻，或从目出者，是名下厥上竭，为难治。(294)

咽痛证

一级条文

【提要】少阴客热咽痛的证治。

少阴病，二三日，咽痛者，可与甘草汤，不差，与桔梗汤。(311)

甘草汤方：

甘草二两。

上一味，以水三升，煮取一升半，去滓，温服七合，日二服。

桔梗汤方：

桔梗一两，甘草二两。

上二味，以水三升，煮取一升，去滓，温分再服。

二级条文

【提要】少阴阴虚，虚热上扰咽痛的证治。

少阴病，下利咽痛，胸满心烦，猪肤汤主之。（310）

猪肤汤方：

猪肤一斤。

上一味，以水一斗，煮取五升，去滓，加白蜜一升，白粉五合，熬香，和令相得，温分六服。

【提要】少阴病咽中生疮的证治。

少阴病，咽中伤，生疮，不能语言，声不出者，苦酒汤主之。（312）

苦酒汤方：

半夏十四枚（如枣核大，洗，破），鸡子一枚（去黄，内上苦酒，着鸡子壳中）。

上二味，内半夏，着苦酒中，以鸡子壳置刀环中，安火上，令三沸，去滓，少少含咽之，不差，更作三剂。

三级条文

【提要】少阴客寒咽痛的证治。

少阴病，咽中痛，半夏散及汤主之。（313）

半夏散及汤方：

半夏（洗），桂枝（去皮），甘草（炙）。

上三味，等分，各别捣筛已，合治之，白饮和，服方寸匕，日三服。若不能散服者，以水一升，煎七沸，内散两方寸匕，更煮三沸，下火令小冷，少少咽之。半夏有毒，不当散服。

少阴病预后

三级条文

【提要】少阴病的预后。

少阴病，脉紧，至七八日，自下利，脉暴微，手足反温，脉紧反去者，为欲解也，虽烦下利，必自愈。（287）

少阴中风，脉阳微阴浮者，为欲愈。（290）

少阴病，下利，若利自止，恶寒而蜷卧，手足温者，可治。（288）

少阴病，恶寒而蜷，时自烦，欲去衣被者，可治。（289）

少阴病，吐利，手足不逆冷，反发热者，不死。脉不至者，灸少阴七壮。（292）

少阴病，恶寒身蜷而利，手足逆冷者，不治。（295）

少阴病，吐利躁烦，四逆者死。（296）

少阴病，下利止而头眩，时时自冒者死。（297）

少阴病，四逆恶寒而身蜷，脉不至，不烦而躁者死。（298）

少阴病，六七日，息高者死。（299）

少阴病，脉微细沉，但欲卧，汗出不烦，自欲吐，至五六日自利，复烦躁不得卧寐者死。（300）

辨厥阴病脉证并治

厥阴病是伤寒六经病的最后阶段，既有阴极阳衰的危重证候，又有阴尽阳生的转机。厥阴病主要包括厥阴寒热错杂证、厥阴寒证、厥阴热证、厥热胜复证。治法上，厥阴寒热错杂证以清上温下为主；厥阴寒证以温经散寒养血为主；厥阴热证以凉肝解毒为主。厥热胜复的情况对判断病势的进退及预后有重要参考价值。篇中列举了厥逆、呕吐、哕、下利等辨证论治的内容。

厥阴病辨证纲要

一级条文

【提要】厥阴病提纲。

厥阴之为病，消渴，气上撞心，心中疼热，饥而不欲食，食则吐蛔，下之利不止。(326)

二级条文

【提要】厥阴病欲解时。

厥阴病欲解时，从丑至卯上。(328)

【提要】上热下寒，正虚阳郁的证治。

伤寒六七日，大下后，寸脉沉而迟，手足厥逆，下部脉不至，喉咽不利，唾脓血，泄利不止者，为难治，麻黄升麻汤主之。(357)

麻黄升麻汤方：

麻黄二两半(去节)，升麻一两一分，当归一两一分，知母十八铢，黄芩十八铢，葳蕤十八铢，芍药六铢，天门冬六铢(去心)，桂枝六铢(去皮)，茯苓六铢，甘草六铢(炙)，石膏六铢(碎，绵里)，白术六铢，干姜六铢。

上十四味，以水一斗，先煮麻黄一两沸，去上沫，内诸药，煮取三升，去滓，分温三服。相去如炊三斗米顷，令尽，汗出愈。

重点字词

从丑至卯上：即丑、寅、卯这三个时辰，从1时至7时。

传世警言

厥阴之为病，消渴，气上撞心，心中疼热，饥而不欲食，食则吐蛔，下之利不止。

厥阴病本证

一级条文

【**提要**】辨脏厥与蛔厥，蛔厥的证治。

伤寒，脉微而厥，至七八日，肤冷，其人躁，无暂安时者，此为脏厥，非蛔厥也。蛔厥者，其人当吐蛔。今病者静，而复时烦者，此为脏寒，蛔上入其膈，故烦，须臾复止，得食而呕，又烦者，蛔闻食臭出，其人常自吐蛔。蛔厥者，乌梅丸主之。又主久利。（338）

乌梅丸方：

乌梅三百枚，细辛六两，干姜十两，黄连十六两，当归四两，附子六两（炮，去皮），蜀椒四两（出汗），桂枝六两（去皮），人参六两，黄柏六两。

上十味，异捣筛，合治之，以苦酒渍乌梅一宿，去核，蒸之五斗米下，饭熟，捣成泥，和药令相得，内臼中，与蜜杵二千下，丸如梧桐子大，先食饮服十丸，日三服，稍加至二十丸。禁生冷、滑物、臭食等。

【**提要**】上热下寒，寒热格拒的证治。

伤寒本自寒下，医复吐下之，寒格更逆吐下，若食入口即吐，干姜黄芩黄连人参汤主之。（359）

干姜黄芩黄连人参汤方：

干姜，黄芩，黄连，人参各三两。

上四味，以水六升，煮取二升，去滓，分温再服。

【**提要**】厥阴寒证的证治。

手足厥寒，脉细欲绝者，当归四逆汤主之。（351）

当归四逆汤方：

当归三两，桂枝三两（去皮），芍药三两，细辛三两，甘草二两（炙），通草二两，大枣二十五枚（擘，一法十二枚）。

上七味，以水八升，煮取三升，去滓，温服一升，日三服。

若其人内有久寒者，宜当归四逆加吴茱萸生姜汤主之。（352）

当归四逆加吴茱萸生姜汤方：

当归三两，芍药三两，甘草二两（炙），通草二两，桂枝三两（去皮），细辛三两，生姜半斤（切），吴茱萸二升，大枣二十五枚（擘）。

上九味，以水六升，清酒六升和，煮取五升，去滓，温分五服。

干呕吐涎沫，头痛者，吴茱萸汤主之。（378）

【提要】厥阴热利的证治。

热利下重者，白头翁汤主之。（371）

下利欲饮水者，以有热故也，白头翁汤主之。（373）

白头翁汤方：

白头翁二两，黄柏三两，黄连三两，秦皮三两。

上四味，以水七升，煮取二升，去滓，温服一升；不愈，更服一升。

重点字词

脏厥：肾阳极虚而致的四肢厥冷。

蛔厥：蛔虫内扰，气机逆乱所致的四肢厥冷。

久寒：这里主要指肝胃的陈寒痼疾。

辨厥逆证

一级条文

【提要】厥逆病机。

凡厥者，阴阳气不相顺接，便为厥。厥者，手足逆冷者是也。（337）

【提要】热厥的证治。

伤寒脉滑而厥者，里有热也，白虎汤主之。（350）

二级条文

【提要】热厥。

伤寒一二日至四五日，厥者必发热，前热者后必厥，厥深者热亦深，厥微者热亦微。厥应下之，而反发汗者，必口伤烂赤。（335）

【提要】阳虚寒厥。

大汗出，热不去，内拘急，四肢疼，又下利厥逆而恶寒者，四逆汤主之。（353）

大汗，若大下利，而厥冷者，四逆汤主之。（354）

【提要】阳虚水停中焦致厥。

伤寒厥而心下悸，宜先治水，当服茯苓甘草汤，却治其厥。不尔，水渍入胃，必作利也。（356）

三级条文

【提要】热厥轻证。

伤寒热少微厥，指头寒，嘿嘿不欲食，烦躁数日，小便利，色白者，此热除也，欲得食，其病为愈。若厥而呕，胸胁烦满者，其后必便血。（339）

【提要】冷结膀胱关元而致厥。

病者手足厥冷，言我不结胸，小腹满，按之痛者，此冷结在膀胱关元也。（340）

【提要】痰实阻滞于胸而致厥。

病人手足厥冷，脉乍紧者，邪结在胸中。心下满而烦，饥不能食者，病在胸中，当须吐之，宜瓜蒂散。（355）

【提要】虚寒厥证的治疗禁忌。

诸四逆厥者，不可下之，虚家亦然。（330）

伤寒五六日，不结胸，腹濡，脉虚复厥者，不可下，此亡血，下之死。（347）

伤寒脉促，手足厥逆，可灸之。（349）

传世警言

凡厥者，阴阳气不相顺接，便为厥。

辨呕哕下利证

一级条文

【提要】胆热内郁，胆逆犯胃呕逆。

呕而发热者，小柴胡汤主之。（379）

二级条文

【提要】阳虚阴盛呕逆。

呕而脉弱，小便复利，身有微热，见厥者难治，四逆汤主之。（377）

【提要】痈脓致呕的治疗禁忌。

呕家有痈脓者，不可治，呕脓尽自愈。（376）

【提要】燥屎内结下利的证治。

下利谵语者，有燥屎也，宜小承气汤。（374）

【提要】下利愈后，热扰胸膈。

下利后更烦，按之心下濡者，为虚烦也，宜栀子豉汤。（375）

【提要】阴盛格阳下利的证治。

下利清谷，里寒外热，汗出而厥者，通脉四逆汤主之。（370）

【提要】虚寒下利兼表证。

下利清谷，不可攻表，汗出必胀满。（364）

下利腹胀满，身体疼痛者，先温其里，乃攻其表，温里宜四逆汤，攻表宜桂枝汤。（372）

三级条文

【提要】哕证。

伤寒大吐大下之，极虚，复极汗者，其人外气怫郁，复与之水，以发其汗，因得哕，所以然者，胃中寒冷故也。（380）

伤寒，哕而腹满，视其前后，知何部不利，利之即愈。（381）

【提要】下利辨证。

伤寒四五日，腹中痛，若转气下趣少腹者，此欲自利也。（358）

下利，脉沉弦者，下重也；脉大者，为未止；脉微弱数者，为欲自止，虽发热，不死。（365）

【提要】虚寒下利的转归。

下利，有微热而渴，脉弱者，今自愈。（360）

下利，脉数，有微热汗出，今自愈。设复紧为未解。（361）

下利，寸脉反浮数，尺中自涩者，必清脓血。（363）

下利，脉沉而迟，其人面少赤，身有微热，下利清谷者，必郁冒，汗出而解，病人必微厥。所以然者，其面戴阳，下虚故也。（366）

下利，脉数而渴者，今自愈。设不差，必清脓血，以有热故也。（367）

下利后脉绝，手足厥冷，晬时脉还，手足温者生，脉不还者死。（368）

伤寒下利，日十余行，脉反实者死。（369）

辨厥热胜复证

二级条文

【提要】根据厥、热时间长短判断预后。

伤寒先厥，后发热而利者，必自止，见厥复利。（331）

伤寒先厥后发热，下利必自止，而反汗出，咽中痛者，其喉为痹。发热无汗，而利必自止，若不止，必便脓血，便脓血者，其喉不痹。（334）

伤寒病，厥五日，热亦五日，设六日当复厥，不厥者自愈。厥终不过五日，以热五日，故知自愈。（336）

伤寒发热四日，厥反三日，复热四日，厥少热多者，其病当愈。四日至七日，热不除者，必便脓血。(341)

伤寒厥四日，热反三日，复厥五日，其病为进。寒多热少，阳气退，故为进也。(342)

三级条文

【提要】厥热胜复中出现除中证。

伤寒始发热六日，厥反九日而利。凡厥利者，当不能食，今反能食者，恐为除中。食以索饼，不发热者，知胃气尚在，必愈，恐暴热来出而复去也。后日脉之，其热续在者，期之旦日夜半愈。所以然者，本发热六日，厥反九日，复发热三日，并前六日，亦为九日，与厥相应，故期之旦日夜半愈。后三日脉之，而脉数，其热不罢者，此为热气有余，必发痈脓也。(332)

伤寒脉迟六七日，而反与黄芩汤彻其热。脉迟为寒，今与黄芩汤，复除其热，腹中应冷，当不能食，今反能食，此名除中，必死。(333)

重点字词

除中：证候名。指中气衰败之危证。临床表现为证情危殆，反而欲思饮食。

厥阴病预后

三级条文

【提要】厥阴病的预后。

厥阴中风，脉微浮为欲愈，不浮为未愈。(327)

厥阴病，渴欲饮水者，少少与之，愈。(329)

伤寒六七日，脉微，手足厥冷，烦躁，灸厥阴，厥不还者，死。(343)

伤寒发热，下利厥逆，躁不得卧者，死。(344)

伤寒发热，下利至甚，厥不止者，死。(345)

伤寒六七日，不利，便发热而利，其人汗出不止者，死。有阴无阳故也。(346)

发热而厥，七日下利者，为难治。(348)

下利，手足厥冷，无脉者，灸之不温，若脉不还，反微喘者，死。少阴负趺阳者，为顺也。(362)

辨霍乱病脉证并治

霍乱病以突发呕吐、下利为主要临床表现，包括多种急性胃肠疾病。该病与伤寒有相似之处，故列于六经病后，以兹鉴别。西医学的霍乱是由霍乱弧菌引起的烈性肠道传染病，与中医学的霍乱病不同。

霍乱病脉证

一级条文

【提要】霍乱病的脉证。

问曰：病有霍乱者何？答曰：呕吐而利，名曰霍乱。(382)

问曰：病发热头痛，身疼恶寒，吐利者，此属何病？答曰：此名霍乱。霍乱自吐下，又利止，复更发热也。(383)

霍乱病证治

一级条文

【提要】霍乱病表里寒热不同的证治。

霍乱，头痛发热，身疼痛，热多欲饮水者，五苓散主之；寒多不用水者，理中丸主之。(386)

五苓散方见“辨太阳病脉证并治”。

理中丸方：

人参，干姜，甘草（炙），白术各三两。

上四味，捣筛，蜜和为丸，如鸡子黄许大，以沸汤数合，和一丸，研碎，温服之，日三四，夜二服，腹中未热，益至三四丸，然不及汤。

汤法：以四物依两数切，用水八升，煮取三升，去滓，温服一升，日三服。若脐上筑者，肾气动也，去术，加桂四两；吐多者，去术，加生姜三两；下多者，还用术；悸者，加茯苓二两；渴欲得水者，加术，足前成四两半；腹中痛者，加人参，足前成四两半；寒者，加干姜，足前成四两半；腹满者，去术，加附子一枚。服汤后如食顷，饮热粥一升许，微自温，勿发揭衣被。

二级条文

【提要】霍乱致阴盛亡阳的证治。

吐利汗出，发热恶寒，四肢拘急，手足厥冷者，四逆汤主之。（388）

既吐且利，小便复利，而大汗出，下利清谷，内寒外热，脉微欲绝者，四逆汤主之。（389）

【提要】霍乱亡阳脱液的证治。

恶寒脉微而复利，利止，亡血也，四逆加人参汤主之。（385）

四逆加人参汤方：

甘草二两（炙），附子一枚（生，去皮，破八片），干姜一两半，人参一两。

上四味，以水三升，煮取一升二合，去滓，分温再服。

【提要】霍乱里和而表未解的证治。

吐利止，而身痛不休者，当消息和解其外，宜桂枝汤小和之。（387）

三级条文

【提要】辨霍乱与伤寒下利异同。

伤寒，其脉微涩者，本是霍乱，今是伤寒，却四五日，至阴经上，转入阴必利，本呕下利者，不可治也。欲似大便，而反矢气，仍不利者，此属阳明也，便必硬，十三日愈，所以然者，经尽故也。下利后当便硬，硬则能食者愈，今反不能食，到后经中，颇能食，复过一经能食，过之一日当愈，不愈者，不属阳明也。（384）

【提要】霍乱阳亡阴竭的证治。

吐已下断，汗出而厥，四肢拘急不解，脉微欲绝者，通脉四逆加猪胆汤主之。（390）

通脉四逆加猪胆汤方：

甘草二两（炙），干姜三两（强人可四两），附子大者一枚（生，去皮，破八片），猪胆汁半合。

上四味，以水三升，煮取一升二合，去滓，内猪胆汁，分温再服，其脉即来。无猪胆，以羊胆代之。

【提要】霍乱愈后的调养。

吐利发汗，脉平，小烦者，以新虚不胜谷气故也。（391）

重点字词

亡血：此指亡津液。

辨阴阳易差后劳复病脉证并治

伤寒大病初愈，正气未复，余邪未尽，应注意饮食起居，重视调养，防止疾病复发。

阴阳易证

三级条文

【**提要**】阴阳易的证治。

伤寒，阴阳易之为病，其人身体重，少气，少腹里急，或引阴中拘挛，热上冲胸，头重不欲举，眼中生花，膝胫拘急者，烧裈散主之。(392)

烧裈散方：

妇人中裈，近隐处，取烧作灰。

上一味，水服方寸匕，日三服，小便即利，阴头微肿，此为愈矣。妇人病取男子裈烧服。

差后劳复证

一级条文

【**提要**】大病新差劳复的证治。

大病差后，劳复者，枳实栀子豉汤主之。(393)

枳实栀子豉汤方：

枳实三枚（炙），栀子十四个（擘），豉一升（绵裹）。

上三味，以清浆水七升，空煮取四升，内枳实、栀子，煮取二升，下豉，更煮五六沸，去滓，温分再服，覆令微似汗。若有宿食者，内大黄如博棋子五六枚，服之愈。

【**提要**】病后虚寒喜唾的证治。

大病差后，喜唾，久不了了，胸上有寒，当以丸药温之，宜理中丸。(396)

【**提要**】病后余热未清，津气两伤的证治。

伤寒解后，虚羸少气，气逆欲吐，竹叶石膏汤主之。(397)

竹叶石膏汤方：

竹叶二把，石膏一斤，半夏半升（洗），麦门冬一升（去心），人参二两，甘草二两（炙），粳米半升。

上七味，以水一斗，煮取六升，去滓，内粳米，煮米熟，汤成去米，温服一升，日三服。

二级条文

【提要】伤寒差后更发热的证治。

伤寒差以后，更发热，小柴胡汤主之。脉浮者，以汗解之；脉沉实者，以下解之。（394）

【提要】伤寒差后腰以下有水气的证治。

大病差后，从腰以下有水气者，牡蛎泽泻散主之。（395）

牡蛎泽泻散方：

牡蛎（熬），泽泻，蜀漆（洗去腥），葶苈子（熬），商陆根（熬），海藻（洗去咸），栝楼根各等分。

上七味，异捣，下筛为散，更于臼中治之。白饮和服方寸匕，日三服。

【提要】差后饮食调理。

病人脉已解，而日暮微烦，以病新差，人强与谷，脾胃气尚弱，不能消谷，故令微烦，损谷则愈。（398）

《金匮要略》大纲

脏腑经络先后病脉证第一

1. 掌握治未病的思想 1（所附号码是《金匮要略》各篇的条文号，下同）。

2. 掌握人与自然的关系，发病的原因，病因致病的三种途径，以及预防疾病的方法 2。

3. 掌握厥阳的病机 10。

4. 掌握卒厥的病机及预后 11。

5. 掌握判断疾病预后的一般规律 12。

6. 掌握表里同病的先后缓急治则 14。

7. 掌握痼疾加卒病的先后治则 15。

8. 熟悉脉象主病随部位不同而有所差异 9。

9. 熟悉疾病（阳病、阴病）的分类；五邪中人的一般规律 13。

10. 熟悉临证应根据五脏病喜恶进行调护 16。

11. 熟悉临证应审因论治 17。

12. 了解四诊诊断要领，以四诊判断疾病的预后 3、4、5、6、7。

13. 了解四种异常的气候 8。

痉湿暍病脉证治第二

1. 掌握痉病的分类及特点 1、2。

2. 掌握柔痉的主证特点及主方 11。

3. 掌握风湿在表的正确发汗方法 18。

4. 掌握湿病的主要脉证及湿病偏里位的治法 14。

5. 掌握寒湿在表的证治 20。

6. 掌握风湿在表的证治 21。

7. 掌握风湿兼气虚的证治 22。

8. 掌握风湿在表兼表阳虚的证治 23。

9. 掌握风湿表里阳虚的证治 24。

10. 熟悉痉病的主要脉证，以及从脉象变化中判断预后 7、8、9。

11. 熟悉欲作刚痉的证治 12。

12. 熟悉刚痉的证治 13。

13. 熟悉湿病日久可出现身黄的表现，亦预示着可向黄疸病传 15。

14. 了解误治损伤津液可引发痉病 3、4、5。

15. 了解痉病的预后 6、10。

16. 了解湿病的外治方法 19。

百合狐惑阴阳毒病脉证治第三

1. 掌握百合病的病因病机、脉证特点及预后 1。

2. 掌握百合病的正治法 5。

3. 掌握狐惑病的临床表现及证治 10。
4. 掌握狐惑病酿脓的证治 13。
5. 熟悉百合病误治后的救治法 2、3、4。
6. 熟悉百合病的治疗原则 9。
7. 了解百合病的变治法 6、7、8。
8. 了解狐惑病的外治法 11、12。
9. 了解阴毒和阳毒的证治 14、15。

疟病脉证并治第四

1. 掌握疟母的形成、证治及转归 2。
2. 熟悉温疟的证治 4。
3. 熟悉牡疟的证治 5。
4. 了解附《外台秘要》方。

中风历节病脉证并治第五

1. 掌握中风病的脉证及与痹证的鉴别 1。
2. 掌握中风病的病机，以及病变在络、在经、在腑、在经的不同见症 2。
3. 掌握历节病的病机 4。
4. 掌握风湿历节的证治及附方续命汤 7。
5. 掌握寒湿历节的证治及附方乌头汤、崔氏八味丸 9。
6. 熟悉血虚火盛可用附方防己地黄汤。
7. 了解营卫虚弱易招致邪风入侵 3。
8. 了解偏嗜酸咸可引发历节病，以及黄汗与历节之间可相互病传 9。
9. 了解风夹寒，寒热错杂可用附方侯氏黑散。
10. 了解中风病阳热内盛可用附方风引汤。

血痹虚劳病脉证并治第六

1. 掌握血痹的成因及证治 1、2。
2. 掌握虚劳病脉象总纲 3。
3. 掌握虚劳病的症状特点及发病与季节的关系 6。
4. 掌握虚劳失精梦交的证治 8。
5. 掌握脾胃阴阳两虚，虚劳里急的证治 12。
6. 掌握脾气虚弱的证治 13。
7. 掌握肾气虚的虚劳腰痛的证治 14。
8. 掌握虚劳干血的证治 18。
9. 熟悉虚劳风气百疾的证治 15。
10. 熟悉虚劳不寐的证治 16。

11. 了解附方炙甘草汤、獭肝散。

肺痿肺痈咳嗽上气病脉证治第七

1. 掌握虚寒肺痿的证治，以及肺痿与消渴之间的相互传变关系 5。
2. 掌握咳嗽上气病寒饮郁肺的证治 6。
3. 掌握虚热肺痿的证治 10。
4. 掌握肺痈邪实壅滞的证治 11、15。
5. 熟悉肺痿的成因，肺痿和肺痈的主症和鉴别 1。
6. 熟悉寒饮夹热喘咳病，病位偏表和偏里的不同证治 8、9。
7. 熟悉肺痈脓溃的症状和治法 12。
8. 熟悉饮热迫肺的肺胀证治 13。
9. 熟悉外寒内饮的肺胀证治 14。
10. 了解痰浊壅肺的咳喘证治 7。

奔豚气病脉证治第八

1. 掌握诸逆（水饮冲逆、火热冲逆、血虚而血行不畅之冲逆）夹杂奔豚的证治 2。
2. 熟悉奔豚病的成因和主症 1。
3. 了解误汗后阳虚寒逆之奔豚证治 3、4。

胸痹心痛短气病脉证治第九

1. 掌握胸痹、心痛的病因病机 1。
2. 掌握胸痹的主要脉证和主方 3。
3. 掌握胸痹胸痹重证的证治 4。
4. 掌握胸痹的虚实异治 5。
5. 掌握心痛轻证的证治 8。
6. 掌握心痛重证的证治 9。
7. 熟悉胸痹水饮偏盛和气滞偏重的证治异同 6、7。
8. 了解胸痹短气的表现是由邪（水饮邪气）实导致的 2。

腹满寒疝宿食病脉证治第十

1. 掌握腹满里实兼表证的证治 9。
2. 掌握寒饮逆满的腹满证治 10。
3. 掌握腹满，胀重于积的证治 11。
4. 掌握疝的病机和阴寒痼结证的治疗 17。
5. 掌握寒疝血虚内寒的证治 18。
6. 熟悉虚寒性腹满的病机和辨证 1。
7. 熟悉腹满的虚实辨证和腹满实热证的治法 2。
8. 熟悉腹满虚寒证的治法 3。

9. 熟悉腹满实热虚寒夹杂的证治 12。

10. 熟悉腹满积胀俱重的证治 13。

11. 熟悉腹满脾虚寒盛的证治 14。

12. 熟悉腹满寒实内结的证治 15。

13. 熟悉寒饮并发厥逆的证治 16。

14. 熟悉寒疝兼表的证治 19。

15. 了解宿食在下的脉证和治法 22、23。

五脏风寒积聚病脉证并治第十一

1. 掌握肝着的证治 7。

2. 掌握肾着的成因和证治 16。

3. 熟悉脾约的病机和证治 15。

4. 了解三焦功能衰退的病变特点 18。

5. 了解积、聚、槃气的区别 20。

痰饮咳嗽病脉证并治第十二

1. 掌握水饮病的分类及各类型的主症表现 1、2。

2. 掌握痰饮病的治疗大法 15。

3. 掌握痰饮停留心下的证治 16。

4. 掌握痰饮在脾与在肾的证治 17。

5. 掌握悬饮的治疗 22。

6. 掌握溢饮的治法和方药 23。

7. 掌握膈间支饮的证治 24。

8. 掌握支饮上冲，蒙蔽清窍的证治 25。

9. 掌握饮呕吐的证治 28。

10. 掌握支饮呕吐重证的证治 30、41。

11. 熟悉痰饮的成因与主症 12。

12. 熟悉支饮阻塞不得息的证治 18。

13. 熟悉肺壅肠实的证治 26。

14. 熟悉肠间饮聚成实的证治 29。

15. 熟悉下焦饮逆兼化热的证治 31。

16. 熟悉心胸中有停痰宿水的证治 35。

17. 了解饮病偏上焦表位的主要症状 13。

18. 了解支饮的症状表现 14。

19. 了解小青龙汤服后的疾病转归及对治方药 36、37、38、39、40。

消渴小便不利淋病脉证并治第十三

1. 掌握消渴的病机和症状 2。

2. 掌握消渴肾气亏虚的证治 3。

3. 掌握上燥下寒，小便不利证的治 10。

4. 掌握小便不利的证治方药，湿热夹瘀用蒲灰散、滑石白鱼散治疗；脾肾亏虚用茯苓戎盐汤治疗 11。

5. 熟悉消渴膀胱气化不利的证治 4、5。

6. 熟悉渴欲饮水不止的治法 6。

7. 熟悉肺胃热盛的消渴证治 12。

8. 了解淋病的症状 7。

9. 了解淋家禁用汗法 9。

水气病脉证并治第十四

1. 掌握水气病的分类、主症、治法及预后 1。

2. 掌握风水的发病机理及与黄汗的鉴别 2。

3. 掌握里水的主症和治法 5。

4. 掌握水气病的脉证和病机 10。

5. 掌握水气病的治疗大法 18。

6. 掌握水分病和血分病的鉴别 20。

7. 掌握风水虚证的证治 22。

8. 掌握风水实证的证治 23。

9. 掌握皮水的证治 24。

10. 掌握里水偏表，以及里水兼中焦虚弱的证治 25。

11. 掌握风水之风气强与水气强的证治 26。

12. 熟悉风水的发病机理及传变情况 4。

13. 熟悉皮水水饮与邪热充斥下焦的证治 27。

14. 熟悉黄汗的发病机理及黄汗邪风湿热的证治 28。

15. 熟悉黄汗的传变情况 29。

16. 熟悉气分病的证治 31、32。

17. 了解补充论述风水的脉证 3。

18. 了解水气病水饮结聚成实可攻下 11。

19. 了解三焦病症与水气病的关系及血病及水的病机 19。

20. 了解气分病的发病机理，水气得解的判断标准 30。

黄疸病脉证并治第十五

1. 掌握黄疸病的发病机理 1。

2. 掌握谷疸湿热俱盛的证治 13。
3. 掌握酒疸的证治 15。
4. 掌握黄疸兼表虚的证治 16。
5. 掌握黄疸湿重于热的证治 18。
6. 掌握黄疸热重于湿的证治 19。
7. 熟悉黄疸的病机、分类，以及各型的主症 2。
8. 熟悉女劳疸的证治 14。
9. 熟悉黄疸误治的救治方 20。
10. 了解欲作谷疸的病机 3。
11. 了解黄疸兼少阳证的证治 21。
12. 了解黄疸燥热内结的证治 17。
13. 了解虚黄的证治 22。

惊悸吐衄下血胸满瘀血病脉证治第十六

1. 掌握瘀血的脉证 10。
2. 掌握水饮致悸的证治 13。
3. 掌握虚寒吐血的证治 14。
4. 掌握虚寒便血的证治 15。
5. 掌握湿热便血的证治 16。
6. 熟悉里热盛吐衄的证治 17。
7. 了解从脉象论述惊、悸的病机 1。
8. 了解亡血禁发汗，以及误汗后的变证 9。

呕吐哕下利病脉证治第十七

1. 掌握呕吐寒饮内停的基本治法 12。
2. 掌握呕吐虚寒证的治法 16。
3. 熟悉呕吐胃虚寒凝的证治 8。
4. 熟悉呕吐胃肠实热的证治 17。
5. 熟悉呕吐水饮阻碍，气化不利的证治 18。
6. 熟悉呕吐虚寒饮逆的证治 20。
7. 熟悉寒饮搏结胸胃的证治 21。
8. 熟悉呃逆胃虚夹热的证治 23。
9. 了解呕吐并见痈脓的治法 1。
10. 了解呕吐脾胃虚弱的病机、脉证、预后 5。
11. 了解呕吐寒热错杂的证治 10。
12. 了解水饮病机解除后，津液未复口渴的调治法 13。

13. 了解呕吐饮热互结的证治 19。

14. 了解呕吐胃寒气逆的证治 22。

15. 了解虚寒下利的治疗禁忌 33。

疮痈肠痈浸淫病脉证并治第十八

1. 掌握肠痈脓已成的证治 3。

2. 掌握肠痈未成脓的证治 4。

3. 熟悉辨别痈肿有脓无脓的方法 2。

4. 了解金疮的治法 6。

趺蹶手指臂肿转筋阴狐疝蛔虫病脉证治第十九

1. 掌握阴狐疝气的证治 4。

2. 了解蛔虫病的症状及缓治方法 6。

妇人妊娠病脉证并治第二十

1. 掌握妊娠与癥病的鉴别及癥病漏下的治疗 2。

2. 掌握妊娠胞阻的证治 4。

3. 掌握妊娠肝脾失调腹痛的证治 5。

4. 掌握妊娠血虚热郁小便难的证治 7。

5. 掌握血虚湿热，胎动不安的治法 9。

6. 熟悉妊娠恶阻轻证的治疗 1。

7. 熟悉脾虚寒湿的养胎方法 10。

8. 了解妊娠阳虚寒盛腹痛的证治 3。

9. 了解妊娠水气的证治 8。

妇人产后病脉证治第二十一

1. 掌握产后三大证的形成机理 1。

2. 掌握产后血虚里寒腹痛的证治 4。

3. 掌握产后气血郁滞腹痛的证治 5。

4. 熟悉产后瘀血内结腹痛的证治 6。

5. 熟悉产后中风兼热的证治 9。

6. 熟悉产后虚热烦呕的证治 10。

7. 了解产后瘀血内阻兼阳明里实的证治 7。

8. 了解产后热利伤阴的证治 11。

妇人杂病脉证并治第二十二

1. 掌握梅核气痰凝气滞于咽喉的证治 5。

2. 掌握脏躁的证治 6。

3. 掌握妇人杂病的成因 8。

4. 掌握妇人崩漏虚寒伴见瘀血的证治 9。

5. 熟悉妇人月经病水血俱结血室的证治 13。

6. 熟悉月经病瘀结成实的治法 14。

7. 熟悉妇人肝脾不调腹中痛的治法 17。

8. 熟悉妇人转胞的证治 19。

9. 了解妇人半产漏下气滞血瘀阳虚的证治 11。

10. 了解妇人陷经的证治 12。

11. 了解妇人陷经的证治 18。

《金匮要略》条文

《金匮要略》是中医四大经典著作之一，也是我国现存最早的杂病诊疗专著。“金匮”是存放古代帝王圣训和实录的地方，意指本书内容之珍贵。

脏腑经络先后病脉证第一

一级条文

【提要】治未病的思想。

问曰：上工治未病，何也？师曰：夫治未病者，见肝之病，知肝传脾，当先实脾。四季脾王不受邪，即勿补之。中工不晓相传，见肝之病，不解实脾，惟治肝也。夫肝之病，补用酸，助用焦苦，益用甘味之药调之。酸入肝，焦苦入心，甘入脾。脾能伤肾，肾气微弱，则水不行，水不行，则心火气盛，则伤肺；肺被伤，则金气不行，金气不行，则肝气盛，则肝自愈。此治肝补脾之要妙也。肝虚则用此法，实则不在用之。

《经》曰：虚虚实实，补不足，损有余，是其义也，余脏准此。(1)

【提要】人与自然的关系，发病的原因，病因致病的三种途径，以及预防疾病的方法。

夫人禀五常，因风气而生长，风气虽能生万物，亦能害万物，如水能浮舟，亦能覆舟。若五脏元真通畅，人即安和。客气邪风，中人多死。千般疢难，不越三条：一者，经络受邪，入脏腑，为内所因也；二者，四肢九窍，血脉相传，壅塞不通，为外皮肤所中也；三者，房室、金刃、虫兽所伤，以此详之，病由都尽。

若人能养慎，不令邪风干忤经络；适中经络，未流传脏腑，即医治之；四肢才觉重滞，即导引、吐纳、针灸、膏摩，勿令九窍闭塞；更能无犯王法、禽兽灾伤；房室勿令竭乏，服食节其冷、热、苦、酸、辛、甘，不遗形体有衰，病则无由入其腠理。腠者，是三焦通会元真之处，为血气所注；理者，是皮肤脏腑之文理也。(2)

【提要】厥阳的病机。

问曰：《经》云：厥阳独行，何谓也？师曰：此为有阳无阴，故称厥阳。(10)

【提要】卒厥的病机及预后。

问曰：寸脉沉大而滑，沉则为实，滑则为气，实气相搏，血气入脏即死，入腑即愈，此为卒厥，何谓也？师曰：唇口青，身冷，为入脏即死；知身和，汗自出，为入腑即愈。(11)

【提要】判断疾病预后的一般规律。

问曰：脉脱入脏即死，入腑即愈，何谓也？师曰：非为一病，百病皆然。譬如浸淫疮，从口起流向四肢者，可治，从四肢流来入口者，不可治。病在外者可治，入里者即死。(12)

【提要】表里同病的先后缓急治则。

问曰：病有急当救里、救表者，何谓也？师曰：病，医下之，续得下利清谷不止，身体疼痛者，急当救里；后身体疼痛，清便自调者，急当救表也。(14)

【提要】痼疾加卒病的先后治则。

夫病痼疾，加以卒病，当先治其卒病，后乃治其痼疾也。(15)

二级条文

【提要】脉象主病随部位不同而有所差异。

师曰：病人脉浮者在前，其病在表；浮者在后，其病在里，腰痛背强不能行，必短气而极也。(9)

【提要】疾病（阳病、阴病）的分类；五邪中人的一般规律。

问曰：阳病十八，何谓也？师曰：头痛，项、腰、脊、臂、脚掣痛。阴病十八，何谓也？师曰：咳，上气，喘，哕，咽，肠鸣，胀满，心痛，拘急。五脏病各有十八，合为九十病。人又有六微，微有十八病，合为一百八病。五劳、七伤、六极，妇人三十六病，不在其中。

清邪居上，浊邪居下，大邪中表，小邪中里，槃饪之邪，从口入者，宿食也。五邪中人，各有法度，风中于前，寒中于暮，湿伤于下，雾伤于上，风令脉浮，寒令脉急，雾伤皮腠，湿流关节，食伤脾胃，极寒伤经，极热伤络。(13)

【提要】临证应根据五脏病喜恶进行调护。

师曰：五脏病各有得者愈，五脏病各有所恶，各随其所不喜者为病。病者素不应食，而反暴思之，必发热也。(16)

【提要】临证应审因论治。

夫诸病在脏，欲攻之，当随其所得而攻之，如渴者，与猪苓汤。余皆仿此。(17)

三级条文

【提要】四诊诊断要领，以四诊判断疾病的预后。

问曰：病人有气色见于面部，愿闻其说。师曰：鼻头色青，腹中痛，苦冷者死；鼻头色微黑者，有水气；色黄者，胸上有寒；色白者，亡血也。设微赤，非时者，死。其目正圆者，痉，不治。又色青为痛，色黑为劳，色赤为风，色黄者便难，色鲜明者有留饮。(3)

师曰：病人语声寂然，喜惊呼者，骨节间病；语声喑喑然不彻者，心膈间病；语声啾啾然，细而长者，头中病。(4)

师曰：息摇肩者，心中坚；息引胸中上气者，咳；息张口短气者，肺痿唾沫。(5)

师曰：吸而微数，其病在中焦，实也，当下之即愈，虚者不治。在上焦者，其吸促；在下焦者，其吸远，此皆难治。呼吸动摇振振者，不治。(6)

师曰：寸口脉动者，因其王时而动，假令肝王色青，四时各随其色。肝色青而反色白，非其时色脉，皆当病。(7)

【**提要**】四种异常的气候。

问曰：有未至而至，有至而不至，有至而不去，有至而太过，何谓也？师曰：冬至之后，甲子夜半少阳起，少阳之时阳始生，天得温和。以未得甲子，天因温和，此为未至而至也；以得甲子而天未温和，此为至而不至也；以得甲子而天大寒不解，此为至而不去也；以得甲子而天温和如盛夏五六月时，此为至而太过也。（8）

重点字词

实脾：调补脾脏之意。

客气邪风：泛指外来致病因素。

干忤：侵犯。

厥阳：阳气上逆。厥，逆也。

卒厥：突然昏倒、不省人事的病证。

下利清谷：泻下清稀，完谷不化。

痼疾：难治的慢性久病。

卒病：突然发生的新病。

大邪：风邪。

小邪：寒邪

未至而至：第一个“至”指时令，第二个“至”指气候。

传世警言

见肝之病，知肝传脾，当先实脾。

千般疢难，不越三条：一者，经络受邪，入脏腑，为内所因也；二者，四肢九窍，血脉相传，壅塞不通，为外皮肤所中也。

痉湿暍病脉证治第二

一级条文

【**提要**】痉病的分类及特点。

太阳病，发热无汗，反恶寒者，名曰刚痉。（1）

太阳病，发热汗出而不恶寒，名曰柔痉。（2）

【**提要**】柔痉的主证特点及主方。

太阳病，其证备，身体强，几几然，脉反沉迟，此为痉，栝楼桂枝汤主之。（11）

栝楼桂枝汤方：

栝楼根二两，桂枝三两，芍药三两，甘草二两，生姜三两，大枣十二枚。

上六味，以水九升，煮取三升，分温三服，取微汗。汗不出，食顷，啜热粥发。

【提要】风湿在表的正确发汗方法。

风湿相搏，一身尽疼痛，法当汗出而解，值天阴雨不止，医云：此可发汗。汗之病不愈者，何也？盖发其汗，汗大出者，但风气去，湿气在，是故不愈也。若治风湿者，发其汗，但微微似欲出汗者，风湿俱去也。（18）

【提要】湿病的主要脉证及湿病偏里位的治法。

太阳病，关节疼痛而烦，脉沉而细者，此名湿痹。湿痹之候，小便不利，大便反快，但当利其小便。（14）

【提要】寒湿在表的证治。

湿家身烦疼，可与麻黄加术汤发其汗为宜，慎不可以火攻之。（20）

麻黄加术汤方：

麻黄二两（去节），桂枝二两（去皮），甘草一两（炙），杏仁七十个（去皮尖），白术四两。

上五味，以水九升，先煮麻黄，减二升，去上沫，内诸药，煮取二升半，去滓，温服八合，覆取微似汗。

【提要】风湿在表的证治。

病者一身尽疼，发热，日晡所剧者，名风湿。此病伤于汗出当风，或久伤取冷所致也，可与麻黄杏仁薏苡甘草汤。（21）

麻黄杏仁薏苡甘草汤方：

麻黄半两（去节，汤泡），甘草一两（炙），薏苡仁半两，杏仁十个（去皮尖，炒）。

上锉麻豆大，每服四钱匕，水一盏半，煮八分，去滓，温服。有微汗，避风。

【提要】风湿兼气虚的证治。

风湿，脉浮，身重，汗出，恶风者，防己黄芪汤主之。（22）

防己黄芪汤方：

防己一两，甘草半两（炒），白术七钱半，黄芪一两一分（去芦）。

上锉麻豆大，每抄五钱匕，生姜四片，大枣一枚，水盏半，煎八分，去滓，温服，良久再服。喘者，加麻黄半两，胃中不和者，加芍药三分；气上冲者，加桂枝三分；下有陈寒者，加细辛三分。服后当如虫行皮中，从腰下如冰，后坐被上，又以一被绕腰以下，温令微汗，差。

【提要】风湿在表兼表阳虚的证治。

伤寒八九日，风湿相搏，身体疼烦，不能自转侧，不呕不渴，脉浮虚而涩者，桂枝附子汤主之。若大便坚，小便自利者，去桂加白术汤主之。（23）

桂枝附子汤方：

桂枝四两（去皮），生姜三两（切），附子三枚（炮，去皮，破八片），甘草二两

(炙)，大枣十二枚(擘)。

上五味，以水六升，煮取二升，去滓，分温三服。

白术附子汤方：

白术二两，附子一枚半(炮，去皮)，甘草一两(炙)，生姜一两半(切)，大枣六枚。

上五味，以水三升，煮取一升，去滓，分温三服。一服觉身痹，半日许再服，三服都尽，其人如冒状，勿怪，即是术、附并走皮中，逐水气，未得除故耳。

【**提要**】风湿表里阳虚的证治。

风湿相搏，骨节疼烦，掣痛不得屈伸，近之则痛剧，汗出短气，小便不利，恶风不欲去衣，或身微肿者，甘草附子汤主之。(24)

甘草附子汤方：

甘草二两(炙)，附子二枚(炮，去皮)，白术二两，桂枝四两(去皮)。

上四味，以水六升，煮取三升，去滓，温服一升，日三服。初服得微汗则解，能食，汗出复烦者，服五合，恐一升多者，服六七合为妙。

二级条文

【**提要**】痉病的主要脉证，以及从脉象变化中判断预后。

病者身热足寒，颈项强急，恶寒，时头热，面赤目赤，独头动摇，卒口噤，背反张者，痉病也。若发其汗者，寒湿相得，其表益虚，即恶寒甚；发其汗已，其脉如蛇。(7)

暴腹胀大者，为欲解，脉如故，反伏弦者，痉。(8)

夫痉脉，按之紧如弦，直上下行。(9)

【**提要**】欲作刚痉的证治。

太阳病，无汗而小便反少，气上冲胸，口噤不得语，欲作刚痉，葛根汤主之。(12)

葛根汤方：

葛根四两，麻黄三两(去节)，桂枝三两(去皮)，芍药二两，甘草二两(炙)，生姜三两，大枣十二枚。

上七味，㕮咀，以水七升，先煮麻黄、葛根，减二升，去沫，内诸药，煮取三升，去滓，温服一升，覆取微似汗，不须啜粥，余如桂枝汤法将息及禁忌。

【**提要**】刚痉的证治。

痉为病，胸满口噤，卧不着席，脚挛急，必龂齿，可与大承气汤。(13)

大承气汤方：

大黄四两(酒洗)，厚朴半斤(炙，去皮)，枳实五枚(炙)，芒硝三合。

上四味，以水一斗，先煮二物，取五升，去滓，内大黄，煮取二升，去滓，内芒硝，更上火微一、二沸，分温再服，得下止服。

【**提要**】湿病日久可出现身黄的表现，亦预示着可向黄疸病传。

湿家之为病，一身尽疼，身色如熏黄也。（15）

三级条文

【提要】误治损伤津液可引发痉病。

太阳病，发热，脉沉而细者，名曰痉，为难治。（3）

太阳病，发汗太多，因致痉。（4）

夫风病，下之则痉，复发汗，必拘急。（5）

【提要】痉病的预后。

疮家虽身疼痛，不可发汗，汗出则痉。（6）

痉病有灸疮，难治。（10）

【提要】湿病的外治方法。

湿家病，身疼发热，面黄而喘，头痛鼻塞而烦，其脉大，自能饮食，腹中和无病，病在头中寒湿，故鼻塞，内药鼻中则愈。（19）

百合狐惑阴阳毒脉证治第三

一级条文

【提要】百合病的病因病机、脉证特点及预后。

论曰：百合病者，百脉一宗，悉致其病也。意欲食复不能食，常默然，欲卧不能卧，欲行不能行，饮食或有美时，或有不用闻食臭时，如寒无寒，如热无热，口苦，小便赤，诸药不能治，得药则剧吐利，如有神灵者，身形如和，其脉微数。每溺时头痛者，六十日乃愈；若溺时头不痛，淅然者，四十日愈；若溺快然，但头眩者，二十日愈。其证或未病而预见，或病四五日而出，或病二十日，或一月微见者，各随证治之。（1）

【提要】百合病的正治法。

百合病不经吐、下、发汗，病形如初者，百合地黄汤主之。（5）

百合地黄汤方：

百合七枚（擘），生地黄汁一升。

上以水洗百合，渍一宿，当白沫出，去其水，更以泉水二升，煎取一升，去滓，内地黄汁，煎取一升五合，分温再服。中病，勿更服。大便当如漆。

【提要】狐惑病的临床表现及证治。

狐惑之为病，状如伤寒，默默欲眠，目不得闭，卧起不安，蚀于喉为惑，蚀于阴为狐，不欲饮食，恶闻食臭，其面目乍赤、乍黑、乍白。蚀于上部则声喝，甘草泻心汤主之。（10）

甘草泻心汤方：

甘草四两，黄芩，人参，干姜各三两，黄连一两，大枣十二枚，半夏半升。

上七味，水一斗，煮取六升，去滓再煎，温服一升，日三服。

【提要】狐惑病酿脓的证治。

病者脉数，无热，微烦，默默但欲卧，汗出，初得之三、四日，目赤如鸠眼；七八日，目四眦黑。若能食者，脓已成也，赤豆当归散主之。（13）

赤豆当归散方：

赤小豆三升（浸令芽出，曝干），当归三两。

上二味，杵为散，浆水服方寸匕，日三服。

二级条文

【提要】百合病误治后的救治法。

百合病发汗后者，百合知母汤主之。（2）

百合知母汤方：

百合七枚（擘），知母三两（切）。

上先以水洗百合，渍一宿，当白沫出，去其水，更以泉水二升，煎取一升，去滓；别以泉水二升煎知母，取一升，去滓；后合和煎，取一升五合，分温再服。

百合病下之后者，滑石代赭汤主之。（3）

滑石代赭汤方：

百合七枚（擘），滑石三两（碎，绵裹），代赭石如弹丸大一枚（碎，绵裹）。

上先以水洗百合，渍一宿，当白沫出，去其水，更以泉水二升，煎取一升，去滓；别以泉水二升煎滑石、代赭，取一升，去滓；后合和重煎，取一升五合，分温服。

百合病吐之后者，百合鸡子汤主之。（4）

百合鸡子汤方：

百合七枚（擘），鸡子黄一枚。

上先以水洗百合，渍一宿，当白沫出，去其水，更以泉水二升，煎取一升，去滓，内鸡子黄，搅匀，煎五分，温服。

【提要】百合病的治疗原则。

百合病见于阴者，以阳法救之；见于阳者，以阴法救之。见阳攻阴，复发其汗，此为逆；见阴攻阳，乃复下之，此亦为逆。（9）

三级条文

【提要】百合病的变治法。

百合病一月不解，变成渴者，百合洗方主之。（6）

百合洗方：

上以百合一升，以水一斗，渍之一宿，以洗身。洗已，食煮饼，勿以盐豉也。

百合病渴不差者，栝楼牡蛎散主之。(7)

栝楼牡蛎散方：

栝楼根，牡蛎（熬）等分。

上为细末，饮服方寸匕，日三服。

百合病变发热者，百合滑石散主之。(8)

百合滑石散方：

百合一两（炙），滑石三两。

上为散，饮服方寸匕，日三服。当微利者，止服，热则除。

【提要】狐惑病的外治法。

蚀于下部则咽干，苦参汤洗之。(11)

苦参汤方：

苦参一升。

以水一斗，煎取七升，去滓，熏洗，日三服。

蚀于肛者，雄黄熏之。(12)

雄黄：

上一味为末，筒瓦二枚合之，烧，向肛熏之。

【提要】阴毒和阳毒的证治。

阳毒之为病，面赤斑斑如锦文，咽喉痛，唾脓血，五日可治，七日不可治，升麻鳖甲汤主之。(14)

阴毒之为病，面目青，身痛如被杖，咽喉痛。五日可治，七日不可治，升麻鳖甲汤去雄黄、蜀椒主之。(15)

升麻鳖甲汤方：

升麻二两，当归一两，蜀椒（炒去汗）一两，甘草二两，鳖甲手指大一片（炙），雄黄半两（研）。

上六味，以水四升，煮取一升，顿服之，老少再服，取汗。

重点字词

臭：同“嗅”，指气味。

声喝：声音嘶哑

乍赤、乍黑、乍白：指患者的面部和眼睛颜色变幻不定，一会儿变红，一会儿变黑，一会儿变白。“乍”，即忽然。

疟病脉证并治第四

一级条文

【提要】疟母的形成、证治及转归。

病疟，以月一日发，当以十五日愈；设不瘥，当月尽解；如其不瘥，当如何？师曰：此结为癥瘕，名曰疟母，急治之，宜鳖甲煎丸。（2）

鳖甲煎丸方：

鳖甲十二分（炙），乌扇三分（烧），黄芩（三分），柴胡（六分），鼠妇三分（熬），干姜三分，大黄三分，芍药五分，桂枝三分，葶苈一分（熬），石韦三分（去毛），厚朴三分，牡丹五分（去心），瞿麦二分，紫葳三分，半夏一分，人参一分，䗪虫五分（熬），阿胶三分（炙），蜂窠四分（熬），赤硝十二分，蜣螂六分（熬），桃仁二分。

上二十三味，为末，取煅灶下灰一斗，清酒一斛五斗，浸灰，候酒尽一半，着鳖甲于中，煮令泛烂如胶漆，绞取汁，内诸药，煎为丸，如梧子大，空心服七丸，日三服。

二级条文

【提要】温疟的证治。

温疟者，其脉如平，身无寒但热，骨节疼烦，时呕，白虎加桂枝汤主之。（4）

白虎加桂枝汤方：

知母六两，甘草二两（炙，石膏一斤，粳米二合，桂枝（去皮）三两。

上锉末，每五钱，水一盏半，煎至八分，去滓，温服，汗出愈。

【提要】牡疟的证治。

疟多寒者，名曰牡疟，蜀漆散主之。（5）

蜀漆散方：

蜀漆（洗去腥），云母（烧二日夜），龙骨（等分）。

上三味，杵为散，未发前，以浆水服半钱。温疟加蜀漆半分，临发时服一钱匕。

三级条文

【提要】《外台秘要》附方柴胡去半夏加栝楼汤、柴胡桂姜汤。

柴胡去半夏加栝楼汤，治疟病发渴者，亦治劳疟。

柴胡去半夏加栝楼汤方：

柴胡八两，人参，黄芩，甘草各三两，栝楼根四两，生姜二两，大枣十二枚。

上七味，以水一斗二升，煮取六升，去滓，再煎取三升，温服一升，日二服。

柴胡桂姜汤，治疟寒多微有热，或但寒不热。

柴胡桂姜汤方：

柴胡半斤，桂枝三两（去皮），干姜二两，栝楼根四两，黄芩三两，牡蛎三两（熬），甘草二两（炙）。

上七味，以水一斗二升，煮取六升，去滓，再煎，取三升，温服一升，日三服。初服微烦，复服汗出便愈。

中风历节病脉证并治第五

一级条文

【提要】中风病的脉证及与痹证的鉴别。

夫风之为病，当半身不遂，或但臂不遂者，此为痹。脉微而数，中风使然。（1）

【提要】中风病的病机，以及病变在络、在经、在腑、在经的不同见症。

寸口脉浮而紧，紧则为寒，浮则为虚；寒虚相搏，邪在皮肤；浮者血虚，络脉空虚，贼邪不泻，或左或右，邪气反缓，正气即急，正气引邪，㖞僻不遂。邪在于络，肌肤不仁；邪在于经，即重不胜；邪入于腑，即不识人；邪入于脏，舌即难言，口吐涎。（2）

【提要】历节病的病机。

寸口脉沉而弱，沉即主骨，弱即主筋，沉即为肾，弱即为肝。汗出入水中，如水伤心，历节黄汗出，故曰历节。（4）

【提要】风湿历节的证治及附方续命汤。

诸肢节疼痛，身体魁羸，脚肿如脱，头眩短气，温温欲吐，桂枝芍药知母汤主之。（7）

桂枝芍药知母汤方：

桂枝四两，芍药三两，甘草二两，麻黄二两，生姜五两，白术五两，知母四两，防风四两，附子二枚（炮）。

上九味，以水七升，煮取二升，温服七合，日三服。

《古今录验》续命汤，治中风痱，身体不能自收。口不能言，冒昧不知痛处，或拘急不得转侧。

续命汤方：

麻黄，桂枝，当归，人参，石膏，干姜，甘草各三两，芎䓖一两，杏仁四十枚。

上九味，以水一斗，煮取四升，温服一升，当小汗，薄覆脊，凭几坐，汗出则愈，不汗更服。无所禁，勿当风。并治但伏不得卧，咳逆上气，面目浮肿。

【提要】寒湿历节的证治及附方乌头汤、崔氏八味丸。

病历节，不可屈伸，疼痛，乌头汤主之。（9）

乌头汤方，治脚气疼痛，不可屈伸。

乌头汤方：

麻黄，芍药，黄芪各三两，甘草三两（炙），川乌五枚（㕮咀，以蜜二升，煎取一升，即出乌头）。

上五味，㕮咀四味，以水三升，煮取一升，去滓，内蜜煎中，更煎之，服七合。不知，尽服之。

崔氏八味丸，治脚气上入，少腹不仁。

崔氏八味丸方：

干地黄八两，山茱萸，薯蓣各四两，泽泻，茯苓，牡丹皮各三两，桂枝一两，附子一两（炮）。

上八味，末之，炼蜜和丸梧子大。酒下十五丸，日再服。

二级条文

【提要】血虚火盛可用防己地黄汤。

防己地黄汤，治病如狂状，妄行，独语不休，无寒热，其脉浮。

防己地黄汤：

防己一钱，桂枝三钱，防风三钱，甘草二钱。

上四味，以酒一杯，渍之一宿，绞取汁；生地黄二斤，㕮咀，蒸之如斗米饭久，以铜器盛其汁，更绞地黄汁，和分再服。

三级条文

【提要】营卫虚弱易招致邪风入侵。

寸口脉迟而缓，迟则为寒，缓则为虚，荣缓则为亡血，卫缓则为中风。邪气中经，则身痒而瘾疹。心气不足，邪气入中，则胸满而短气。（3）

【提要】偏嗜酸咸可引发历节病，以及黄汗与历节之间可相互病传。

味酸则伤筋，筋伤则缓，名曰泄。咸则伤骨，骨伤则痿，名曰枯，枯泄相搏，名曰断泄。荣气不通，卫不独行，营卫俱微，三焦无所御，四属断绝，身体羸瘦，独足肿大，黄汗出，胫冷。假令发热，便为历节也。（8）

【提要】中风夹寒，寒热错杂可用附方侯氏黑散。

侯氏黑散，治大风，四肢烦重，心中恶寒不足者。《外台》治风癫。

侯氏黑散方：

菊花四十分，白术十分，细辛三分，茯苓三分，牡蛎三分，桔梗八分，防风十分，人参三分，矾石三分，黄芩三分，当归三分，干姜三分，芎䓖三分，桂枝三分。

上十四味，杵为散，酒服方寸匕，日一服。初服二十日，温酒调服，禁一切鱼、肉、大蒜，常宜冷食，六十日止，即药积在腹中不下也，热食即下矣，冷食自能助药力。

【提要】中风病阳热内盛可用附方风引汤。

风引汤，除热瘫痫。

风引汤方：

大黄，干姜，龙骨各四两，桂枝三两，甘草，牡蛎各二两，寒水石，滑石，赤石脂，白石脂，紫石英，石膏各六两。

上十二味，杵，粗筛，以韦囊盛之，取三指撮，井花水三升，煮三沸，温服一升。

重点字词

身体魁羸：形容关节肿大、身体瘦弱。

温温：作“蕴蕴”解，指心中郁郁不舒。

血痹虚劳病脉证并治第六

一级条文

【提要】血痹的成因及证治。

问曰：血痹病从何得之？师曰：夫尊荣人，骨弱肌肤盛，重因疲劳汗出，卧不时动摇，加被微风，遂得之。但以脉自微涩，在寸口、关上小紧，宜针引阳气，令脉和紧去则愈。（1）

血痹，阴阳俱微，寸口关上微，尺中小紧，外证身体不仁，如风痹状，黄芪桂枝五物汤主之。（2）

黄芪桂枝五物汤方：

黄芪三两，芍药三两，桂枝三两，生姜六两，大枣十二枚。

上五味，以水六升，煮取二升，温服七合，日三服。

【提要】虚劳病脉象总纲。

夫男子平人，脉大为劳，极虚亦为劳。（3）

【提要】虚劳病的症状特点及发病与季节的关系。

劳之为病，其脉浮大，手足烦，春夏剧，秋冬瘥，阴寒精自出，酸削不能行。（6）

【提要】虚劳失精梦交的证治。

夫失精家少腹弦急，阴头寒，目眩，发落，脉极虚芤迟，为清谷，亡血，失精。脉得诸芤动微紧，男子失精，女子梦交，桂枝龙骨牡蛎汤主之。（8）

桂枝加龙骨牡蛎汤方：

桂枝，芍药，生姜各三两，甘草二两，大枣十二枚，龙骨，牡蛎各三两。

上七味，以水七升，煮取三升，分温三服。

【提要】脾胃阴阳两虚，虚劳里急的证治。

虚劳里急，悸，衄，腹中痛，梦失精，四肢酸疼，手足烦热，咽干口燥，小建中汤主之。（12）

小建中汤方：

桂枝三两（去皮），甘草三两（炙），大枣十二枚，芍药六两，生姜二两，胶饴一升。

上六味，以水七升，煮取三升，去滓，内胶饴，更上微火消解，温服一升，日三服。

【提要】脾气虚弱的证治。

虚劳里急，诸不足，黄芪建中汤主之。（13）

【提要】肾气虚的虚劳腰痛的证治。

虚劳腰痛，少腹拘急，小便不利者，八味肾气丸主之。（14）

【提要】虚劳干血的证治。

五劳虚极羸瘦，腹满不能饮食，食伤、忧伤、饮伤、房室伤、饥伤、劳伤、经络荣卫气伤，内有干血，肌肤甲错，两目黯黑。缓中补虚，大黄䗪虫丸主之。（18）

大黄䗪虫丸方：

大黄十分（蒸），黄芩二两，甘草三两，桃仁一升，杏仁一升，芍药四两，干地黄十两，干漆一两，虻虫一升，水蛭百枚，蛴螬一升，䗪虫半升。

上十二味，末之，炼蜜和丸小豆大，酒饮服五丸，日三服。

二级条文

【提要】虚劳风气百疾的证治。

虚劳诸不足，风气百疾，薯蓣丸主之。（15）

薯蓣丸方：

薯蓣三十分，当归，桂枝，曲，干地黄，豆黄卷各十分，甘草二十八分，人参七分，芎䓖，芍药，白术，麦门冬，杏仁各六分，柴胡，桔梗，茯苓各五分，阿胶七分，干姜三分，白蔹二分，防风六分，大枣百枚（为膏）。

上二十一味，末之，炼蜜和丸，如弹子大，空腹酒服一丸，一百丸为剂。

【提要】虚劳不寐的证治。

虚劳虚烦不得眠，酸枣仁汤主之。（16）

酸枣仁汤方：

酸枣仁二升，甘草一两，知母二两，茯苓二两，芎䓖二两。

上五味，以水八升，煮酸枣仁，得六升，内诸药，煮取三升，分温三服。

三级条文

【提要】附方炙甘草汤、獭肝散。

《千金翼》炙甘草汤，治虚劳不足，汗出而闷，脉结悸，行动如常，不出百日，危急者十一日死。

炙甘草汤方：

甘草四两（炙），桂枝，生姜各三两，麦门冬半升，麻仁半升，人参，阿胶各二两，大枣三十枚，生地黄一斤。

上九味，以酒七升，水八升，先煮八味，取三升，去滓，内胶消尽，温服一升，日三服。

《肘后》獭肝散，治冷劳，又主鬼疰一门相染。

獭肝散方：

獭肝一具。

炙干末之，水服方寸匕，日三服。

重点字词

尊荣人：养尊处优的人

不仁：肌肤麻木或感觉迟钝。

平人：外形看似无病，其实内里气血已然虚损之人。

肺痿肺痈咳嗽上气病脉证治第七

一级条文

【提要】虚寒肺痿的证治，以及肺痿与消渴之间的相互传变关系。

肺痿，吐涎沫而不咳者，其人不渴，必遗尿，小便数，所以然者，以上虚不能制下故也。此为肺中冷，必眩，多涎唾，甘草干姜汤以温之。若服汤已渴者，属消渴。（5）

甘草干姜汤方：

甘草四两（炙），干姜二两（炮）。

上两味，㕮咀，以水三升，煮取一升五合，去滓，分温再服。

【提要】咳嗽上气病寒饮郁肺的证治。

咳而上气，喉中水鸡声，射干麻黄汤主之。（6）

射干麻黄汤方：

射干十三枚，麻黄四两，生姜四两，细辛，紫苑，款冬花各三两，五味子半升，大枣七枚，半夏八枚（大者，洗）。

上九味，以水一斗二升，先煮麻黄两沸，去上沫，内诸药，煮取三升，分温三服。

【提要】虚热肺痿的证治。

大逆上气，咽喉不利，止逆下气者，麦门冬汤主之。（10）

麦门冬汤方：

麦门冬七升，半夏一升，人参二两，甘草二两，粳米三合，大枣十二枚。

上六味，以水一斗二升，煮取六升，温服一升，日三夜一服。

【提要】肺痈邪实壅滞的证治。

肺痈，喘不得卧，葶苈大枣泻肺汤主之。（11）

葶苈大枣泻肺汤方：

葶苈（熬令黄色，捣丸如弹丸大），大枣十二枚。

上先以水三升，煮枣取二升，去枣，内葶苈，煮取一升，顿服。

肺痈胸满胀，一身面目浮肿，鼻塞清涕出，不闻香臭酸辛，咳逆上气，喘鸣迫塞，葶苈大枣泻肺汤主之。（15）

《千金》生姜甘草汤，治肺痿咳唾涎沫不止，咽燥而渴。

生姜甘草汤方：

生姜五两，人参二两，甘草四两，大枣十五枚。

上四味，以水七升，煮取三升，分温三服。

《千金》苇茎汤，治咳有微热，烦满，胸中甲错，是为肺痈。

苇茎汤方：

苇茎二升，薏苡仁半升，桃仁五十枚，瓜瓣半升。

上四味，以水一斗，先煮苇茎，得五升，去滓，内诸药，煮取二升，服一升，再服，当吐如脓。

二级条文

【提要】肺痿的成因，肺痿和肺痈的主症和鉴别。

问曰：热在上焦者，因咳为肺痿。肺痿之病，何从得之？师曰：或从汗出，或从呕吐，或从消渴，小便利数，或从便难，又被快药下利，重亡津液，故得之。曰：寸口脉数，其人咳，口中反有浊唾涎沫者何？师曰：为肺痿之病。若口中辟辟燥，咳即胸中隐隐痛，脉反滑数，此为肺痈，咳唾脓血。脉数虚者为肺痿，数实者为肺痈。（1）

【提要】寒饮夹热喘咳病，病位偏表和偏里的不同证治。

咳而脉浮者，厚朴麻黄汤主之。（8）

厚朴麻黄汤方：

厚朴五两，麻黄四两，石膏如鸡子大，杏仁半升，半夏半升，干姜二两，细辛二两，小麦一升，五味子半升。

上九味，以水一斗二升，先煮小麦熟，去滓，内诸药，煮取三升，温服一升，日三服。

咳而脉沉者，泽漆汤主之。（9）

泽漆汤方：

半夏半斤，紫参五两，泽漆三斤（以东流水五斗，煮取一斗五升），生姜五两，白前五两，甘草，黄芩，人参，桂枝各三两

上九味，㕮咀，内泽漆汁中，煮取五升，温服五合，至夜尽。

【提要】肺痈脓溃的症状和治法。

咳而胸满，振寒脉数，咽干不渴，时出浊唾腥臭，久久吐脓如米粥者，为肺痈，桔梗汤主之。（12）

桔梗汤方：

桔梗一两，甘草二两。

上二味，以水三升，煮取一升，分温再服，则吐脓血也。

【提要】饮热迫肺的肺胀证治。

咳而上气，此为肺胀，其人喘，目如脱状，脉浮大者，越婢加半夏汤主之。（13）

越婢加半夏汤方：

麻黄六两，石膏半斤，生姜三两，大枣十五枚，甘草二两，半夏半升。

上六味，以水六升，先煎麻黄，去上沫，内诸药，煮取三升，分温三服。

【提要】外寒内饮的肺胀证治。

肺胀，咳而上气，烦躁而喘，脉浮者，心下有水，小青龙加石膏汤主之。（14）

小青龙加石膏汤方：

麻黄，芍药，桂枝，细辛，甘草，干姜各三两，五味子，半夏各半升，石膏二两。

上九味，以水一斗，先煮麻黄，减二升，去上沫，内诸药，煮取三升，去滓。强人服一升，羸者减之，日三服。小儿服四合。

三级条文

【提要】痰浊壅肺的咳喘证治。

咳逆上气，时时唾浊，但坐不得眠，皂荚丸主之。（7）

皂荚丸方：

皂荚八两（刮去皮，用酥炙）。

上一味，末之，蜜丸梧子大，以枣膏和汤服三丸，日三夜一服。

《外台》炙甘草汤，治肺痿涎唾多，心中温温液液者。方见虚劳中。

《千金》甘草汤。

甘草汤方：

甘草。

上一味，以水三升，煮减半，分温三服。

《外台》桔梗白散，治咳而胸满，振寒脉数，咽干不渴，时出浊唾腥臭，久久吐脓如米粥者，为肺痈。

桔梗白散方：

桔梗，贝母各三分，巴豆一分（去皮熬，研如脂）。

上三味，为散，强人饮服半钱匕，羸者减之。病在膈上者吐脓血，在膈下者泻出，若下多不止，饮冷水一杯则定。

重点字词

消渴：指口渴不已，饮水即消。包括消渴病与消渴症。

快药：泻下峻猛之药。

辟辟：形容口中干燥状。

奔豚气病脉证治第八

一级条文

【提要】诸逆（水饮冲逆、火热冲逆、血虚而血行不畅之冲逆）夹杂奔豚的证治。

奔豚，气上冲胸，腹痛，往来寒热，奔豚汤主之。（2）

奔豚汤方：

甘草，芎䓖，当归各二两，半夏四两，黄芩二两，生葛五两，芍药二两，生姜四两，甘李根白皮一升。

上九味，以水二斗，煮取五升，温服一升，日三夜一服。

二级条文

【提要】奔豚病的成因和主症。

师曰：病有奔豚，有吐脓，有惊怖，有火邪，此四部病，皆从惊发得之。师曰：奔豚，病从少腹起，上冲咽喉，发作欲死，复还止，皆从惊恐得之。（1）

三级条文

【提要】误汗后阳虚寒逆之奔豚证治。

发汗后，烧针令其汗，针处被寒，核起而赤者，必发奔豚，气从小腹上至心，灸其核上各一壮，与桂枝加桂汤主之。（3）

桂枝加桂汤方：

桂枝五两（去皮），芍药三两，甘草二两（炙），生姜三两，大枣十二枚。

上五味，以水七升，微火煮取三升，去滓，温服一升。

【提要】误汗后阳虚水饮冲逆之奔豚证治。

发汗后，脐下悸者，欲作奔豚，茯苓桂枝甘草大枣汤主之。（4）

茯苓桂枝甘草大枣汤方：

茯苓半斤，甘草二两（炙），大枣十五枚，桂枝四两。

上四味，以甘澜水一斗，先煮茯苓，减二升，内诸药，煮取三升，去滓，温服一升，日三服。

重点字词

奔豚病：本病自觉有气从少腹起，向上冲逆，至胸咽，冲气下降后发作停止。本病发作时痛苦，缓解后如常人。

胸痹心痛短气病脉证治第九

一级条文

【提要】胸痹、心痛的病因病机。

师曰：夫脉当取太过不及，阳微阴弦，即胸痹而痛，所以然者，责其极虚也。今阳虚知在上焦，所以胸痹、心痛者，以其阴弦故也。（1）

【提要】胸痹的主要脉证和主方。

胸痹之病，喘息咳唾，胸背痛，短气，寸口脉沉而迟，关上小紧数，栝楼薤白白酒汤主之。（3）

栝楼薤白白酒汤方：

栝楼实一枚（捣），薤白半斤，白酒七升。

上三味，同煮，取二升，分温再服。

【提要】胸痹重证的证治。

胸痹不得卧，心痛彻背者，栝楼薤白半夏汤主之。（4）

栝楼薤白半夏汤方：

栝楼实一枚（捣），薤白三两，半夏半斤，白酒一斗。

上四味，同煮，取四升，温服一升，日三服。

【提要】胸痹的虚实异治。

胸痹，心中痞气，气结在胸，胸满，胁下逆抢心，枳实薤白桂枝汤主之；人参汤亦主之。（5）

枳实薤白桂枝汤方：

枳实四枚，厚朴四两，薤白半斤，桂枝一两，栝楼实一枚（捣）。

上五味，以水五升，先煮枳实、厚朴，取二升，去滓，内诸药，煮数沸，分温三服。

人参汤方：

人参，甘草，干姜，白术各三两。

上四味，以水八升，煮取三升，温服一升，日三服。

【提要】心痛轻证的证治。

心中痞，诸逆，心悬痛，桂枝生姜枳实汤主之。（8）

桂枝生姜枳实汤方：

桂枝，生姜各三两，枳实五枚。

上三味，以水六升，煮取三升，分温三服。

【提要】心痛重证的证治。

心痛彻背，背痛彻心，乌头赤石脂丸主之。（9）

乌头赤石脂丸方：

蜀椒一两，乌头一分（炮），附子半两（炮），干姜一两，赤石脂一两。

上五味，末之，蜜丸如梧子大，先食服一丸，日三服。

二级条文

【提要】胸痹水饮偏盛和气滞偏重的证治异同。

胸痹，胸中气塞，短气，茯苓杏仁甘草汤主之；橘枳姜汤亦主之。（6）

茯苓杏仁甘草汤方：

茯苓三两，杏仁五十粒，甘草一两。

上三味，以水一斗，煮取五升，温服一升，日三服，不差，更服。

橘枳姜汤方：

橘皮一斤，枳实三两，生姜半斤。

上三味，以水五升，煮取二升，分温再服。

胸痹缓急者，薏苡仁附子散主之。（7）

薏苡附子散方：

薏苡仁十五两，大附子十枚（炮）。

上二味，杵为散，服方寸匕，日三服。

三级条文

【提要】胸痹短气的表现是由邪（水饮邪气）实导致的。

平人无寒热，短气不足以息者，实也。（2）

重点字词

太过不及：脉象盛于正常的为太过，弱于正常的为不及。太过主邪盛，不及主正虚。

阳微阴弦：关前为阳，关后为阴。“阳微”，指寸脉微；“阴弦”，指尺脉弦。

心中痞：胸中及胃脘有痞塞不通之感。

胁下逆抢心：胁下气逆，上冲心胸。

诸逆：泛指病邪向上冲逆。

心悬痛：指心窝部向上牵引的疼痛感。

腹满寒疝宿食病脉证治第十

一级条文

【提要】腹满里实兼表证的证治。

病腹满，发热十日，脉浮而数，饮食如故，厚朴七物汤主之。（9）

厚朴七物汤方：

厚朴半斤，甘草，大黄各三两，大枣十枚，枳实五枚，桂枝二两，生姜五两。

上七味，以水一斗，煮取四升，温服八合，日三服。呕者加半夏五合，下利去大黄，寒多者加生姜至半斤。

【提要】寒饮逆满的腹满证治。

腹中寒气，雷鸣切痛，胸胁逆满，呕吐，附子粳米汤主之。（10）

附子粳米汤方：

附子一枚（炮），半夏半升，甘草一两，大枣十枚，粳米半升。

上五味，以水八升，煮米熟，汤成，去滓，温服一升，日三服。

【提要】腹满，胀重于积的证治。

痛而闭者，厚朴三物汤主之。（11）

厚朴三物汤方：

厚朴（八两），大黄（四两），枳实（五枚）。

上三味，以水一斗二升，先煮二味，取五升，内大黄，煮取三升，温分一升。以利为度。

【提要】寒疝的病机和阴寒痼结证的治疗。

腹痛，脉弦而紧，弦则卫气不行，即恶寒，紧则不欲食，邪正相搏，即为寒疝，绕脐痛，若发则白汗出，手足厥冷，其脉沉弦者，大乌头煎主之。（17）

乌头煎方：

乌头大者五枚（熬，去皮，不㕮咀）。

上以水三升，煮取一升。去滓，内蜜二升，煎令水气尽，取二升，强人服七合，弱人服五合。不瘥，明日更服，不可一日再服。

【提要】寒疝血虚内寒的证治。

寒疝腹中痛，及胁痛里急者，当归生姜羊肉汤主之。(18)

当归生姜羊肉汤方：

当归三两，生姜五两，羊肉一斤。

上三味，以水八升，煮取三升，温服七合，日三服。若寒多者加生姜成一斤；痛多而呕者加橘皮二两，白术一两。加生姜者亦加水五升，煮取三升二合，服之。

二级条文

【提要】虚寒性腹满的病机和辨证。

趺阳脉微弦，法当腹满，不满者必便难，两胠疼痛，此虚寒从下上也，当以温药服之。(1)

【提要】腹满的虚实辨证和腹满实热证的治法。

病者腹满，按之不痛为虚，痛者为实，可下之。舌黄未下者，下之黄自去。(2)

【提要】腹满虚寒证的治法。

腹满时减，复如故，此为寒，当与温药。(3)

【提要】腹满实热虚寒夹杂的证治。

按之心下满痛者，此为实也，当下之，宜大柴胡汤。(12)

大柴胡汤方：

柴胡半斤，黄芩三两，芍药三两，半夏半升（洗），枳实四枚（炙），大黄二两，大枣十二枚，生姜五两。

上八味，以水一斗二升，煮取六升，去滓，再煎，温服一升，日三服。

【提要】腹满积胀俱重的证治。

腹满不减，减不足言，当须下之，宜大承气汤。(13)

【提要】腹满脾虚寒盛的证治。

心胸中大寒痛，呕不能饮食，腹中寒，上冲皮起，出见有头足，上下痛而不可触近，大建中汤主之。(14)

大建中汤方：

蜀椒二合（去汗），干姜四两，人参二两。

上三味，以水四升，煮取二升，去滓，内胶饴一升，微火煎取一升半，分温再服；如一炊顷，可饮粥二升，后更服。当一日食糜粥，温覆之。

【提要】腹满寒实内结的证治。

胁下偏痛，发热，其脉紧弦，此寒也，以温药下之，宜大黄附子汤。(15)

大黄附子汤方：

大黄三两，附子三枚（炮），细辛二两。

上三味，以水五升，煮取二升，分温三服；若强人煮二升半，分温三服。服后如人行四五里，进一服。

【提要】寒饮并发厥逆的证治。

寒气厥逆，赤丸主之。（16）

赤丸方：

茯苓四两，半夏四两（洗），乌头二两（炮），细辛一两。

上四味，末之，内真朱为色，炼蜜丸如麻子大，先食酒饮下三丸，日再夜一服；不知，稍增之，以知为度。

【提要】寒疝兼表的证治。

寒疝腹中痛，逆冷，手足不仁，若身疼痛，灸刺诸药不能治，抵当乌头桂枝汤主之。（19）

乌头桂枝汤方：

乌头。

上一味，以蜜二斤，煎减半，去滓，以桂枝汤五合解之，得一升后，初服二合；不知，即服三合；又不知，复加至五合。其知者，如醉状，得吐者为中病。

桂枝汤方：

桂枝三两（去皮），芍药三两，甘草二两（炙），生姜三两，大枣十二枚。

上五味，锉，以水七升，微火煮取三升，去滓。

三级条文

【提要】宿食在下的脉证和治法。

脉数而滑者，实也，此有宿食，下之愈，宜大承气汤。（22）

下利不饮食者，有宿食也，当下之，宜大承气汤。（23）

重点字词

雷鸣切痛：形容肠鸣重，如同雷鸣；腹痛剧烈，如刀切之状。

闭：指大便闭结不通。

白汗：剧痛时出的冷汗。

胠：胸胁两旁当臂之处。

上冲皮起，出见有头足：指腹部皮肤因寒气攻冲而起伏，出现犹如头、足般块状肠型蠕动。

五脏风寒积聚病脉证并治第十一

一级条文

【**提要**】肝着的证治。

肝着，其人常欲蹈其胸上，先未苦时，但欲饮热，旋覆花汤主之。（7）

旋覆花汤方：

旋覆花三两，葱十四茎，新绛少许。

上三味，以水三升，煮取一升，顿服之。

【**提要**】肾着的成因和证治。

肾着之病，其人身体重，腰中冷，如坐水中，形如水状，反不渴，小便自利，饮食如故，病属下焦，身劳汗出，衣里冷湿，久久得之，腰以下冷痛，腹重如带五千钱，甘姜苓术汤主之。（16）

甘草干姜茯苓白术汤方：

甘草，白术各二两，干姜，茯苓各四两。

上四味，以水五升，煮取三升，去滓，分温三服，腰中即温。

二级条文

【**提要**】脾约的病机和证治。

趺阳脉浮而涩，浮则胃气强，涩则小便数，浮涩相搏，大便则坚，其脾为约，麻子仁丸主之。（15）

麻子仁丸方：

麻子仁二升，芍药半斤，枳实一斤，大黄一斤，厚朴一尺，杏仁一升（去皮尖）。

上六味，末之，炼蜜和丸梧子大，饮服十丸，日三，以知为度。

三级条文

【**提要**】三焦功能衰退的病变特点。

问曰：三焦竭部，上焦竭，善噫，何谓也？师曰：上焦受中焦气未和，不能消谷，故能噫耳。下焦竭，即遗溺失便。其气不和，不能自禁制，不须治，久则愈。（18）

【**提要**】积、聚、槃气的区别。

问曰：病有积、有聚、有槃气，何谓也？师曰：积者，脏病也，终不移；聚者，腑病也，发作有时，展转痛移，为可治；槃气者，胁下痛，按之则愈，复发为槃气。诸积大法，脉来细而附骨者，乃积也。寸口，积在胸中；微出寸口，积在喉中；关上，积在脐旁；上关上，积在心下；微下关，积在少腹；尺中，积在气冲。脉出左，积在左；脉出

右，积在右；脉两出，积在中央。各以其部处之。（20）

重点字词

肝着：肝经气血郁滞，着而不行所致的病证。“着”，即附着、依附，此处引申为留滞。

蹈其胸上：“蹈”，原为足踏之意，此处指用手推揉按压，甚则捶打胸部。

肾着：由寒湿痹着腰部所致的病证，因腰为肾之外府，故名“肾着”。

痰饮咳嗽病脉证并治第十二

一级条文

【**提要**】水饮病的分类及各类型的主症表现。

问曰：夫饮有四，何谓也？师曰：有痰饮，有悬饮，有溢饮，有支饮。（1）

问曰：四饮何以为异？师曰：其人素盛今瘦，水走肠间，沥沥有声，谓之痰饮；饮后水流在胁下，咳唾引痛，谓之悬饮；饮水流行，归于四肢，当汗出而不汗出，身体疼重，谓之溢饮；咳逆倚息，短气不得卧，其形如肿，谓之支饮。（2）

【**提要**】痰饮病的治疗大法。

病痰饮者，当以温药和之。（15）

【**提要**】痰饮停留心下的证治。

心下有痰饮，胸胁支满，目眩，苓桂术甘汤主之。（16）

茯苓桂枝白术甘草汤方：

茯苓四两，桂枝，白术各三两，甘草二两。

上四味，以水六升，煮取三升，分温三服，小便则利。

【**提要**】痰饮在脾与在肾的证治。

夫短气，有微饮，当从小便去之，苓桂术甘汤主之；肾气丸亦主之。（17）

【**提要**】悬饮的治疗。

病悬饮者，十枣汤主之。（22）

十枣汤方：

芫花（熬），甘遂，大戟各等分。

上三味，捣筛，以水一升五合，先煮肥大枣十枚，取八合，去滓，内药末，强人服一钱匕，羸人服半钱，平旦温服之；不下者，明日更加半钱，得快下后，糜粥自养。

【**提要**】溢饮的治法和方药。

病溢饮者，当发其汗，大青龙汤主之；小青龙汤亦主之。（23）

大青龙汤方：

麻黄六两（去节），桂枝二两（去皮），甘草二两（炙），杏仁四十个（去皮尖），生姜三两，大枣十二枚，石膏如鸡子大（碎）。

上七味，以水九升，先煮麻黄，减二升，去上沫，内诸药，煮取三升，去滓，温服一升，取微似汗。汗多者，温粉粉之。

小青龙汤方：

麻黄（去节）三两，芍药三两，五味子半升，干姜三两，甘草三两（炙），细辛三两，桂枝三两（去皮），半夏半升（汤洗）。

上八味，以水一斗，先煮麻黄，减二升，去上沫，内诸药，煮取三升，去滓，温服一升。

【提要】膈间支饮的证治。

膈间支饮，其人喘满，心下痞坚，面色黧黑，其脉沉紧，得之数十日，医吐下之不愈，木防己汤主之。虚者即愈，实者三日复发，复与不愈者，宜木防己汤去石膏加茯苓芒硝汤主之。（24）

木防己汤方：

木防己三两，石膏十二枚（如鸡子大），桂枝二两，人参四两。

上四味，以水六升，煮取二升，分温再服。

木防己加茯苓芒硝汤方：

木防己，桂枝各二两，人参，茯苓各四两，芒硝三合。

上五味，以水六升，煮取二升，去滓，内芒硝，再微煎，分温再服，微利则愈。

【提要】支饮上冲，蒙蔽清窍的证治。

心下有支饮，其人苦冒眩，泽泻汤主之。（25）

泽泻汤方：

泽泻五两，白术二两。

上二味，以水二升，煮取一升，分温再服。

【提要】支饮呕吐的证治。

呕家本渴，渴者为欲解；今反不渴，心下有支饮故也，小半夏汤主之。（28）

小半夏汤方：

半夏一升，生姜半斤。

上二味，以水七升，煮取一升半，分温再服。

【提要】支饮呕吐重证的证治。

卒呕吐，心下痞，膈间有水，眩悸者，半夏加茯苓汤主之。（30）

小半夏加茯苓汤方：

半夏一升，生姜半斤，茯苓三两。

上三味，以水七升，煮取一升五合，分温再服。

先渴后呕，为水停心下，此属饮家，小半夏茯苓汤主之。(41)

二级条文

【**提要**】痰饮的成因与主症。

夫病人饮水多，必暴喘满。凡食少饮多，水停心下，甚者则悸，微者短气。脉双弦者，寒也，皆大下后善虚；脉偏弦者饮也。(12)

【**提要**】支饮阻塞不得息的证治。

支饮不得息，葶苈大枣泻肺汤主之。(27)

【**提要**】留饮欲去的证治。

病者脉伏，其人欲自利，利反快，虽利，心下续坚满，此为留饮欲去故也，甘遂半夏汤主之。(18)

甘遂半夏汤方：

甘遂大者三枚，半夏十二枚（以水一升，煮取半升，去滓），芍药五枚，甘草如指大一枚（炙）。

上四味，以水二升，煮取半升，去滓，以蜜半升，和药汁煎取八合，顿服之。

【**提要**】肺痈肠实的证治。

支饮胸满者，厚朴大黄汤主之。(26)

厚朴大黄汤方：

厚朴一尺，大黄六两，枳实四枚。

上三味，以水五升，煮取二升，分温再服。

【**提要**】肠间饮聚成实的证治。

腹满，口舌干燥，此肠间有水气，己椒苈黄丸主之。(29)

防己椒目葶苈大黄丸方：

防己，椒目，葶苈（熬），大黄各一两。

上四味，末之，蜜丸如梧子大，先食饮服一丸，日三服，稍增，口中有津液。渴者加芒硝半两。

【**提要**】下焦饮逆兼化热的证治。

假令瘦人，脐下有悸，吐涎沫而癫眩，此水也，五苓散主之。(31)

五苓散方：

泽泻一两一分，猪苓三分（去皮），茯苓三分，白术三分，桂二分（去皮）。

上五味，为末，白饮服方寸匕，日三服，多饮暖水，汗出愈。

【**提要**】心胸中有停痰宿水的证治。

《外台》茯苓饮，治心胸中有停痰宿水，自吐出水后，心胸间虚气，满不能食，消痰气，令能食。

茯苓饮方：

茯苓，人参，白术各三两，枳实二两，橘皮二两半，生姜四两。

上六味，水六升，煮取一升八合，分温三服，如人行八九里，进之。

咳逆，倚息不得卧，小青龙汤主之。（35）

三级条文

【**提要**】饮病偏上焦表位的主要症状。

肺饮不弦，但苦喘短气。（13）

【**提要**】支饮的症状表现。

支饮亦喘而不能卧，加短气，其脉平也。（14）

【**提要**】小青龙汤服后的疾病转归及对治方药。

青龙汤下已，多唾口燥，寸脉沉，尺脉微，手足厥逆，气从小腹上冲胸咽，手足痹，其面翕热如醉状，因复下流阴股，小便难，时复冒者，与茯苓桂枝五味子甘草汤，治其气冲。（36）

桂苓五味甘草汤方：

茯苓四两，桂枝四两（去皮），甘草三两（炙），五味子半升。

上四味，以水八升，煮取三升，去滓，分三温服。

冲气即低，而反更咳，胸满者，用桂苓五味甘草汤，去桂加干姜、细辛，以治其咳满。（37）

苓甘五味姜辛汤方：

茯苓四两，甘草，干姜，细辛各三两，五味子半升。

上五味，以水八升，煮取三升，去滓，温服半升，日三服。

咳满即止，而更复渴，冲气复发者，以细辛、干姜为热药也。服之当遂渴，而渴反止者，为支饮也。支饮者法当冒，冒者必呕，呕者复内半夏，以去其水。（38）

桂苓五味甘草去桂加干姜细辛半夏汤方：

茯苓四两，甘草，细辛，干姜各二两，五味子，半夏各半升。

上六味，以水八升，煮取三升，去滓，温服半升，日三服。

水去呕止，其人形肿者，加杏仁主之。其证应内麻黄，以其人遂痹，故不内之。若逆而内之者，必厥，所以然者，以其人血虚，麻黄发其阳故也。（39）

苓甘五味加姜辛半夏杏仁汤方：

茯苓四两，甘草三两，五味子半升，干姜三两，细辛三两，半夏半升，杏仁半升（去皮尖）。

上七味，以水一斗，煮取三升，去滓，温服半升，日三服。

若面热如醉，此为胃热上冲，熏其面，加大黄以利之。（40）

苓甘五味加姜辛半杏大黄汤方：

茯苓四两，甘草三两，五味子半升 干姜三两，细辛三两，半夏半升，杏仁半升，大黄三两。

上八味，以水一斗，煮取三升，去滓，温服半升，日三服。

重点字词

沥沥有声：水饮在肠间流动时所发出的声音。

冒眩："冒"，如有物冒蔽之意；"眩"，即视物旋转。"冒眩"，即头昏目眩。

续坚满：心下仍然有坚满之症。

癫眩："癫"，当作"颠"，《说文》："颠，顶也。"头位于身体之顶部，故"癫眩"即头目眩晕。

面翕热如醉状：指面部泛起一阵微红且热，如醉酒之状。

阴股：双侧大腿内侧。

传世警言

问曰：夫饮有四，何谓也？师曰：有痰饮，有悬饮，有溢饮，有支饮。

病痰饮者，当以温药和之。

消渴小便不利淋病脉证并治第十三

一级条文

【提要】消渴的病机和症状。

寸口脉浮而迟，浮即为虚，迟即为劳；虚则卫气不足，劳则营气竭。趺阳脉浮而数，浮即为气，数即消谷而大坚；气盛则溲数，溲数即坚，坚数相搏，即为消渴。（2）

【提要】消渴肾气亏虚的证治。

男子消渴，小便反多，以饮一斗，小便一斗，肾气丸主之。（3）

【提要】上燥下寒，小便不利证的治。

小便不利者，有水气，其人若渴，用栝蒌瞿麦丸主之。（10）

栝楼瞿麦丸方：

栝蒌根二两，茯苓，薯蓣各三两，附子一枚（炮），瞿麦一两。

上五味，末之，炼蜜丸梧子大，饮服三丸，日三服；不知，增至七八丸，以小便利，腹中温为知。

【提要】小便不利的证治方药，湿热夹瘀用蒲灰散、滑石白鱼散治疗；脾肾亏虚用茯苓戎盐汤治疗。

小便不利，蒲灰散主之，滑石白鱼散、茯苓戎盐汤并主之。（11）

蒲灰散方：

蒲灰七分，滑石三分。

上二味，杵为散，饮服方寸匕，日三服。

滑石白鱼散方：

滑石二分，乱发二分（烧），白鱼二分。

上三味，杵为散，饮服半钱匕，日三服。

茯苓戎盐汤方：

茯苓半斤，白术二两，戎盐弹丸大一枚。

上三味，先将茯苓、白术煎成，入戎盐再煎，分温三服。

二级条文

【提要】消渴膀胱气化不利的证治。

脉浮，小便不利，微热消渴者，宜利小便，发汗，五苓散主之。（4）

渴欲饮水，水入则吐者，名曰水逆，五苓散主之。（5）

【提要】渴欲饮水不止的治法。

渴欲饮水不止者，文蛤散主之。（6）

文蛤散方：

文蛤五两。

上一味，杵为散，以沸汤五合，和服方寸匕。

【提要】肺胃热盛的消渴证治。

渴欲饮水，口干舌燥者，白虎加人参汤主之。（12）

三级条文

【提要】淋病的症状。

淋之为病，小便如粟状，小腹弦急，痛引脐中。（7）

【提要】淋家禁用汗法。

淋家不可发汗，发汗则必便血。（9）

重点字词

饮一斗，小便一斗：形容饮水多，小便亦多。

水气：即水湿邪气。

便血：此指尿血。

水气病脉证并治第十四

一级条文

【提要】 水气病的分类、主症、治法及预后。

师曰：病有风水、有皮水、有正水、有石水、有黄汗。风水，其脉自浮，外证骨节疼痛，恶风；皮水，其脉亦浮，外证胕肿，按之没指，不恶风，其腹如鼓，不渴，当发其汗；正水，其脉沉迟，外证自喘；石水，其脉自沉，外证腹满不喘。黄汗，其脉沉迟，身发热，胸满，四肢头面肿，久不愈，必致痈脓。（1）

【提要】 风水的发病机理及与黄汗的鉴别。

脉浮而洪，浮则为风，洪则为气，风气相搏，风强则为瘾疹，身体为痒，痒为泄风，久为痂癞；气强则为水，难以俯仰。风气相击，身体洪肿，汗出乃愈。恶风则虚，此为风水；不恶风者，小便通利，上焦有寒，其口多涎，此为黄汗。（2）

【提要】 里水的主症和治法。

里水者，一身面目黄肿，其脉沉，小便不利，故令病水。假如小便自利，此亡津液，故令渴也。越婢加术汤主之。（5）

【提要】 水气病的脉证和病机。

少阴脉紧而沉，紧则为痛，沉则为水，小便即难。脉得诸沉，当责有水，身体肿重。水病脉出者，死。（10）

【提要】 水气病的治疗大法。

师曰：诸有水者，腰以下肿，当利小便；腰以上肿，当发汗乃愈。（18）

【提要】 水分病和血分病的鉴别。

问曰：病有血分、水分，何也？师曰：经水前断，后病水，名曰血分，此病难治；先病水，后经水断，名曰水分，此病易治。何以故？去水，其经自下。（20）

【提要】 风水虚证的证治。

风水，脉浮身重，汗出，恶风者，防己黄芪汤主之。腹痛加芍药。（22）

【提要】 风水实证的证治。

风水，恶风，一身悉肿，脉浮不渴，续自汗出，无大热，越婢汤主之。（23）

越婢汤方：

麻黄六两，石膏半斤，生姜三两，大枣十五枚，甘草二两。

上五味，以水六升，先煮麻黄，去上沫，内诸药，煮取三升，分温三服。恶风者，加附子一枚，炮。风水者，加术四两。

【提要】 皮水的证治。

皮水为病，四肢肿，水气在皮肤中，四肢聂聂动者，防己茯苓汤主之。（24）

防己茯苓汤方：

防已三两，黄芪三两，桂枝三两，茯苓六两，甘草二两。

上五味，以水六升，煮取二升，分温三服。

【提要】里水偏表，以及里水兼中焦虚弱的证治。

里水，越婢加术汤主之；甘草麻黄汤亦主之。（25）

越婢加术汤方见上。于内加白术四两。

甘草麻黄汤方：

甘草二两，麻黄四两。

上二味，以水五升，先煮麻黄，去上沫，内甘草，煮取三升，温服一升，重覆汗出，不汗，再服。慎风寒。

【提要】风水之风气强与水气强的证治。

水之为病，其脉沉小，属少阴；浮者为风，无水虚胀者，为气。水，发其汗即已。脉沉者宜麻黄附子汤；浮者宜杏子汤。（26）

麻黄附子汤方：

麻黄三两，甘草二两，附子一枚（炮）。

上三味，以水七升，先煮麻黄，去上沫，内诸药，煮取二升半，温服八分，日三服。

杏子汤方未见，恐是麻黄杏仁甘草石膏汤。

二级条文

【提要】风水的发病机理及传变情况。

太阳病，脉浮而紧，法当骨节疼痛，反不疼，身体反重而酸，其人不渴，汗出即愈，此为风水。恶寒者，此为极虚，发汗得之。渴而不恶寒者，此为皮水。身肿而冷，状如周痹，胸中窒，不能食，反聚痛，暮躁不得眠，此为黄汗。痛在骨节。咳而喘，不渴者，此为脾胀，其状如肿，发汗即愈。然诸病此者，渴而下利，小便数者，皆不可发汗。（4）

【提要】皮水水饮与邪热充斥下焦的证治。

厥而皮水者，蒲灰散主之。（27）

【提要】黄汗的发病机理及黄汗邪风湿热的证治。

问曰：黄汗之为病，身体肿，发热汗出而渴，状如风水，汗沾衣，色正黄如柏汁，脉自沉，何从得之？师曰：以汗出入水中浴，水从汗孔入得之，宜芪芍桂酒汤主之。（28）

黄芪芍药桂枝苦酒汤方：

黄芪五两，芍药三两，桂枝三两。

上三味，以苦酒一升，水七升，相和，煮取三升，温服一升，当心烦，服至六七日乃解，若心烦不止者，以苦酒阻故也。

【提要】黄汗的传变情况。

黄汗之病，两胫自冷；假令发热，此属历节。食已汗出，又身常暮盗汗出者，此劳气也。若汗出已反发热者，久久其身必甲错；发热不止者，必生恶疮，若身重，汗出已辄轻者，久久必身瞤，瞤即胸中痛，又从腰以上必汗出，下无汗，腰髋弛痛，如有物在皮中状，剧者不能食，身疼重，烦躁，小便不利，此为黄汗，桂枝加黄芪汤主之。（29）

桂枝加黄芪汤方：

桂枝，芍药各三两，甘草二两，生姜三两，大枣十二枚，黄芪二两。

上六味，以水八升，煮取三升，温服一升，须臾，饮热稀粥一升余，以助药力，温覆取微汗；若不汗，更服。

【提要】气分病的证治。

气分，心下坚，大如盘，边如旋杯，水饮所作，桂枝去芍药加麻辛附子汤主之。（31）

桂枝去芍药加麻黄细辛附子汤方：

桂枝三两，生姜三两，甘草二两，大枣十二枚，麻黄，细辛各二两，附子一枚（炮）。

上七味，以水七升，煮麻黄，去上沫，内诸药，煮取二升，分温三服，当汗出，如虫行皮中，即愈。

心下坚，大如盘，边如旋盘，水饮所作，枳术汤主之。（32）

枳术汤方：

枳实七枚，白术二两。

上二味，以水五升，煮取三升，分温三服，腹中软，即当散也。

三级条文

【提要】补充论述风水的脉证。

寸口脉沉滑者，中有水气，面目肿大，有热，名曰风水。视人之目窠上微拥，如蚕新卧起状，其颈脉动，时时咳，按其手足上，陷而不起者，风水。（3）

【提要】水气病水饮结聚成实可攻下。

夫水病人，目下有卧蚕，面目鲜泽，脉伏，其人消渴。病水腹大，小便不利，其脉沉绝者，有水，可下之。（11）

【提要】三焦病症与水气病的关系及血病及水的病机。

师曰：寸口脉沉而迟，沉则为水，迟则为寒，寒水相搏。趺阳脉伏，水谷不化，脾气衰则鹜溏，胃气衰则身肿。少阳脉卑，少阴脉细，男子则小便不利，妇人则经水不通；经为血，血不利则为水，名曰血分。（19）

【提要】气分病的发病机理，水气得解的判断标准。

师曰：寸口脉迟而涩，迟则为寒，涩为血不足。趺阳脉微而迟，微则为气，迟则为寒。寒气不足，则手足逆冷；手足逆冷，则荣卫不利；荣卫不利，则腹满胁鸣相逐，气转膀胱，荣卫俱劳；阳气不通即身冷，阴气不通即骨疼；阳前通则恶寒，阴前通则痹不仁，

阴阳相得，其气乃行，大气一转，其气乃散；实则矢气，虚则遗尿，名曰气分。(30)

《外台》防己黄芪汤，治风水，脉浮为在表，其人或头汗出，表无他病，病者但下重，从腰以上为和，腰以下当肿及阴，难以屈伸。

重点字词

胕肿："胕"，通"肤"。"胕肿"，指肌肤浮肿。

传世警言

师曰：病有风水、有皮水、有正水、有石水、有黄汗。

经为血，血不利则为水，名曰血分。

阴阳相得，其气乃行，大气一转，其气乃散。

黄疸病脉证并治第十五

一级条文

【提要】黄疸病的发病机理。

寸口脉浮而缓，浮则为风，缓则为痹，痹非中风，四肢苦烦，脾色必黄，瘀热以行。(1)

【提要】谷疸湿热俱盛的证治。

谷疸之为病，寒热不食，食即头眩，心胸不安，久久发黄，为谷疸。茵陈蒿汤主之。(13)

茵陈蒿汤方：

茵陈蒿六两，栀子十四枚，大黄二两。

上三味，以水一斗，先煮茵陈，减六升，内二味，煮取三升，去滓，分温三服。小便当利，尿如皂角汁状，色正赤。一宿腹减，黄从小便去也。

【提要】酒疸的证治。

酒黄疸，心中懊侬或热痛，栀子大黄汤主之。(15)

栀子大黄汤方：

栀子十四枚，大黄一两，枳实五枚，豉一升。

上四味，以水六升，煮取二升，分温三服。

【提要】黄疸兼表虚的证治。

诸病黄家，但利其小便；假令脉浮，当以汗解之，宜桂枝加黄芪汤主之。(16)

【提要】黄疸湿重于热的证治。

黄疸病，茵陈五苓散主之。(18)

茵陈五苓散方：

茵陈蒿末十分，五苓散五分。

上二味，和，先食饮方寸匕，日三服。

【提要】黄疸热重于湿的证治。

黄疸腹满，小便不利而赤，自汗出，此为表和里实，当下之，宜大黄硝石汤。(19)

大黄硝石汤方：

大黄，黄柏，硝石各四两，栀子十五枚。

上四味，以水六升，煮取二升，去滓，内硝，更煮取一升，顿服。

二级条文

【提要】黄疸的病机、分类，以及各型的主症。

趺阳脉紧而数，数则为热，热则消谷，紧则为寒，食即为满。尺脉浮为伤肾，趺阳脉紧为伤脾。风寒相搏，食谷即眩，谷气不消，胃中苦浊，浊气下流，小便不通，阴被其寒，热流膀胱，身体尽黄，名曰谷疸。额上黑，微汗出，手足中热，薄暮即发，膀胱急，小便自利，名曰女劳疸；腹如水状不治。心中懊侬而热，不能食，时欲吐，名曰酒疸。(2)

【提要】女劳疸的证治。

黄家日晡所发热，而反恶寒，此为女劳得之。膀胱急，少腹满，身尽黄，额上黑，足下热，因作黑疸。其腹胀如水状，大便必黑，时溏，此女劳之病，非水也。腹满者难治。硝石矾石散主之。(14)

硝石矾石散方：

硝石，矾石（烧，等分）。

上二味，为散，以大麦粥汁，和服方寸匕，日三服。病随大小便去，小便正黄，大便正黑，是其候也。

【提要】黄疸误治的救治方。

黄疸病，小便色不变，欲自利，腹满而喘，不可除热，热除必哕。哕者，小半夏汤主之。(20)

三级条文

【提要】欲作谷疸的病机。

阳明病，脉迟者，食难用饱，饱则发烦头眩，小便必难，此欲作谷疸。虽下之，腹满如故，所以然者，脉迟故也。(3)

【提要】黄疸兼少阳证的证治。

诸黄，腹满而呕者，宜柴胡汤。(21)

【**提要**】黄疸燥热内结的证治。

诸黄，猪膏发煎主之。（17）

猪膏发煎方：

猪膏半斤，乱发如鸡子大三枚。

上二味，和膏中煎之，发消药成，分再服。病从小便出。

【**提要**】虚黄的证治。

男子黄，小便自利，当与虚劳小建中汤。（22）

惊悸吐衄下血胸满瘀血病脉证治第十六

一级条文

【**提要**】瘀血的脉证。

病人胸满，唇痿舌青，口燥，但欲嗽水不欲咽，无寒热，脉微大来迟，腹不满，其人言我满，为有瘀血。（10）

【**提要**】水饮致悸的证治。

心下悸者，半夏麻黄丸主之。（13）

半夏麻黄丸方：

半夏，麻黄等分。

上二味，末之，炼蜜和丸小豆大，饮服三丸，日三服。

【**提要**】虚寒吐血的证治。

吐血不止者，柏叶汤主之。（14）

柏叶汤方：

柏叶，干姜各三两，艾叶三把。

上三味，以水五升，取马通汁一升，合煮取一升，分温再服。

【**提要**】虚寒便血的证治。

下血，先便后血，此远血也，黄土汤主之。（15）

黄土汤方：

甘草，干地黄，白术，附子（炮），阿胶，黄芩各三两，灶下黄土半斤

上七味，以水八升，煮取三升，分温三服。

【**提要**】湿热便血的证治。

下血。先血后便，此近血也，赤小豆当归散主之。（16）

二级条文

【提要】里热盛吐衄的证治。

心气不足，吐血、衄血，泻心汤主之。（17）

泻心汤方：

大黄二两，黄连，黄芩各一两。

上三味，以水三升，煮取一升，顿服之。

三级条文

【提要】从脉象论述惊、悸的病机。

寸口脉动而弱，动即为惊，弱则为悸。（1）

【提要】亡血禁发汗，以及误汗后的变证。

亡血不可发其表，汗出即寒栗而振。（9）

呕吐哕下利病脉证治第十七

一级条文

【提要】呕吐寒饮内停的基本治法。

诸呕吐，谷不得下者，小半夏汤主之。（12）

【提要】呕吐虚寒证的治法。

胃反呕吐者，大半夏汤主之。（16）

大半夏汤方：

半夏二升（洗完用），人参三两，白蜜一升。

上三味，以水一斗二升，和蜜扬之二百四十遍，煮药取二升半，温服一升，余分再服。

二级条文

【提要】呕吐胃虚寒凝的证治。

呕而胸满者，茱萸汤主之。（8）

茱萸汤方：

吴茱萸一升，人参三两，生姜六两，大枣十二枚。

上四味，以水五升，煮取三升，温服七合，日三服。

【提要】呕吐胃肠实热的证治。

食已即吐者，大黄甘草汤主之。（17）

大黄甘草汤方：

大黄四两，甘草一两。

上二味，以水三升，煮取一升，分温再服。

【提要】呕吐水饮阻碍，气化不利的证治。

胃反，吐而渴，欲饮水者，茯苓泽泻汤主之。（18）

茯苓泽泻汤方：

茯苓半斤，泽泻四两，甘草二两，桂枝二两，白术三两，生姜四两。

上六味，以水一斗，煮取三升，内泽泻，再煮取二升半，温服八合，日三服。

【提要】呕吐虚寒饮逆的证治。

干呕、吐逆、吐涎沫，半夏干姜散主之。（20）

半夏干姜散方：

半夏，干姜各等分。

上二味，杵为散，取方寸匕，浆水一升半，煮取七合，顿服之。

【提要】寒饮搏结胸胃的证治。

病人胸中似喘不喘，似呕不呕，似哕不哕，彻心中愦愦然无奈者，生姜半夏汤主之。（21）

生姜半夏汤方：

半夏半斤，生姜汁一升。

上二味，以水三升，煮半夏，取二升，内生姜汁，煮取一升半，小冷，分四服，日三夜一服。止，停后服。

【提要】呃逆胃虚夹热的证治。

哕逆者，橘皮竹茹汤主之。（23）

橘皮竹茹汤方：

橘皮二升，竹茹二斤，大枣三十个，生姜半斤，甘草五两，人参一两。

上六味，以水一斗，煮取三升，温服一升，日三服。

三级条文

【提要】呕吐并见痈脓的治法。

夫呕家有痈脓，不可治呕，脓尽自愈。（1）

【提要】呕吐脾胃虚弱的病机、脉证、预后。

趺阳脉浮而涩，浮则为虚，涩则伤脾，脾伤则不磨，朝食暮吐，暮食朝吐，宿谷不化，名曰胃反。脉紧而涩，其病难治。（5）

【提要】呕吐寒热错杂的证治。

呕而肠鸣，心下痞者，半夏泻心汤主之。（10）

半夏泻心汤方：

半夏半升（洗），黄芩，干姜，人参各三两，黄连一两，大枣十二枚，甘草三两（炙）。

上七味，以水一斗，煮取六升，去滓，再煮取三升，温服一升，日三服。

【提要】水饮病机解除后，津液未复口渴的调治法。

呕吐而病在膈上，后思水者，解，急与之。思水者，猪苓散主之。（13）

猪苓散方：

猪苓，茯苓，白术各等分。

上三味，杵为散，饮服方寸匕，日三服。

【提要】呕吐饮热互结的证治。

吐后渴欲得水而贪饮者，文蛤汤主之。兼主微风，脉紧头痛。（19）

文蛤汤方：

文蛤五两，麻黄，甘草，生姜各三两，石膏五两，杏仁五十枚，大枣十二枚。

上七味，以水六升，煮取二升，温服一升，汗出即愈。

【提要】呕吐胃寒气逆的证治。

干呕，哕，若手足厥者，橘皮汤主之。（22）

橘皮汤方：

橘皮四两，生姜半斤。

上二味，以水七升，煮取三升，温服一升，下咽即愈。

【提要】虚寒下利的治疗禁忌。

下利清谷，不可攻其表，汗出必胀满。（33）

疮痈肠痈浸淫病脉证并治第十八

一级条文

【提要】肠痈脓已成的证治。

肠痈之为病，其身甲错，腹皮急，按之濡，如肿状，腹无积聚，身无热，脉数，此为腹内有痈脓，薏苡附子败酱散主之。（3）

薏苡附子败酱散方：

薏苡仁十分，附子二分，败酱五分。

上三味，杵为末，取方寸匕，以水二升，煎减半，顿服，小便当下。

【提要】肠痈未成脓的证治。

肠痈者，少腹肿痞，按之即痛如淋，小便自调，时时发热，自汗出，复恶寒，其脉迟紧者，脓未成，可下之，当有血。脉洪数者，脓已成，不可下也。大黄牡丹汤主之。（4）

大黄牡丹汤方：

大黄四两，牡丹一两，桃仁五十个，瓜子半升，芒硝三合。

上五味，以水六升，煮取一升，去滓，内芒硝，再煎沸，顿服之，有脓当下，如无脓，当下血。

二级条文

【提要】辨别痈肿有脓无脓的方法。

师曰：诸臃肿，欲知有脓无脓，以手掩肿上，热者为有脓，不热者为无脓。（2）

三级条文

【提要】金疮的治法。

病金疮，王不留行散主之。（6）

王不留行散方：

王不留行十分（八月八日采），蒴藋细叶十分（七月七日采），桑东南根白皮十分（三月三日采），甘草十八分，川椒三分（除目及闭口者，去汗），黄芩二分，干姜二分，芍药二分，厚朴二分。

上九味，桑根皮以上三味烧灰存性，勿令灰过，各别杵筛，合治之为散，服方寸匕，小疮即粉之，大疮但服之，产后亦可服。如风寒，桑东根勿取之。前三物，皆阴干百日。

排脓散方：

枳实十六枚，芍药六分，桔梗二分。

上三味，杵为散，取鸡子黄一枚，以药散与鸡黄相等，揉和令相得，饮和服之，日一服。

排脓汤方：

甘草二两，桔梗三两，生姜一两，大枣十枚。

上四味，以水三升，煮取一升，温服五合，日再服。

重点字词

身甲错：即皮肤甲错。

趺蹶手指臂肿转筋阴狐疝蛔虫病脉证治第十九

二级条文

【提要】阴狐疝气的证治。

阴狐疝气者，偏有小大，时时上下，蜘蛛散主之。（4）

蜘蛛散方：

蜘蛛十四枚（熬焦），桂枝半两。

上二味，为散，取八分一匕，饮和服，日再服。蜜丸亦可。

三级条文

【提要】蛔虫病的症状及缓治方法。

蛔虫之为病，令人吐涎，心痛，发作有时。毒药不止，甘草粉蜜汤主之。（6）

甘草粉蜜汤方：

甘草二两，粉一两重，蜜四两。

上三味，以水三升，先煮甘草，取二升，去滓，内粉、蜜，搅令和，煎如薄粥。温服一升，瘥即止。

妇人妊娠病脉证并治第二十

一级条文

【提要】妊娠与癥病的鉴别及癥病漏下的治疗。

妇人宿有癥病，经断未及三月，而得漏下不止，胎动在脐上者，为癥痼害。妊娠六月动者，前三月经水利时，胎也。下血者，后断三月衃也。所以血不止者，其癥不去故也，当下其癥，桂枝茯苓丸主之。（2）

桂枝茯苓丸方：

桂枝，茯苓，牡丹（去心），桃仁（去皮尖，熬），芍药各等分。

上五味，末之，炼蜜和丸，如兔屎大，每日食前服一丸。不知，加至三丸。

【提要】妊娠胞阻的证治。

师曰：妇人有漏下者，有半产后因续下血都不绝者；有妊娠下血者，假令妊娠腹中痛，为胞阻，胶艾汤主之。（4）

芎归胶艾汤方：

芎䓖，阿胶，甘草各二两，艾叶，当归各三两，芍药四两，干地黄四两。

上七味，以水五升，清酒三升，合煮取三升，去滓，内胶，令消尽，温服一升，日三服。不瘥更作。

【提要】妊娠肝脾失调腹痛的证治。

妇人怀妊，腹中㽲痛，当归芍药散主之。（5）

当归芍药散方：

当归三两，芍药一斤，茯苓四两，白术四两，泽泻半斤，芎䓖半斤。

上六味，杵为散，取方寸匕，酒和，日三服。

【提要】妊娠血虚热郁小便难的证治。

妊娠，小便难，饮食如故，当归贝母苦参丸主之。(7)

当归贝母苦参丸方：

当归，贝母，苦参各四两。

上三味，末之，炼蜜丸如小豆大，饮服三丸，加至十丸。

【提要】血虚湿热，胎动不安的治法。

妇人妊娠，宜常服当归散主之。(9)

当归散方：

当归，黄芩，芍药，芎䓖各一斤，白术半斤。

上五味，杵为散，酒饮服方寸匕，日再服，妊娠常服即易产，胎无苦疾。产后百病悉主之。

二级条文

【提要】妊娠恶阻轻证的治疗。

师曰：妇人得平脉，阴脉小弱，其人渴，不能食，无寒热，名妊娠，桂枝汤主之。于法六十日当有此证，设有医治逆者，却一月，加吐下者，则绝之。(1)

【提要】脾虚寒湿的养胎方法。

妊娠养胎，白术散主之。(10)

白术散方：

白术四分，芎䓖四分，蜀椒三分(去汗)，牡蛎二分。

上四味，杵为散，酒服一钱匕，日三服，夜一服。但苦痛，加芍药；心下毒痛，倍加芎䓖；心烦吐痛，不能食饮，加细辛一两，半夏大者二十枚，服之后，更以醋浆水服之，若呕，以醋浆水服之复不解者，小麦汁服之；已后渴者，大麦粥服之。病虽愈，服之勿置。

三级条文

【提要】妊娠阳虚寒盛腹痛的证治。

妇人怀娠六七月，脉弦发热，其胎愈胀，腹痛恶寒者，少腹如扇，所以然者，子脏开故也，当以附子汤温其脏。(3)

【提要】妊娠水气的证治。

妊娠有水气，身重，小便不利，洒淅恶寒，起即头眩，葵子茯苓散主之。(8)

葵子茯苓散方：

葵子一斤，茯苓三两。

上二味，杵为散，饮服方寸匕，日三服，小便利则愈。

重点字词

癥病：腹内有瘀阻积聚从而形成包块的疾病。

衃：一般指色紫而暗的瘀血，此作为癥病的互辞。

妇人产后病脉证治第二十一

一级条文

【**提要**】产后三大证的形成机理。

问曰：新产妇人有三病，一者病痉，二者病郁冒，三者大便难，何谓也？师曰：新产血虚，多汗出，喜中风，故令病痉；亡血复汗，寒多，故令郁冒；亡津液，胃燥，故大便难。（1）

【**提要**】产后血虚里寒腹痛的证治。

产后腹中㽲痛，当归生姜羊肉汤主之，并治腹中寒疝，虚劳不足。（4）

【**提要**】产后气血郁滞腹痛的证治。

产后腹痛，烦满不得卧，枳实芍药散主之。（5）

枳实芍药散方：

枳实（烧令黑，勿太过），芍药等分。

上二味，杵为散，服方寸匕，日三服，并主痈脓，以麦粥下之。

二级条文

【**提要**】产后瘀血内结腹痛的证治。

师曰：产妇腹痛，法当以枳实芍药散；假令不愈者，此为腹中有干血着脐下，宜下瘀血汤主之。亦主经水不利。（6）

下瘀血汤方：

大黄二两，桃仁二十枚，䗪虫二十枚（熬，去足）。

上三味，末之，炼蜜合为四丸，以酒一升，煎一丸，取八合顿服之，新血下如豚肝。

【**提要**】产后中风证的治疗。

产后风，续之数十日不解，头微痛，恶寒，时时有热，心下闷，干呕汗出。虽久，阳旦证续在耳，可与阳旦汤。（8）

【**提要**】产后中风兼热的证治。

产后中风，发热，面正赤，喘而头痛，竹叶汤主之。（9）

竹叶汤方：

竹叶一把，葛根三两，防风，桔梗，桂枝，人参，甘草各一两，附子一枚（炮），大枣十五枚，生姜五两。

上十味，以水一斗，煮取二升半，分温三服. 温覆使汗出。颈项强，用大附子一枚，破之如豆大，煎药扬去沫。呕者加半夏半升，洗。

【**提要**】产后虚热烦呕的证治。

妇人乳中虚，烦乱呕逆，安中益气，竹皮大丸主之。(10)

竹皮大丸方：

生竹茹二分，石膏二分，桂枝一分，甘草七分，白薇一分。

上五味，末之，枣肉和丸，弹子大。以饮服一丸，日三夜一服。有热者，倍白薇，烦喘者，加柏实一分。

《千金》内补当归建中汤，治妇人产后虚羸不足，腹中刺痛不止，吸吸少气，或苦少腹中急摩痛，引腰背，不能食饮，产后一月，日得四五剂为善，令人强壮，宜。

当归建中汤方：

当归四两，桂枝三两，芍药六两，生姜三两，甘草二两，大枣十二枚。

上六味，以水一斗，煮取三升，分温三服，一日令尽。若大虚，加饴糖六两，汤成内之，于火上暖，令饴消。若去血过多，崩伤内衄不止，加地黄六两，阿胶二两，合八味，汤成内阿胶。若无当归，以芎䓖代之。若无生姜，以干姜代之。

三级条文

【**提要**】产后瘀血内阻兼阳明里实的证治。

产后七八日，无太阳证，少腹坚痛，此恶露不尽，不大便. 烦躁发热，切脉微实，再倍发热，日晡时烦躁者，不食，食则谵语，至夜即愈，宜大承气汤主之。热在里，结在膀胱也。(7)

【**提要**】产后热利伤阴的证治。

产后下利虚极，白头翁加甘草阿胶汤主之。(11)

白头翁加甘草阿胶汤方：

白头翁二两，黄连，柏皮，秦皮各三两，甘草二两，阿胶二两。

上六味，以水七升，煮取二升半，内胶令消尽，分温三服。

重点字词

郁冒：头昏眼花，郁闷不舒。

传世警言

问曰：新产妇人有三病，一者病痉，二者病郁冒，三者大便难。

妇人杂病脉证并治第二十二

一级条文

【**提要**】梅核气痰凝气滞于咽喉的证治。

妇人咽中如有炙脔，半夏厚朴汤主之。（5）

半夏厚朴汤方：

半夏一升，厚朴三两，茯苓四两，生姜五两，干苏叶二两。

上五味，以水七升，煮取四升，分温四服，日三夜一服。

【**提要**】脏躁的证治。

妇人脏躁，喜悲伤欲哭，象如神灵所作，数欠伸，甘麦大枣汤主之。（6）

甘草小麦大枣汤方：

甘草三两，小麦一升，大枣十枚。

上三味，以水六升，煮取三升，温分三服。亦补脾气。

【**提要**】妇人杂病的成因。

妇人之病，因虚、积冷、结气，为诸经水断绝，至有历年，血寒积结，胞门寒伤，经络凝坚。（8）

【**提要**】妇人崩漏虚寒伴见瘀血的证治。

问曰：妇人年五十所，病下利数十日不止，暮即发热，少腹里急，腹满，手掌烦热，唇口干燥，何也？师曰：此病属带下。何以故？曾经半产，瘀血在少腹不去。何以知之？其证唇口干燥，故知之。当以温经汤主之。（9）

温经汤方：

吴茱萸三两，当归，芎䓖，芍药各二两，人参，桂枝，阿胶，牡丹皮（去心），生姜，甘草各二两，半夏半升，麦门冬一升（去心）。

上十二味，以水一斗，煮取三升，分温三服。亦主妇人少腹寒，久不受胎；兼取崩中去血，或月水来过多，及至期不来。

二级条文

【**提要**】妇人月经病水血俱结血室的证治。

妇人少腹满如敦状，小便微难而不渴，生后者，此为水与血俱结在血室也，大黄甘遂汤主之。（13）

大黄甘遂汤方：

大黄四两，甘遂二两，阿胶二两。

上三味，以水三升，煮取一升，顿服之，其血当下。

【提要】月经病瘀结成实的治法。

妇人经水不利下，抵当汤主之。(14)

抵当汤方：

水蛭三十个（熬），虻虫三十枚（熬，去翅足），桃仁（二十个，去皮尖），大黄三两（酒浸）。

上四味，为末，以水五升，煮取三升，去滓，温服一升。

【提要】妇人肝脾不调腹中痛的治法。

妇人腹中诸疾痛，当归芍药散主之。(17)

【提要】妇人转胞的证治。

问曰：妇人病，饮食如故，烦热不得卧而反倚息者，何也？师曰：此名转胞，不得溺也，以胞系了戾，故致此病，但利小便则愈，宜肾气丸主之。(19)

肾气丸方：

干地黄八两，薯蓣四两，山茱萸四两，泽泻三两，茯苓三两，牡丹皮三两，桂枝，附子（炮）各一两。

上八味，末之。炼蜜和丸梧子大，酒下十五丸，加至二十五丸，日再服。

三级条文

【提要】妇人半产漏下气滞血瘀阳虚的证治。

寸口脉弦而大，弦则为减，大则为芤，减则为寒，芤则为虚，寒虚相搏，此名曰革，妇人则半产漏下，旋覆花汤主之。(11)

旋覆花汤方：

旋覆花三两，葱十四茎，新绛（少许）。

上三味，以水三升，煮取一升，顿服之。

【提要】妇人陷经的证治。

妇人陷经，漏下，黑不解，胶姜汤主之。(12)

【提要】妇人腹中痛的证治。

妇人腹中痛，小建中汤主之。(18)

重点字词

敦：古代盛食物的器具，上下稍锐，中部肥大。

陷经：指经气下陷，下血不止。

温病学大纲

温病学基本内容

1. 掌握明清时代吴又可、叶天士、薛生白、吴鞠通、王孟英等医家对温病学的贡献。

2. 熟悉温病学的定义和地位。

3. 了解温病学发展简史。

温病的特点、范围及分类

1. 掌握温病的特点。

2. 熟悉温病的概念。

3. 了解温病的范围和分类。

温病的发病特点

1. 掌握各种温邪的性质和致病特点。

2. 熟悉温病初起不同的发病类型。

3. 熟悉温毒和疠气的概念、致病特点。

4. 了解温病病因的共性。

温病的辨证理论

1. 掌握“卫气营血”和“三焦”各阶段的病理和主要证候。

2. 熟悉卫气营血辨证与三焦辨证之间的关系。

3. 了解温病辨证的内容和临床意义。

温病的常用诊法

1. 掌握温病常见的舌象、齿象辨析。

①从舌苔的颜色、厚薄、润燥，阐明温邪的性质、病机、津液存亡及临床意义。

②通过诊察牙齿的润燥、齿缝流血等情况，判断邪热轻重、病变部位、津液存亡。

2. 熟悉斑疹的形态、分布、成因、诊断意义。

3. 熟悉温病常见症状的形成机理、类型及鉴别要点。

4. 了解白㾦的临床意义。

温病的治疗

1. 掌握泄卫透表、清解气热、和解表里、祛湿清热、清营凉血、通下逐邪的适应证候，临床运用。

2. 熟悉开窍醒神、息风止痉、固正救脱等法的运用。

3. 熟悉病的常用外治法。

4. 熟悉温病兼夹证的治疗。

5. 熟悉温病瘥后调理。

温病的预防

了解温病治疗立法的依据及中医对温病预防的认识。

温病的常见类型

1. 掌握风温的主要证候及辨证治疗。
2. 熟悉风温的病因病机与证候表现。
3. 熟悉风温的诊断和与春温、感冒等病鉴别。
4. 掌握春温的主要证候及辨证治疗。
5. 熟悉春温的病因病机与证候表现。
6. 掌握春温的诊断和春温与风温、暑温的鉴别。
7. 掌握暑温的主要证候及辨证治疗。
8. 熟悉暑温的病因病机与证候表现。
9. 熟悉暑温的诊断要点及与暑湿、湿温、中暑等病的鉴别。
10. 掌握湿温的主要证候及其辨证治疗。
11. 熟悉湿温的病因病机与证候表现。
12. 熟悉湿温的诊断依据及与暑湿的鉴别。
13. 掌握伏暑的主要证候及辨证治疗。
14. 熟悉伏暑的病因病机与证候表现。
15. 熟悉伏暑的诊断及与秋燥、暑湿、湿温的鉴别。
16. 掌握秋燥的主要证候及辨证治疗。
17. 掌握秋燥的病因病机与证候表现。
18. 熟悉秋燥的诊断和与伏暑的鉴别。
19. 掌握大头瘟的主要证候及辨证治疗。
20. 熟悉大头瘟病因病机与证候表现。
21. 了解大头瘟与痄腮的鉴别。
22. 掌握烂喉痧的主要证候及辨证治疗。
23. 掌握烂喉痧的病因病机与证候表现。
24. 了解烂喉痧的概念。
25. 掌握温疫的主要证候及辨证治疗。
26. 掌握温疫的病因病机与证候表现。
27. 熟悉吴又可、余师愚各自所论温疫的类型，温疫与四时温病的区别与联系。

温病学理论

温病学基本内容

温病学，是历代医家防治温病的实践积累和理论总结，具有完整的辨证体系和治法治则，既是探讨外感热病理论问题的基础学科，又是可以用于直接指导临床诊疗的临床学科。近年来，温病学在许多突发公共卫生事件的防治中发挥了积极作用，引起了国内外医学界的广泛关注，获得一致好评。

温病与温病学的定义

温病，是因感受温热病邪所引起，以热象偏重、易化燥伤阴为特征的一类急性外感热病。

温病学，是研究温病的发生、发展规律、诊断、治疗及预防的学科。其研究对象是温病，主要任务是研究温病的病因、病机、诊断方法及其预防和治疗措施。

温病学的发展简史

温病学的发展经历了漫长的历史过程，在殷商甲骨文占卜记事的龟甲或兽骨上的祭祀契刻文字中，已经有相关记载，随着生产力水平发展、社会和医学进步，最终在明清时期形成与成熟，至今依然发展向前。

1. 萌芽阶段（战国～晋唐时期）

甲骨卜辞“疒役”一词，或是传染病最早的历史记载。“瘟”和“疫”是两种不同的病状，一人为“瘟”，“民皆病”为“疫”。当时已经有隔离、熏烟消毒、针刺方法，后世将二者合称为温病。

温病的病名最早见于《黄帝内经》，其中多篇述及热病内容，涵盖温病病因、症状、脉象、治疗各方面。在病因方面，有时令之气异常与温病伏邪致病学说；在症状方面，有“阴阳交”与“尺肤热甚，脉盛躁者，病温也”等表述；在预后方面，提出“病温虚甚死”和“病热少愈，食肉则复，多食则遗，此其禁也”的观点；在预防方面，强调“正气存内”与“避其毒气”的思想。

东汉《伤寒杂病论》将外感热病初起热象偏盛者视为温病，其所述的清热、攻下、养阴等治法、方药确可适用于温病，对后世温病治疗学形成产生了深刻的影响，使用至今。

晋唐时期《肘后备急方》《诸病源候论》等提出“岁中有厉气”与“乖戾之气”的观点,《肘后备急方》《千金要方》《外台秘要》记载了较多治疗温病的方剂，这些方剂沿用至今。

2. 成长阶段（宋～金元时期）

宋代起，随着对温热病认识的不断深入和实践经验的不断积累，温病治法和相关理论有了新的进展，尤其是在温病治疗方面，逐步突破了当时医家“法不离伤寒、方必遵仲景”等墨守经方、拘泥不变的局面，对后世产生了深远的影响。

金元时期，战乱纷争，温病多次流行，刘完素以《素问・热论》为根据，强调“六气皆从火化”;“六经传受，由浅至深，皆是热证，非有阴寒证”，创制了“双解散”“防风通圣散”等辛散解表、寒凉清里的表里双解剂，为温病治疗从伤寒分离出来奠定了基础，后世称刘完素为“寒凉派”的开山鼻祖，且有“伤寒宗仲景，热病崇河间”的说法。元代罗天益《卫生宝鉴》中提出：邪热可在上、中、下三焦及气分、血分，应根据病位的不同而遣方用药。此观点对后世温病卫气营血和三焦辨证体系的建立有一定程度的影响。

元末王安道主张温病脱离伤寒，著《医经溯洄集》，明确提出“温病不得混称伤寒”，故清代温病学家吴鞠通以“始能脱却伤寒，辨证温病”来评价王安道。

3. 形成阶段（明清时期）

明、清时期，对温病的认识更趋深化，理论日益完善，治法不断丰富，创造性地总结出一套比较完整的辨证论治体系，促使温病学形成一门独立的学科。

明代吴又可著《温疫论》，为我国第一部温疫专著。尤其对温疫的病因，提出“温疫之为病，非风、非寒、非暑、非湿，乃天地间另有一种异气所感”，又称“疠气”的新观点。区别于传统的“风、寒、暑、湿、燥、火”六淫，并形成人类对传染和流行性疾病的最早认识；在病机方面，提出“邪自口鼻而入”，温疫之初“邪伏膜原”，治疗上创制了疏利透达的“达原饮”。清代戴天章《广温热论》、杨栗山《伤寒温疫条辨》、余师愚《疫疹一得》等，在吴又可的理论基础上，对温疫的病因、病机、诊法及辨证论治等方面，进行了补充和发展，并创制了许多行之有效的方剂，形成了温病学中的温疫学派。此外，清初喻嘉言《尚论篇》中提出瘟疫的治疗应根据上、中、下三焦病位辨证论治，治法以逐秽解毒为主，并倡导“秋伤于燥”，对秋季燥邪为病的病机和治疗做了深入的论述。

清代，温病学形成了以叶天士卫气营血辨证、吴鞠通三焦辨证为核心的经纬辨证理论体系，清代叶天士、薛生白、吴鞠通、王孟英被誉为“温病四大家”。

“温热大师”叶天士，他的门人据其口授整理而成的《温热论》，是温病学理论的奠基之作。最大贡献是创立了温病的卫气营血辨证论治体系。该篇提出了温病独特的诊断方法，如辨舌、验齿、辨斑疹白㾦等，对温病的病因、病机、感邪途径、邪犯部位、传变规律和治则治法等进行了系统阐述。此外，叶天士的门人根据其验案整理发行的《临证指南医案》，为后世医家论治温病提供了宝贵经验。

薛生白，创湿热病专论《湿热病篇》，全面、系统地论述了湿热病的病因病机和辨证论治，丰富和充实了温病学的内容。

吴鞠通著《温病条辨》，倡导三焦辨证，补充和发展了卫气营血辨证体系，温病学逐渐形成以“卫气营血”和“三焦”为核心的辨证论治体系。

王孟英著《温热经纬》，以《黄帝内经》《伤寒论》《金匮要略》等经典医书中温病相关的论述为经，以叶天士、陈平伯、薛生白、余师愚等医家的温病著作条文为纬，并附后世医家的注释及自己的感悟，对此前温病学的理论和临证经验做了较全面的整理，集当时温病学之大成。

温病学发展到明清时代，通过温病学家的努力，总结了新经验，创立了新理论，制定了新治法，在理法方药方面已形成完整的、独立的体系（表1）。

表1　明清时期对温病学形成做出贡献的主要医家及成就

医家	代表著作	学术成就
吴又可	温疫论	开专论温疫之先河；立杂气致病学说；创疏利透达之法
叶天士	温热论	创卫气营血辨证论治体系；阐明温病病因病机；发展温病诊断方法
薛生白	湿热病篇	著湿热类温病专论；丰富温病理论及证治
吴鞠通	温病条辨	创三焦辨证论治体系；规范四时温病证治
王孟英	温热经纬	以经典为经，后世名著为纬，系统梳理温病学理论体系

4. 发展阶段（近现代）

清末民国时期，西方医学进入我国，涌现出一批中西医汇通的卓越医家，对开拓温病学的运用领域做出了较大贡献。其中较突出的医家和专著有：吴瑞甫《中西温热串解》《八大传染病讲义》，丁甘仁《喉痧证治概要》《孟河丁氏医案》，张锡纯《医学衷中参西录》，何炳元《重订广温热论》《全国名医验案类编》等。

中华人民共和国成立后，随着国家对中医药的重视及各地中医院校、中医研究机构和中医院的建立发展，温病学得到长足发展，进入快速发展阶段，在温热病临床研究、历史文献整理和温病理论研究、实验研究等多方面都取得了显著成绩。运用温病学理论，采取中西医结合方法防治新发烈性传染病，在预防疾病、截断疾病进展、缩短病程、减轻病情、降低死亡率、减少西药的不良反应方面优势明显。屠呦呦以低温萃取方法成功提取出青蒿素，有效降低疟疾患者的死亡率，获得诺贝尔奖，成为温病研究的标志性事件。

上述研究和进展充分展示了温病学理论的旺盛生命力，体现了对经典的传承和守正创新，有力地推动了现代温病学理论的发展。

温病的特点、范围及分类

温病是多种疾病的总称，属于外感发热性疾病的范畴，因温邪从多种途径侵犯人体而致病，以病变各个阶段均有不同程度的发热为主症，多具有热象偏重、易化燥伤阴等特点。

温病的特点

温病一年四季皆可发生，具有起病急、传变快、病情重的特点，部分温病具有较强的传染性和流行性，甚至高致死率、高致残率，对人民生命健康造成了较大威胁。温病的主要特点论述如下。

1. 特异的致病因素——温邪

温病的各种致病因素统称为“温邪”，首载于叶天士《温热论》“温邪上受，首先犯肺”。“温邪”可以概括为：一是感而即发的外感时邪，如风热、暑热、湿热、燥热等；二是邪气伏藏而发的“伏气”，如“冬伤于寒、春必病温”等；三是在人群中传染的疠气与引起人体局部红肿溃烂或透发斑疹等具备热毒属性的温毒之邪。

2. 具有传染性、流行性、季节性、地域性

大部分温病具有不同程度的传染性，流行性，季节性和地域性。

（1）传染性:《黄帝内经》称“染易”，金代刘完素《伤寒标本心法类萃》首称疫疠为“传染”，明代吴又可《温疫论》称之为“天受”。温邪的传染力主要取决于病邪本身的特质，毒力，病邪感染人体时邪气载量的大小和人体对病邪的易感性。

（2）流行性：晋代王叔和《伤寒例》云:“非其时而有其气，是以一岁之中长幼之病多相似者，此则时行之气也。”明确说明了时行之气可导致传染和流行。庞安时《伤寒总病论》云:“天行之病，大则流毒天下，次则一方，次则一乡，次则偏着一家。”说明“天行之病”即传染病，引起的流行在规模和强弱上程度悬殊，有大流行、小流行和散在发生等不同情况。

（3）季节性：四季气候变化，温邪特性不同，产生的温病各具明显的季节性特点。如春季之风温；夏季之暑热、暑湿病；长夏之湿温；秋季之秋燥。此外，长夏感受湿热之邪，内湿与外湿相合，更易困阻脾胃，诱发湿温、暑温。

（4）地域性：我国地域辽阔，不同地域的人群，生活习惯、体质类型、卫生条件也存在明显差异。叶天士《温热论》云:“吾吴湿邪害人最广。”陈平伯《外感温病篇》云:“东南地卑水湿，湿热之伤人独甚。”都说明我国东南沿海地区地势低平，河网密布，水体众多，夏季炎热潮湿，该地域湿热类温病易于发生。

3. 病程发展的阶段性

温病发展的不同阶段，若按照卫气营血辨证的理论分析，其病理变化分为卫分、气分、营分、血分四个层次，传变规律是由卫、气、营、血依次传递，可用卫分证、气分证、营分证、血分证区分；若按照三焦辨证理论分析，温邪侵犯人体上焦心肺、中焦脾胃、下焦肝肾，并按照上焦传中焦，再传下焦的规律发展，以上焦证、中焦证、下焦证来概括。这种病程的阶段性变化，是温病有别于内伤杂病的重要特征。

在疾病发展过程中，也可出现如卫气同病、卫营同病、气营两燔、卫气营血俱病等情况，或中上焦病变、中下焦病变、上中下三焦同时受病等越期或穿插出现的情况。总体上，温病前期邪在卫分、气分，病变以肺、胃、大肠为多，多以人体的功能失常为主；中后期阶段，病邪入营动血，深入下焦，耗损肝肾阴精，则病变多以实质损害为主。

4. 临床表现的特殊性

（1）*起病急，来势猛，传变快，变化多*：温邪为阳邪，阳性主动。因此，温病大多起病急，来势迅猛，传变迅速，变化多端。

（2）*以发热为主症，热象偏重*：温病的主要症状为发热，常兼见口渴、心烦、尿赤、舌红、苔黄、脉数等症状。

（3）*易化燥伤阴*：温为阳邪，易伤阴液，所以在温病过程中易出现口渴、干咳、舌干、唇焦、齿燥、小便短少等阴液受伤的表现。

（4）*易内陷生变*：热陷血分，迫血妄行可致皮肤斑疹密布，黏膜出血；热闭心包可致神志昏迷；热陷肝经，热盛风动可见手足抽搐；邪陷正脱造成的气阴外脱、阳气外脱或内闭外脱等虚脱证。

温病的范围和命名

1. 温病的范围

外感病中，除风寒性质以外的外感热病都属于温病的范畴。“外感”和“发热”是温邪致病的最大特点，又如大叶性肺炎、中暑等温病并不具有传染性，但有“外感发热”症状，仍属温病范畴；此外，狂犬病、破伤风和部分寄生虫病等传染病临床表现并不具备“温热”的特征，故不属温病范围。

2. 温病的命名

温病属于外感疾病的范畴，按季节、季节主气、季节与主气相结合、特殊的临床表现以及流行特点命名。

（1）依发病季节：如发于春季的春温；发于冬季的冬温。

（2）依四时主气：如春季以风气为主令，常发风温；夏季以暑为主令，常发暑温；长夏以湿为主令，常发湿温。

（3）依发病季节与主气相结合：如秋季主气燥，常发秋燥。

（4）依特殊的临床表现：如因头面肿大、灼热疼痛，而定名为大头瘟；因咽喉红肿，甚至糜烂疼痛，肌肤丹痧密布，命名为烂喉痧。

（5）依流行特点命名：如将温病中具有强烈传染性，甚至引起较大流行的一类疾病称为温疫。

温病的分类

临床常根据不同温病所具有的某些共性或特点来进行分类。

1. 根据病证性质不同分类

温病按其病证性质是否兼湿可分为温热与湿热两大类。

（1）温热类温病：风温、春温、暑温、秋燥、大头瘟、烂喉痧等。大多发热显著，易损伤津液，严重者可出现热邪内陷，引起昏迷、抽搐、斑疹、出血等危重证候，治疗以清热保津为原则。

（2）湿热类温病：湿温、伏暑等。其病因是湿热相兼为患，湿为阴邪，性质腻滞，缠绵难解，一般起病较缓，发展较慢，初起发热和伤津征象均不显著，治疗重在化湿清热。

2. 根据发病初起的证候特点分类

温病按其发病初起是否有里热证可分为新感与伏邪两大类。新感温病是指初起病发于表，以表热证为主而无明显里热表现的一类温病，如风温、秋燥等。伏邪温病，又称伏气温病，是指初起病发于里，以里热证为主的一类温病，如春温、伏暑等。区分新感与伏邪的主要意义在于区别温病发病初起的证候类型，揭示病变浅深，病情轻重，传变趋势，从而有助于临床的辨证论治。

温病的发病特点

人体感受温邪以后是否发病，取决于正邪力量的对比，并与自然环境、社会因素等有密切联系。

温邪致病的共性

温邪致病的共同特性，主要表现为以下五点。①外感邪气：从外侵袭人体致病。②病性温热：温邪致病后，会出现发热等热证表现。③致病迅速：急性发病，发展较快，病程较短。④时空明显：与季节和地域相关。⑤病位有别：如风热病邪侵犯的部位主要在肺，暑热病邪的主要病位在阳明经，湿热病邪则多犯中焦等。

各类温邪的致病特点

1. 风热病邪

风为春令主气，此时阳气升发，气候温暖多风，故易形成风热病邪。感受风热病邪而引起的温病称为风温。风热病邪致病特点见表2。

表2　风热病邪致病特点

致病特点	临床表现	辨证
犯肺卫，入口鼻	发热、微恶风寒、头痛、少汗、咳嗽、口微渴、苔薄白、舌边尖红、脉浮数	肺卫表证
易伤肺胃阴津	口渴、口鼻唇咽喉干燥，干咳无痰或痰黏难咳，舌红少苔	耗伤肺胃阴津
变化快，易内陷	神昏谵语、舌蹇肢厥等危重证候	逆传心包

2. 暑热病邪

具有暑热性质的病邪称为暑热病邪。暑热病邪的形成主要与炎夏高温的气候条件有关，故致病具有明显的季节性。所致温病有暑温、中暑等。暑热病邪致病特点见表3。

表 3　暑热病邪致病特点

致病特点	临床表现	辨证
伤人急，入阳明	壮热、大汗、头晕面赤、心烦口渴、脉象洪大等	无卫分证，邪入气分
耗阳气，伤阴津	身热、汗出、口渴、齿燥、神倦、脉虚等	暑伤气津
闭心窍，动肝风	高热、卒然神昏、抽搐等	闭塞神窍，引动肝风
易夹湿邪	首如裹、胸闷胀、苔厚腻、脉濡数	暑温兼湿
	身倦怠、脘腹胀、或泄泻、苔白腻	暑湿兼寒

3. 湿热病邪

具有湿热性质的病邪称为湿热病邪，感受湿热病邪而引起的温病称为湿温。湿为四季常气，因此湿热病邪虽多发于长夏，但其他季节亦可产生，湿热病邪致病特点见表 4。

表 4　湿热病邪致病特点

致病特点	临床表现	辨证
入太阴，伤脾胃	壮热、大汗、头晕面赤、心烦口渴、脉象洪大等	无卫分证，邪入气分
遏清阳，阻气机	身热不扬、恶寒、头身困重，畏寒肢冷、面浮、肢肿、心悸、便溏、舌淡、苔白滑等	卫阳受困，日久寒化
病缠绵，传变慢	病程较长，缠绵难解，且易于复发	如油入面，胶着黏腻

4. 燥热病邪

具有燥热性质的病邪称为燥热病邪。燥热病邪是在“秋阳以曝”的温燥气候条件下形成的。感受燥热病邪而引起的温病属于秋燥中的温燥，其致病特点见表 5。

表 5　燥热病邪致病特点

致病特点	临床表现	辨证
秋阳高，燥肺经	除有发热、微恶风寒等肺卫见症外，必有干咳少痰、鼻咽干燥等肺燥见症	燥邪伤肺
伤津液，症干燥	唇、鼻、咽喉干燥、口干、干咳无痰、皮肤干燥、大便干、舌苔少津等	肺胃阴伤，甚则伤肝肾

5. 伏热病邪

冬感寒邪未发，至春伏寒化热，初起即见里热证的温病称为伏气温病。伏热病邪致病特点为见表 6。

表 6　伏热病邪致病特点

致病特点	临床表现	辨证
发自里，里热盛	身灼热、烦渴、尿赤、舌红苔黄	无卫分证，邪入气分
	身热、斑疹、神昏，或出血、舌绛等	邪入营（血）分
易闭窍，动风血	神昏、痉厥。斑疹，出血	伏热病邪化火生毒
伤阴津，伤肝肾	初中期烦渴、小便短赤、便秘等，后期低热、口燥咽干、颧红、脉虚神倦，或手足蠕动、舌干绛而痿	病位深、邪热重，极易伤阴

6. 温毒病邪

温毒病邪是具有温热性质，且局部有肿毒特征的一类温邪。因其致病与时令节气相关，并能引起流行，故又称为“时毒”，包括风热时毒、暑热时毒、湿热时毒、温热时毒等。温毒病邪致病特点见表 7。

表 7　温毒病邪致病特点

致病特点	临床表现	辨证
多攻窜，易流走	咳喘痰涌	温毒攻肺
	神昏谵语	温毒攻心
	痉厥抽搐	引动肝风
	肌肤丹痧、斑疹密布等	温毒窜络
多蕴结，易壅滞	咽喉、睾丸等局部出现红肿疼痛，甚则破溃糜烂，肌肤发斑疹或有皮下结节	温毒病邪阻滞脉络

7. 疠气

疠气是指有强烈传染性并能引起较大范围流行的一类病邪。疠气伤人，引起温热、湿热表现者属于温疫范畴。疠气致病特点见表 8。

表 8　疠气病邪致病特点

致病特点	临床表现	辨证
性暴戾，致病强	无问老幼，触之即病	瘟疫暴戾
传染强，易流行	疠气致病来势凶猛，传染性极强，在短时间内可引起较大规模流行	无问大小，皆相染易
口鼻入，病位特	通过空气或饮食侵入人体，不同的疠气，对脏腑经络有不同的定位倾向	湿热犯膜原，燥热客胃腑
病情重，病势险	传变较快，症状复杂多变，致病严重，病情凶险，致死率高	暑温可兼湿、兼寒

温病的发病

温病发病，包括温病的发病因素、感邪途径及发病类型等。

1. 发病因素

影响温病的发生及流行的因素是多方面的，除了感受温邪之外，还与人体正气强弱、自然环境及社会环境等密切相关。

（1）正邪相争：温病发生是人体正气与邪气相争的结果，转归有三：其一，虽然存在邪气因素，正能御邪，亦不发病；其二，正气本虚，不能胜邪而发病；第三，正气不虚，邪气过盛，正不胜邪而发病。

（2）自然环境因素：四时节令和气候的不同，对温邪的形成和传播，人体的反应和防御，都会产生不同程度的影响，从而导致不同的温病发生。例如，在夏季气温偏高，雨多湿重的自然条件下，不仅湿热之邪易于形成，人体的脾胃运化功能亦易呆滞，所以易致暑湿或湿热。

（3）社会环境因素：社会环境因素包括经济水平、营养状况、健康素养、风俗习惯、卫生设施、防疫制度等，这些因素关系到人们的健康水平和防御温病的能力，同时对温病的发生和流行也有重要影响。从温疫流行的历史记载可知，生活水平低，营养不良，体质差，抗病力弱，经济文化落后，卫生防疫设施较少，战争，灾荒，社会动荡，人口流动迁徙，都容易导致温病发生和流行。中华人民共和国成立后，社会安定，经济繁荣，人民安居乐业。《传染病防治法》颁布后，确立了“以预防为主”的传染病防治方针，对传染病采取了一系列管理手段和防治措施，从而有效地控制和降低了多种急性传染性温病的发生与流行，尤其是部分被称为瘟疫的烈性传染病，如霍乱、鼠疫、天花、脊髓灰质炎等已基本绝迹，其他温病的发生率和流行程度也大大降低。

2. 感邪途径

温病，源于外感，人体与外界相通，无外乎皮毛与口鼻，因此，感邪途径分为邪从皮毛而入与邪从口鼻而入。

3. 发病类型

（1）由外及内型：初起病邪在表，一般无里热证，以发热、恶寒、无汗或少汗、头痛、咳嗽、苔薄白、脉浮数等表症为主。传变趋势是自表入里、由浅入深。

（2）由内而发型：病发即显现出一派里热证候，初起即以身灼热、烦躁、口渴、尿赤、舌红等里热症为主。其若由里达表，传变趋向则为邪势衰退，病情好转；若进一步内陷深入，传变趋向则为病情加重。

温病的辨证理论

温病的辨证是对温病病因，病位，病性，证候，邪正消长，病变发生发展，传变规律等情况的综合与概括，是对温病本质的认识。

卫气营血辨证

清代叶天士针对外感温病创立卫气营血辨证，根据病理过程由浅入深或由轻而重，将外感温病分为卫分、气分、营分、血分四个阶段，作为辨证施治的提纲。

1. 卫气营血的证候与病机变化

卫分、气分、营分、血分四个阶段，各有其相应的证候特征与疾病演变规律（表 9）。

表 9　卫气营血辨证

<table>
<tr><th>阶段</th><th>临床表现与辨证要点</th><th>形成途径</th><th>病机核心</th><th>发展与转归</th></tr>
<tr><td rowspan="2">卫分证</td><td>发热，微恶风寒，头痛，无汗或少汗，咳嗽，口渴，苔薄白，舌边尖红，脉浮数</td><td rowspan="2">温邪外入</td><td rowspan="2">邪郁卫表，肺气失宣</td><td rowspan="2">及时痊愈；邪入气分；逆传心包</td></tr>
<tr><td>以发热，微恶风寒，苔薄白，脉浮数为辨证要点</td></tr>
<tr><td rowspan="2">气分证</td><td>壮热、不恶寒、汗多、尿赤、烦渴喜饮、舌红苔黄、脉数有力</td><td rowspan="2">卫分传入；温邪直犯；营分转出</td><td rowspan="2">里热蒸迫，热炽津伤</td><td rowspan="2">及时痊愈；邪留气分；内入营血；正虚伤液</td></tr>
<tr><td>以大热、大烦、大渴、脉洪大、舌苔黄，“四大一黄”为辨证要点</td></tr>
<tr><td rowspan="2">营分证</td><td>身热夜甚，口干不甚渴饮，心烦不寐，时有谵语，斑疹隐隐，舌质红绛，脉象细数</td><td rowspan="2">由气转营；肺胃内陷；伏热郁伏</td><td rowspan="2">营热阴伤，扰神窜络</td><td rowspan="2">透营转气；营热亢盛；深逼血分</td></tr>
<tr><td>以身热夜甚、斑疹隐隐，舌质红绛，脉象细数为辨证要点</td></tr>
<tr><td rowspan="2">血分证</td><td>身灼热，躁扰不安，或神昏谵狂，吐血、衄血、便血、溺血，斑疹密布，舌质深绛</td><td rowspan="2">营热深陷；卫气直入；自里而发</td><td rowspan="2">瘀热内阻，动血耗血</td><td rowspan="2">正气渐复；瘀热伤脏；阴液大伤</td></tr>
<tr><td>其中以身热夜甚，心烦，谵语，舌红绛为辨证要点</td></tr>
</table>

2. 卫气营血的相互关系及传变

卫、气、营、血在生理、病理上都有着密不可分的联系，它们之间在生理上相关联，在病理上相互影响与传变。

（1）卫气营血的生理关系：“卫”，即人体的防御保卫功能；“气”，即人体的脏腑功能活动，“卫”表功能，属“气”的功能之一，二者主动属阳，在外；“营”，即人体各组织及营运血液遍布全身的营养物质，属血液的组成部分；“血”，即血液，是人体精神活动的物质基础，营血是人体生理活动的物质基础，二者主静属阴，在内。“营”在脉中主营运，“卫”在脉外主护卫，内外有别，阴阳各异，有层次浅深，分处内外的差异。

（2）卫气营血证候的病位深浅：由于卫气营血在生理上各处不同的浅深层次，因此在病理上必然产生相应的影响，即温病的传变也是随着卫→气→营→血的顺序进行，这反映了温病由表入里，由浅入深，由轻到重，由实转虚的发展规律（表10）。

表10　卫气营血证候的病位深浅

阶段		病位	预后
邪在卫分	温病的初起阶段	病位浅，病情轻	时间短易向愈
邪在气分	温病的极期阶段	病位深，病情重	功能转伤实质
邪入营分	温病的严重阶段	病更深，病加重	实质伤严重
邪入血分	温病的危重阶段	病最深，阴精耗	病变多危重

（3）卫气营血的相互传变：卫→气→营→血的传变规律是温病传变的一般规律，也标志着病情逐步加重。由于温热病邪本身的致病特性，导致如传播能力，病邪毒力，毒邪侵犯人体时的病邪数量，病人体质，患病后治疗是否及时，手段是否恰当等条件都能影响卫气营血的传变。因此，卫→气→营→血的传变规律是温病传变的一般规律，但它并不是一成不变的，掌握卫气营血各阶段的主要特征对辨析温病发展的各个阶段至关重要。

三焦辨证

清代吴鞠通针对外感温病创立三焦辨证，根据由上到下的病理过程，按温热病传变情况，将外感温病划分为上焦、中焦、下焦三个阶段，作为辨证施治的提纲。

1. 三焦的证候与病机变化

上焦、中焦、下焦三个阶段，各有其相应的证候特与疾病演变规律（表11）。

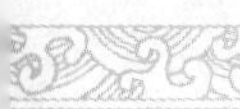

表 11　三焦辨证简表

证型		病机	临床表现	辨证要点	备注
上焦	温邪犯肺	邪犯肺卫，卫表郁闭，肺气失宣	发热，微恶风寒，咳嗽，头痛，口微渴，舌边尖红赤，舌苔薄白欠润，脉浮数	发热，微恶风寒，咳嗽	
		邪热壅肺，肺气闭郁	身热，汗出，咳喘气促，口渴，苔黄，脉数	身热，咳喘，苔黄	
		湿热阻肺，肺失清肃	恶寒，身热不扬，胸闷，咳嗽，咽痛，苔白腻，脉濡缓	恶寒身热不扬，胸闷，咳嗽，苔白腻	
	邪犯心包	邪热内陷，机窍阻闭	身灼热，神昏，肢厥，舌蹇，舌绛	神昏，肢厥，舌绛	
		湿热酿痰，蒙蔽包络	神志昏蒙，时清时昧，舌苔垢腻，舌红或绛	神志时清时昧，舌苔垢腻	
中焦	阳明热炽	胃经热盛，热炽津伤	壮热，大汗，心烦，面赤，口渴引饮，舌红，苔黄燥，脉洪大而数	壮热，汗多，渴饮，脉洪大而数	
	阳明邪结	肠道热结，传导失司	日晡潮热，神昏谵语，大便秘结或热结旁流，腹部硬满疼痛，舌苔黄、灰、黑而燥，脉沉实有力	潮热，便秘，苔黄、灰、黑燥，脉沉实有力	
		湿热积滞，搏结肠腑	身热，汗出不解，烦躁，胸闷痞满，腹痛，大便溏垢如败酱，便下不爽，舌赤，苔黄腻或黄浊，脉滑数	身热，腹痛，大便溏垢，苔黄腻或黄浊	
	湿热中阻	湿热困阻，升降失司	身热不扬，胸脘痞满，泛恶欲呕，舌苔白腻等；或高热持续，不为汗衰，烦躁，脘腹痛满，恶心欲吐，舌红苔黄腻	身热不扬，脘痞，呕恶，苔腻	湿热轻重有别
下焦	肾精耗损	邪热久羁，耗损肾阴	身热不退，神惫委顿，消瘦无力，口燥咽干，耳聋，手足心热甚于手足背，舌绛不鲜，干枯而痿，脉虚	手足心热甚于手足背，口燥咽干，舌绛不鲜，干枯而痿，脉虚	
	虚风内动	肾精虚损，肝失涵养	神倦肢厥，耳聋，五心烦热，心中憺憺大动，手指蠕动或瘛疭，舌干绛而萎，脉虚弱	手指蠕动或瘛疭，舌干绛而萎，脉虚	

2. 三焦证候的关系及传变

（1）病程阶段：三焦所属脏腑的病程阶段，在上焦主要为手太阴肺的病变，多为温病邪实，是矛盾主要方面的初期阶段；在中焦主要为足阳明胃、手阳明大肠的病变，常为温热病无形热盛和有形热结的极期阶段；在下焦主要为足少阴肾、足厥阴肝的病变，是以肝肾阴虚、虚风内动等虚证为主要表现的温病后期阶段。由这一角度看，吴鞠通提出温病

“始上焦，终下焦”的看法，仅是病发于表的温病的一般规律，而非必然路径。如湿温初起即以中焦脾胃为病变中心；也可以出现温病日久不解，邪郁于肺，虽为极期而病仍在上焦的情形。

（2）相互传变：三焦所属脏腑的证候传变，多由手太阴肺开始（上焦），从手太阴肺传入阳明胃与太阴脾（中焦），中焦病不愈，由实转虚传入下焦肝肾，表示邪气由浅入深，病情由轻而重。但在临床上，上焦、中焦或下焦的证候均可以单独出现，也可以混杂相见，但一定不会是跳跃式地发展。传变过程中可以有上焦证候未罢而又见中焦证候，或中焦证候未罢又见下焦证候，或上焦证候与下焦证候同见。应当掌握三焦辨证的要点，这样才能知其常而达变。

温病辨证理论的运用

卫气营血辨证与三焦辨证都是用以分析温病病机变化，明确病变部位，把握病势轻重，认识病情传变，归纳证候类型，从而确立治疗方法的理论依据。

1. 卫气营血辨证与三焦辨证的关系

卫气营血辨证、三焦辨证的病机变化和证候表现，既有联系，又有区别，它们之间既相互交叉、渗透，又有着彼此无法替代的内容。三焦辨证与卫气营血辨证形成自外而内、自上而下的温病经纬辨证方法，两者能够经纬相依，相辅而行。在临床运用时，必须把它们结合起来，才能更全面地指导温病辨证论治。

2. 温病辨证理论与其他辨证理论的关系及综合运用

临证辨证，外感常有六经辨证、内伤常有脏腑辨证、气血津液辨证，它们与温病卫气营血和三焦辨证的理论体系存在关联。

（1）温病辨证理论与六经辨证：温病卫气营血和三焦辨证与《伤寒论》的六经辨证体系，都是外感病的辨证纲领。卫气营血、三焦辨证论治体系的创立，补充了《伤寒论杂病论》六经辨证论治体系在外感病辨治上的不足，是中医学术体系在传承经典中做出的重要发展。

（2）温病辨证理论与脏腑辨证、气血津液辨证：温病卫气营血辨证、三焦辨证与脏腑辨证、气血津液辨证的关系十分密切。卫气营血与三焦辨证虽然揭示了温病由表入里、由浅入深的病变层次规律，但无论在哪个阶段，想验证和应用这个规律，都必须落实到具体的脏腑功能活动、基础物质代谢和表现形式上。因此，温病卫气营血和三焦辨证在具体应用时还须与脏腑辨证、气血津液辨证相结合，以卫气营血、三焦辨证为纲，脏腑辨证、气血津液辨证为目，对温病不同阶段、不同病位、不同性质的病证进行全面的病机分析。

综上，温病辨证理论与六经辨证、脏腑辨证、气血津液辨证等共同构成完整的中医辨证理论体系，由此可见，温病辨证理论对中医内科、外科、妇科、儿科等临床各科的医疗实践，均具有重要的指导价值。

温病的常用诊法

温病的临床表现有其特殊性，对温病诊断价值较大的诊断方法主要有辨舌验齿、辨斑疹白㾦，以及辨温病发热、汗出异常、神志异常、痉厥等。通过各种诊法，可以确定温病病因、判断病证性质、明确病位、了解邪正消长等。

辨舌

在温病中，感邪性质、病位浅深、津液存亡、脏腑虚实等情况，均能在舌象上反映出来，因此舌诊历来为温病学家所重视。温病舌象的变化包括舌苔、舌质、舌态三个方面。

1. 辨舌苔

在温病中，舌苔的变化主要反映卫分和气分的病变，尤其能反映出病邪的性质和津液的盈亏。

（1）白苔：白苔的变化主要有厚、薄、润、燥之分。薄者主表，病属卫分，一般见于温病初起，病变尚轻浅；厚者主里，病属气分，多见于湿热为患；润者属津伤不甚，浊腻则属湿痰秽浊为患；燥者提示津液已伤。温病中常见的白苔见表12。

表12　白苔鉴别表

苔型	病机	临床表现	备注
薄白苔	温病初起，邪袭卫分	苔薄色白，似常人之苔，唯欠滋润，且舌边尖色红	
	表邪未解，肺津已伤	苔薄白而干燥乏津，舌边尖红	
白厚苔	湿重于热，湿阻气分，湿浊偏盛	白苔满布，垢腻润泽，紧贴舌面，苔附黏涎	湿温病伴口吐浊厚涎沫
	脾湿未化，胃津已伤	白苔较厚而干燥，舌质多偏红	
白腻苔	湿热病邪侵犯气分，湿邪阻遏，热邪内伏	白苔满布，质地较厚，舌质红绛	
	湿热秽浊，郁闭膜原	白苔厚而满布无隙，滑润黏腻，刮之不尽，舌质紫绛	
白碱苔	胃中宿食兼夹秽浊郁伏	舌上苔垢白厚而板滞，状如石碱	

续表

苔型	病机	临床表现	备注
白砂苔	邪热迅速化燥入胃，苔未转黄津液已伤，里热实结	舌苔白而干硬如砂皮，扪之糙涩，又名水晶苔	属里热实结证
白霉苔	秽浊内郁，胃气衰败，预后不良	苔白如霉，满舌生白衣，或蔓延颊颚，或生糜点，或如饭粒样附着，或如豆腐渣刮之易去	

（2）黄苔：温病中的黄苔多由白苔转化而来，为邪热进入气分，里热已盛的重要标志。在临床上黄苔也有厚、薄、润、燥之分，一般来说，薄者病势较轻，厚者则病势较深重，润泽者津伤不甚，干燥者为津液已伤。温病中常见的黄苔见表13。

表13　黄苔鉴别表

苔型	病机	临床表现	备注
薄黄苔	里热不盛，津伤不著	舌苔不干燥	初入气分
	气分热盛，津液已伤	舌苔干燥	气分热盛
黄白相兼	表邪未尽，邪入气分	舌苔微带白色，舌苔较薄干燥	
	湿盛之象	舌苔白色厚腻，部分白苔未转黄色	
黄燥苔	气分热炽，津液受伤	舌苔色黄干燥，舌质较红	
老黄苔	阳明腑实	舌苔或如沉香色，或如金黄甚则焦燥起芒刺，中有裂纹	
黄腻苔或黄浊苔	气分湿热内蕴	黄苔满布，舌面板贴细腻，润泽多津	

（3）灰苔：温病过程中的灰苔有润燥、两大类，所主病证不同。其灰而燥者多从黄燥苔转化而来，主实热证热盛阴伤；其灰而腻者多从白腻苔或黄腻苔转化而来，主痰湿内阻。温病中常见的灰苔见表14。

表14　黄苔鉴别表

苔型	病机	临床表现	备注
灰燥苔	热结肠腑，津液受伤	舌苔色灰干燥，焦燥起刺	
灰腻苔	温病兼夹痰湿内阻	舌苔润泽多液，色灰而腻	伴胸痞脘闷渴喜热饮，或吐痰浊、涎沫等症
灰滑苔	温病后期阳虚有寒或湿伐阳气	灰苔满布，润泽多津，光滑细腻	伴舌质淡、肢冷脉细、吐泻等症

（4）黑苔：温病的黑苔，多由黄苔或灰苔发展而来，是病情危重的标志之一，根据厚薄润燥不同，所主病证也有虚实寒热之分。温病中常见的黑苔见表15。

表15　黑苔鉴别表

苔型	病机	临床表现	备注
黑厚焦燥	阳明腑实，肾阴耗竭	苔黑而干，中心较厚，焦燥起刺，扪之糙涩	由黄或灰燥苔发展转化来
黑薄焦枯	真阴欲竭，壮火复炽	舌苔色黑干薄无津，燥而无刺，舌体色绛枯萎不鲜	苔黑干燥而舌红，兼心烦不寐，津枯火炽
遍舌黑润	胸膈素有伏痰而复感温邪	舌苔黑润多津，光滑细腻	伴发热胸闷、渴喜热饮等
苔黑质淡	湿温病热入营血灼伤阴络	舌苔黑而干燥，舌质淡白而无荣泽	气随血脱
黑苔滑润	湿温后期，湿胜阳微转化为寒湿证	苔黑润滑多津，舌淡不红	

2. 辨舌质

舌质主要反映在温病热入营血的证候，通过对舌体的色泽、润燥等观察，可反映出邪热的盛衰和脏腑、营血、津液的盈亏。

（1）红舌：指比正常人舌色稍深之红舌，多为邪热渐入营分的标志，但也有因阴伤而致者。温病邪在卫分、气分时，舌质亦可变红，但多局限于舌的边尖，罩在垢苔下，与热入营分后全舌发红而无苔者有所不同。温病中常见的红舌见表16。

表16　红舌鉴别表

舌型	病机	临床表现	备注
舌尖红赤起刺	心火上炎	舌红，其尖部尤甚，并生红刺	
舌红有裂纹，或舌中生红点	心营热毒极盛	舌红中有裂纹如人字形，或舌中生有红点	
舌质光红柔嫩	温邪乍退，津液未复	舌质嫩红，望之苔少光泽，触之干燥无津	

（2）绛舌：绛是深红色，绛舌由红舌发展而来，其反映的病变与红舌基本相同，是邪热深入营血的标志。温病中常见的绛舌见表17。

（3）紫舌：紫舌比绛舌舌色更深且瘀暗。在温病过程中出现的紫舌大多是从绛舌发展而来，所反映的病证更为深重。但也有因阴枯或瘀血等原因而形成的紫舌。温病中常见的紫舌见表18。

表 17　绛舌鉴别表

舌型	病机	临床表现	备注
舌纯绛鲜泽	热入心包	舌色绛，鲜明润泽	
舌绛而干燥	邪热入营、营阴耗伤	舌色绛，舌面干燥无津	
舌绛有黄白苔	邪热初入营分而气分之邪未解	舌质绛，舌面罩有黄白色苔垢。	
绛舌上罩黏腻苔垢	温邪传入营血，夹痰湿	舌质色绛，舌面罩有黏腻苔垢，滑腻多津	
	温邪传入营血分，兼秽浊内阻	舌质色绛，舌面罩有霉酱状苔垢	
舌绛光亮如镜	胃阴衰亡	舌上无苔，色绛而光亮如镜面，干燥无津	镜面舌
舌绛不鲜干枯而痿	肾阴耗竭	舌绛而晦暗，舌体干枯痿软	

表 18　紫舌鉴别表

舌型	病机	临床表现	备注
焦紫起刺	血分热毒极盛	舌体紫红而有点状颗粒突起于舌面，状如杨梅	杨梅舌
紫晦而干	肝肾阴竭	舌色紫而瘀暗，色如猪肝，舌体干而枯痿	猪肝舌
舌紫瘀暗	内有瘀血	舌紫暗而有瘀痕，扪之潮湿，或舌紫并有深色点片状瘀斑	伴胸胁或腹部刺痛等症状

3. 辨舌态

温病过程中除了有舌苔和舌质的变化外，舌体的形状和动态也可以反映邪正虚实情况，所以在辨舌时应加以注意。温病中常见的舌态见表 19。

表 19　舌态鉴别表

舌态	病机	临床表现	备注
舌体强硬	邪陷心包或气液不足、络脉失养	舌体硬而强直，转动不利，言语不清	动风惊厥之兆
舌体短缩	内风扰动，痰阻舌根	舌体缩短，不能伸出口外	
舌卷囊缩	邪气深入厥阴	舌体卷曲，兼有阴囊陷缩	
舌体痿软	肝肾阴液将竭，筋脉失养	舌体痿弱乏力，不能伸缩或伸不过齿	
舌斜舌颤	热入厥阴，动风发痉	舌体偏向一侧，或有颤动	
舌体胀大	湿热蕴毒上泛	舌体肿大满口，兼黄腻苔垢满布	
	酒毒冲心	舌体肿大，其色紫晦者	

验齿

验齿主要是诊察牙齿的润燥、齿缝流血等情况，同时也包括了对齿龈的审察，是针对温病的一种独特诊法，对于判断邪热轻重、病变部位、津液存亡具有一定参考意义。

1. 牙齿润燥

齿燥多由津液不能上布，牙齿得不到润泽所致，其中以门齿尤为明显。诊察门齿的润燥可帮助判断温病病变的浅深轻重。温病中常见的牙齿润燥见表19。

表19　牙齿润燥鉴别表

牙齿润燥	病机	临床表现	备注
光燥如石	胃热伤津，肾阴未竭	齿面干燥，但仍有光泽	
燥如枯骨	肾阴枯竭	齿面枯燥而无光泽，状如枯骨	
齿燥色黑	肝肾阴伤，虚风渐动	齿面干燥无津，其色焦黑	

2. 齿缝流血

齿缝流血总由邪火动血所致，有虚实之分。温病中常见的齿缝流血见表20。

表20　齿缝流血鉴别表

齿缝流血	病机	临床表现	备注
齿缝流血，兼齿龈红赤肿痛	胃火冲击上炎迫血	齿缝流血，色鲜红而量多，伴齿龈红肿疼痛，且多兼口秽喷人	
齿缝流血，齿龈暗红无肿痛	肾阴虚，虚火上炎破血	齿龈浸血，色暗红而量少，无齿龈肿痛	

3. 齿龈结瓣

齿龈结瓣由热邪深逼血分，迫血妄行，血从上溢，结于齿龈所致，有紫色和黄色不同。温病中常见的齿龈结瓣见表21。

表21　齿龈结瓣鉴别表

齿龈结瓣	病机	临床表现	备注
结瓣色紫	阳明胃热亢盛动血	血瓣色紫，甚则如干漆状	
结瓣色黄	肾阴虚竭，阴不敛阳，虚阳载血上浮	血瓣色黄，犹如酱瓣	

辨斑疹白㾦

斑疹、白㾦是温病过程中常出现的特殊体征。观察其色泽、形态、分布等，有助了解感邪轻重、病变浅深、证候顺逆等，对于温病辨证和指导临床治疗具有重要意义。

（一）斑疹

斑疹是温病过程中肌肤上出现的红色皮疹。斑疹欲透未透之际，可见先兆症状，如壮热无汗，闷瞀异常，起卧不安，呕恶，耳聋，肢冷，脉伏，或脉躁动等。

1. 斑与疹的形态、分布和形成机理

斑与疹的形态、分布和形成机理见表22。

表22　斑与疹的形态、分布和形成机理鉴别表

区别点	斑	疹
形态	大而成片，有触目之形，无碍手之质，压之不退色，消退不脱屑的红色斑块	皮疹中点小呈琐碎小粒，形如粟米，高于皮面，抚之碍手，压之退色，消退后常有脱屑的红色皮疹
分布	多先起于胸腹，渐及四肢	麻疹：多先起自上颚、口腔，继而布于耳后、头面及背部，再则布于胸腹四肢，约三四日，以手足心见疹为出齐
		丹痧：多先见于颈项，渐及胸、背、腹部及四肢，一日之内即可蔓延全身
形成机理	温邪侵犯气分郁肺，内窜营分，血从肌肤血络而出（充血性）	阳明气分热炽，内迫血分，血从肌肉外渍（出血性）

2. 斑疹的诊察及临床意义

温病中，斑疹不仅是邪热深入营血的标志，同时也提示邪热有外透之机。如叶天士说："斑疹皆是邪气外露之象。"故诊察斑疹的色泽、形态、分布及兼见脉症，有助于判断病邪浅深、正气盛衰和病情顺逆，为确定治法和判断预后提供重要参考。

（1）辨斑疹色泽及变化：斑疹的色泽可反映气血盛衰、邪毒轻重和病情顺逆。颜色加重，说明病情加重（表23）。

（2）辨斑疹形态：斑疹的形态与病情轻重、预后顺逆有关，尤其能够反映热毒是否能够顺利外泄（表24）。

（3）辨斑疹疏密：疹的疏密可以反映热毒的浅深轻重和正气的盛衰（表25）。

（4）斑疹结合脉证：诊察斑疹时应结合脉症分析，有助于判断病情顺逆和预后（表26）。

表 23　辨斑疹色泽

<table>
<tr><th>斑疹色泽及变化</th><th colspan="2">临床意义</th><th>备注</th></tr>
<tr><td>斑疹红活荣润</td><td colspan="2">气血流畅、邪热有外透的征象</td><td>顺证</td></tr>
<tr><td>斑疹红如胭脂</td><td colspan="2">血热炽盛</td><td></td></tr>
<tr><td>斑疹色紫赤如鸡冠花</td><td colspan="2">热毒深重</td><td></td></tr>
<tr><td rowspan="2">斑疹色紫黑</td><td rowspan="2">火毒极盛</td><td>黑而光亮，说明气血尚充</td><td rowspan="2">病情严重</td></tr>
<tr><td>黑而隐隐，四旁赤色，为火郁于内，气血尚活</td></tr>
<tr><td>斑疹色晦暗枯槁</td><td colspan="2">邪气深入，气血郁滞，正气衰败</td><td>危象</td></tr>
<tr><td>斑疹色淡红，而病势很重</td><td colspan="2">气血不足、邪毒无力透发</td><td>危重</td></tr>
<tr><td>斑疹由红变紫，甚至黑色</td><td colspan="2">热毒逐渐加重，病情转重</td><td></td></tr>
<tr><td>斑疹由黑转紫，渐转红</td><td colspan="2">热毒逐渐减去，病情减轻</td><td></td></tr>
<tr><td>斑疹由松浮变得紧束有根</td><td colspan="2">热毒渐深，毒火郁闭</td><td>逆证</td></tr>
<tr><td>斑疹由紧束有根变得松浮</td><td colspan="2">热毒外达</td><td></td></tr>
</table>

表 24　辨斑疹形态

形态	病机	顺逆	预后
斑疹松浮洋溢，洒于皮表	邪热外达	顺证	良好
斑疹紧束有根，从皮面钻出，如履透针，如矢贯的	热毒锢结	逆证	不良
斑点中心低凹溃烂	瘀热锢结，血脉瘀阻，不能外达	逆证	不良
斑疹甫出即隐	正不胜邪、热毒内陷	逆证	不良

表 25　辨斑疹疏密

疏密	病机	顺逆	预后
发出量少，稀疏均匀	热毒轻浅，邪有外达		良好
发出量多，稠密融合成片	热毒深重		不良
由稀疏而转为融合成片	热毒转盛	逆证	

表 26 辨斑疹结合脉证

斑疹结合脉证	病机	顺逆	预后
斑疹透出后，若身热渐退，脉静身凉，神志转清，呼吸平稳	外解里和	顺证	良好
斑疹虽出，身热不退，烦躁不安，或斑疹甫出即隐，神昏谵语，肢厥，脉伏	正不胜邪、邪火内闭	逆证	不良
斑疹已出，二便不通或腹泻不止，或呼吸急促，鼻扇痰鸣，或痉厥，或体温骤降，大汗淋漓，四肢厥冷	余邪不清，正不胜邪	逆证	不良

（二）白㾦

白㾦是湿热留恋气分，蕴酿淹滞，郁蒸于肌肤而形成的细小白色疱疹，多见于湿热类温病，对于辨别邪正盛衰有一定参考价值。

1. 形态和分布

白㾦形如粟米，色如珍珠，突出于皮肤，内含少量透明浆液，色如水晶，多分布于颈、胸、腹部，四肢少见，头面更少见，在消退时可有细小的皮屑脱落。

2. 病因和病机

白㾦，是湿热郁阻于气分，胶结难解，蕴蒸于肌表所致。白㾦一般伴随发热与出汗而透发。因湿热病邪黏腻滞着，非一汗即能透解，每随身热增高，热达汗出，即透出一批，所以白㾦常反复多次透发。一般在透发之前，每因湿热郁蒸较重而有胸闷不舒等症。既透之后，由于病邪有外达之机，则胸闷等症也暂时得以缓解。

3. 临床意义

（1）辨病证性质：白㾦透发，是诊断湿热之邪郁阻气分的重要依据。

（2）辨津气盛衰：根据白㾦的色泽、形态等情况，可辨别津气之盛衰和病情之轻重顺逆。㾦出晶莹饱绽，颗粒清楚，称为“水晶㾦”，往往㾦出之后，热势递减，神情清爽，为津气充足、正能胜邪、邪气外透的佳象。若㾦出空壳无浆，色如枯骨，称为“枯㾦”，且伴见身热不退、神志昏迷等症，则为津气俱竭、正不胜邪、邪气内陷的危象。

辨温病常见症状

1. 发热

温病的发热是人体感受温邪后的一种全身性反应，是邪正相争引起阳热偏盛的表现。发热是人体阳气亢奋的表现，对祛除病邪有一定的作用。正能胜邪，则热渐退而病却，病情向愈。但高热和长期发热，不仅影响人体各种功能活动，还会消耗人体阴液，甚至导致脏腑组织的实质损害，如高热可耗气伤津，甚至可能导致阴竭阳脱而危及生命（表 27）。

表 27　辨温病发热

热型	临床表现	病机要点	伴随症状
发热恶寒	发热恶寒，发热重恶寒轻	热郁卫表	口微渴、舌边尖红、脉浮数
		湿热阻遏卫阳	少汗、头身沉重、肢倦胸闷、苔白腻、脉滞缓
		寒包火	身热，甚至壮热、形寒怕冷
		暑热内炽阳明，逼津外泻	汗大出，气随汗泄
寒热往来	恶寒与发热交替出现，定时或不定时发作	湿热痰浊郁阻少阳，枢机不利	口苦、烦渴、胸脘痞闷、舌苔黄腻
		湿热郁阻三焦	或湿热秽浊郁闭膜原
壮热	通体热盛，但热不寒	气分正邪剧争，邪热蒸腾于内外	大汗、口渴、脉洪大
日晡潮热	下午 3 ～ 5 时发热为甚	阳明腑实	腹满便秘或热结旁流、舌苔焦黄
		湿温病湿热交蒸	脘腹痞满、舌苔腻等
身热不扬	自觉热势不甚而持续难退，初扪体表不觉很热，但扪之稍久则觉灼手	湿重于热，热为湿遏，热势不能外达，湿热蕴蒸	汗出热不解、胸脘痞闷、身重纳呆、舌苔白腻、脉濡缓
身热夜甚	发热入夜尤甚，灼热无汗	温病热入营血	时有谵语、口渴不欲饮、斑点隐隐、舌绛、脉细数
夜热早凉	入夜发热，天明则热退身凉，但热退无汗	温病后期余邪留于阴分	
低热	热势低微，持续难退	胃阴大伤，虚热内生	口渴不欲饮，舌绛光亮
		肾阴虚而虚热内生	手足心热甚于手足背，舌质绛而枯痿

2. 汗出异常

汗出异常，指当有汗而无汗，或不当出汗而出汗，或汗出过多等异常的出汗症状（表 28）。

表 28　辨温病汗出异常

出汗异常	临床表现	病机要点	伴随症状
无汗	皮肤干涩不润，无明显汗液	卫表郁闭	发热、恶寒、头痛、舌苔薄白
		热郁于肺，肺失宣展	身热、胸闷
		邪入营血，营阴亏损	身热夜甚、舌绛、脉细数

续表

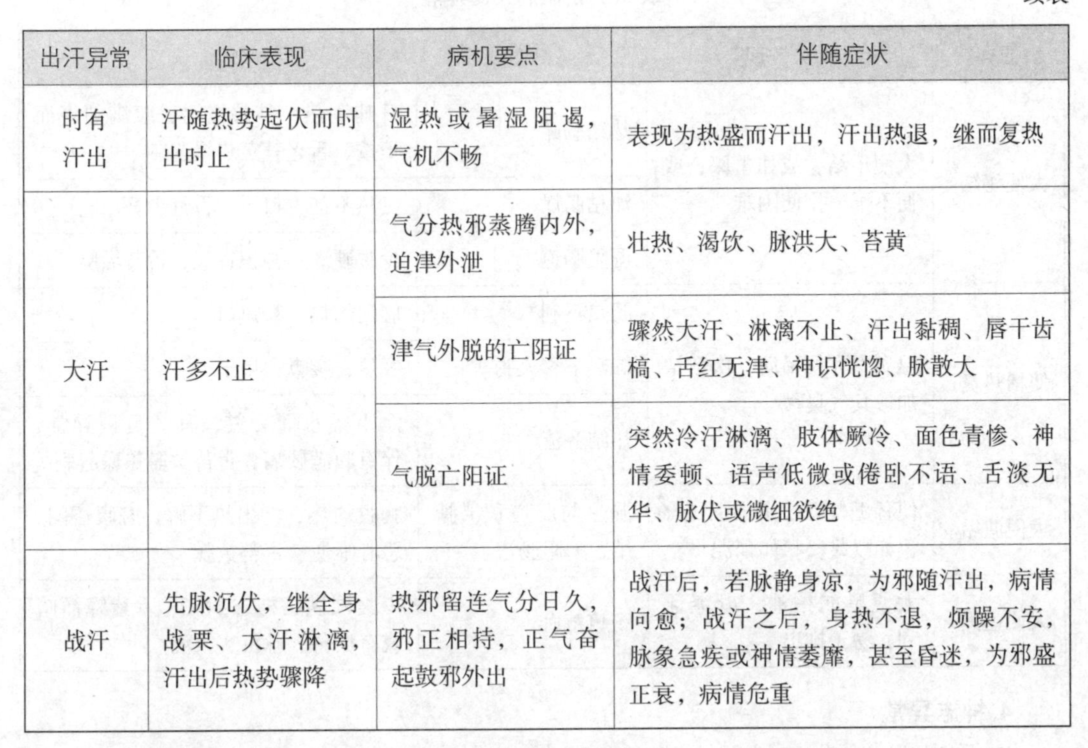

出汗异常	临床表现	病机要点	伴随症状
时有汗出	汗随热势起伏而时出时止	湿热或暑湿阻遏，气机不畅	表现为热盛而汗出，汗出热退，继而复热
大汗	汗多不止	气分热邪蒸腾内外，迫津外泄	壮热、渴饮、脉洪大、苔黄
		津气外脱的亡阴证	骤然大汗、淋漓不止、汗出黏稠、唇干齿槁、舌红无津、神识恍惚、脉散大
		气脱亡阳证	突然冷汗淋漓、肢体厥冷、面色青惨、神情委顿、语声低微或倦卧不语、舌淡无华、脉伏或微细欲绝
战汗	先脉沉伏，继全身战栗、大汗淋漓，汗出后热势骤降	热邪留连气分日久，邪正相持，正气奋起鼓邪外出	战汗后，若脉静身凉，为邪随汗出，病情向愈；战汗之后，身热不退，烦躁不安，脉象急疾或神情萎靡，甚至昏迷，为邪盛正衰，病情危重

3. 二便异常

（1）小便异常：温病初起，尿呈淡黄色；气分热炽，则小便黄赤。而比较突出的小便异常主要有小便短少、涩痛和小便不通（表29）。

表29　辨温病小便异常

小便异常	临床表现	病机要点	伴随症状
小便短少	小便黄赤短少	热伤津液，尿源不足	高热、汗多、烦渴
		水湿内停，津偏大肠	苔腻
小便涩痛	小便涓滴而下，色黄赤，尿道灼热而痛	小肠热盛，下注膀胱	心烦渴饮
小便不通	尿量极少，甚至尿闭	热结灼液	心烦、舌干红、少汗
		湿浊阻滞下焦，膀胱不利	热蒸头胀、呕逆神迷、舌苔白腻

（2）大便异常：温病发热，津液损伤，或湿热郁阻肠道，均会导致大肠腑气不畅，传导失常，大便的性状出现改变（表30）。

表 30　辨温病大便异常

大便异常	临床表现	病机要点	伴随症状
大便秘结	大便干结，或如羊屎；或便不干，排便困难	热结肠腑	日晡潮热、神昏谵语、腹满硬痛而拒按、舌老苔黄焦燥起刺
		津枯肠燥	发热不甚、口干、舌红少苔
		湿阻肠道	少腹硬满、神识昏蒙、舌苔垢腻
便稀热臭	温病中大便稀溏，次数增加，其气臭秽	肠热下利	肛门灼热、身热口渴
		肺热下移大肠	发热，咳嗽，口干
		热结旁流	泄下稀水而无粪，其气臭秽异常，伴有腹满硬痛、舌苔黄厚焦燥起刺
大便溏垢	便稀溏垢浊，排便不畅，色如败酱，状如藕泥	湿热与肠道积滞搏结，痹阻肠道	胸腹灼热、汗出热不解、脘腹痞闷、恶心呕逆、舌苔黄腻
大便色黑	大便黑如柏油，滑爽通利，易于排出	肠腑蓄血	少腹硬满、神志如狂、舌紫绛而暗或有瘀斑、脉沉实或涩

4. 神志异常

温病的神志异常，包括神志昏蒙、谵语、发狂等，如同时伴有四肢厥冷者，称为昏厥，一般为病情危重的表现（表 31）。

表 31　辨温病神志异常

神志异常	临床表现	病机要点	伴随症状	备注
烦躁不安	热扰心神而不宁谓之烦，身为热动而不安谓之躁	热灼胸膈，扰及心神	胸闷，发热，汗出	
		胃肠邪热扰心	大热、大烦、大渴、脉洪大	
		邪热里结胃肠，循胃络而乘于心	潮热、烦躁、便秘、舌苔老黄、焦燥起刺	
		营热扰心	心烦不安、舌绛、口干反不甚渴饮	
神昏谵语	神昏指神志不清，或意识丧失；谵语指语无伦次或胡言乱语	热结肠腑，邪热循胃络上扰心神	语声重浊、潮热、腹满硬痛、便秘或热结旁流、舌苔老黄焦厚	
		营热扰心	神昏，时有谵语，伴见身热夜甚、口干反不甚渴饮、舌绛无苔、脉细数	
		血热扰心	神昏谵语，如狂发狂，伴见身灼热、斑疹显露、多部位多窍道出血、舌深绛	
		热闭心包，扰乱神明	神昏谵语、身热肢厥、舌蹇、舌纯绛鲜泽	

续表

神志异常	临床表现	病机要点	伴随症状	备注
昏愦不语	意识完全丧失，对外界各种刺激全无反应	热夹痰瘀闭心包	发热，昏迷，舌紫红绛红，苔灰黑而燥	
		内闭外脱，心神失养，神无所倚	肢体厥冷、面色青惨、舌淡无华、脉微欲绝	神散
神志昏蒙	神志不清；时清时寐；似清似昧；时有谵语；嗜睡如昏，但呼之能应	气分湿热蒸酿痰浊而蒙蔽心包，扰及心神	身热汗出不解、胸脘痞满、舌苔黄腻、脉象濡滑而数	
神志如狂	神志昏乱，躁扰不安，甚则如狂	下焦蓄血，瘀热扰心	少腹硬满疼痛、大便色黑、舌质紫暗	
		热入血室（温邪入胞宫，与血相搏，瘀热互阻，扰及心神）	神志如狂、喜忘，可伴见寒热往来、腹胁硬满疼痛	
神识呆钝	神清淡漠，反应迟钝	湿热上蒙清窍	身热不扬、胸脘痞闷、呕恶不饥、舌苔腻、脉濡缓	
		温病后期，正虚，余邪与营血相搏，阻塞心窍	语言不利或默默不语，甚至痴呆或手足拘挛、肢体强直	

5. 痉

痉指肢体拘挛强直或手足抽搐。温病中出现痉证，与足厥阴肝经密切相关，是病情危重的表现。邪热炽盛，燔灼肝经，或阴精损耗，水不涵木，皆可导致痉证。前者因热极生风，抽搐急剧有力，称为实风内动；后者因阴虚风动，抽搐徐缓无力，或仅手指蠕动，称为虚风内动。

6. 出血

温病出血，多为热邪深入营血，损伤血络或迫血妄行所致。如血块较多，其色瘀暗，舌青紫或有瘀斑，脉涩者，为瘀血阻络证；如出血过速过多，可致气随血脱，表现为血溢不止、肢体厥冷、昏沉不语、舌淡无华、脉微细欲绝等症。

7. 厥脱

厥脱是温病中常见的危重证候。厥证是指突然昏倒，不醒人事，或四肢清冷不温。脱证是指阴阳气血严重耗损后，元气不能内守而外脱。因厥与脱在临床上常并见，所以每多称为厥脱。

四肢厥冷，但胸腹灼热，伴有烦躁、气息粗大、汗多、尿短赤、便秘，或伴有神昏谵语、喉间痰鸣、牙关紧闭、舌红或绛、苔黄燥、脉沉实，证属热毒郁闭于里，阳气不能外达四肢所致。四肢不温、伴面色苍白、汗出淋漓，或下利清谷、气短息微、精神萎靡、舌质淡、脉沉细，属虚寒内生，身体失于温煦所致。

汗吐泻、亡血太多致阴液枯竭而阳气无所依附，可致身热骤降，汗多气短，肢体尚温，神情疲倦或烦躁不安，口渴，尿少，舌光红少苔，脉细数无力，称为“亡阴证”。阳气衰竭不能内守而外脱可致四肢逆冷，全身冷汗淋漓，面色苍白，神情淡漠，气息微弱急促，舌淡而润，脉微细欲绝，称为“亡阳证”。

温病的治疗

温病的主要内治法

温病的主要治法分为三类：一是祛邪为主的治法，包括泄卫透表、清解气热、和解表里、祛湿清热、清营凉血、通下逐邪等法；二是以扶正为主的治法，这是温病后期的主要治法，即滋阴生津法；三是用于急救的治法，包括开窍醒神、息风止痉、固正救脱等法（表 32）。

表 32　温病主要治法分类表

治法	分类	病机	临床表现	代表方剂	备注
泄卫透表法	疏风散热	风温初起，风热袭肺卫	热，微恶寒，口微渴，无汗或少汗，舌边尖红，苔薄白、脉浮	银翘散、桑菊饮	
	解表清暑	暑湿内阻，寒邪犯表	发热恶寒，头痛无汗，心烦，口渴，脘痞，舌红苔腻、脉濡	新加香薷饮	
	宣表化湿	湿热病邪侵于卫表	恶寒，头重如裹，身体困重，汗出胸痞，苔白腻，脉濡缓	藿朴夏苓汤	
	疏卫润燥	燥热侵袭肺卫	发热，微恶风寒，头痛，口鼻咽喉干燥，咳嗽少痰，舌红苔薄白	桑杏汤	
清解气热法	轻清宣气	温邪初入气分，热郁胸膈	身热微渴，心中懊不舒，舌苔薄黄，脉数	栀子豉汤	
	辛寒清气	气分实热	热烦渴，汗出，舌苔黄燥，脉洪数	白虎汤	
	清热泻火	邪热内蕴，郁而化火	身热口渴，烦躁不安，口苦咽干，小便黄赤，舌红苔黄，脉数	黄芩汤或黄连解毒汤	
和解表里法	清泄少阳	热郁少阳，兼有痰湿犯胃	寒热往来，口苦喜呕，胁脘闷痛，烦渴溲赤，舌红苔黄腻，脉弦数	蒿芩清胆汤	
	分消走泄	痰热、湿浊阻滞三焦	寒热起伏，汗出不解，胸痞腹胀，溲短，苔腻	温胆汤	
	开达膜原	湿热秽浊之邪郁闭膜原	寒甚热微，脘痞腹胀，身痛肢重，舌红绛或紫绛，苔白厚浊腻如积粉	雷氏宣透膜原法或达原饮	

续表

治法	分类	病机	临床表现	代表方剂	备注
祛湿清热法	宣气化湿	湿温初起，湿热阻遏表里	身热不扬，午后热甚，或微恶寒，汗出不解，胸闷脘痞，小便短少，舌苔白腻，脉濡缓	三仁汤	宣上
	燥湿清热	湿热俱甚，遏伏中焦	身热而汗出不解，口渴不多饮，脘痞腹胀，泛恶欲吐，舌苔黄腻，脉濡数	王氏连朴饮	畅中
	分利湿热	湿热阻于下焦，膀胱气化失司	小便短少，甚则不通，热蒸头胀，渴不多饮，舌苔白腻	茯苓皮汤	渗下
通下逐邪法	通腑泄热	热入阳明，内结肠腑	潮热便秘，或热结旁流，时有谵语，腹部胀满或硬痛拒按，舌苔黄燥或焦黑起刺，脉沉实	大承气汤	
	导滞通便	湿热积滞搏结肠腑	身热，脘腹痞满，恶心呕逆，便溏不爽，色黄如酱，舌苔黄垢浊腻	枳实导滞汤	
	增液通便	阳明热结阴液亏虚	身热不退，大便秘结，口干唇裂，舌苔焦燥，脉沉细	增液承气汤	
	通瘀破结	温病热瘀互结，蓄于下焦	身热，少腹硬满急痛，大便秘结或色黑，小便自利，或神志如狂，舌紫绛，脉沉实	桃仁承气汤	
清营凉血法	清营泄热	热入营分，郁热伤阴	身热夜甚，心烦时有谵语，斑点隐隐，舌质红绛	清营汤	
	凉血散血	血分热盛，迫血妄行，热瘀交结	灼热躁扰，甚则昏狂谵妄，斑疹密布，各种出血，舌质紫绛或有瘀斑	犀角地黄汤	
	气营（血）两清	温病气分与营（血）分	气营同病，则出血倾向不重，症见壮热口渴，烦扰不寐，舌绛苔黄	加减玉女煎	
			气血两燔，热毒深重之证，则见壮热躁扰，甚或神昏谵妄，两目昏瞀，口秽喷人，周身骨节痛如被杖，斑疹密布，出血，舌质紫绛，苔黄燥或焦黑	化斑汤、清瘟败毒饮	
开窍醒神法	清心开窍	温病痰热内闭心包	神昏谵语或昏愦不语，身体灼热，舌蹇肢厥，舌质红绛或纯绛鲜泽，脉细数	安宫牛黄丸、紫雪丹、至宝丹	
	豁痰开窍	痰浊，蒙蔽清窍	神识昏蒙，时清时昧，时有谵语，舌苔黄腻或白腻，脉濡滑或数	菖蒲郁金汤	

续表

治法	分类	病机	临床表现	代表方剂	备注
息风止痉法	凉肝息风	温病邪热内炽，肝风内动	灼热躁扰，四肢拘急，甚则角弓反张，口噤神昏，舌红苔黄，脉弦数	羚角钩藤汤	
	滋阴息风	温病后期，真阴亏损，肝木失涵，虚风内动	低热，手足蠕动，甚或瘛疭，肢厥神疲，舌干绛而痿，脉虚细	三甲复脉汤、大定风珠	
滋阴生津法	滋养肺胃	气分邪热渐退，而肺胃阴液未复	干咳少痰或无痰，口干咽燥，或干呕不欲食，舌光红少苔或干	沙参麦冬汤、益胃汤	
	增液润肠	温病气分热邪渐解，津枯肠燥	大便数日不下，口干咽燥，舌红而干	增液汤	
	滋补真阴	温病邪热久羁，真阴耗损，邪少虚多	低热不退，手足心热甚于手足背，颧红，口干咽燥，神疲欲寐，或心中憺憺大动，舌绛少苔或干绛枯痿，齿燥，脉虚细或结代	加减复脉汤	
固脱救逆法	益气敛阴	温病气阴两伤，正气欲脱	身热骤降，汗多气短，体倦神疲，舌光少苔，脉散大无力	生脉散	
	回阳固脱	温病，阳气暴脱	四肢逆冷，大汗淋漓，神疲倦卧，面色苍白，舌淡苔润，脉微细欲绝	参附汤或参附龙牡汤	

温病的常用外治法

外治法是在中医整体观和辨证论治原则的指导下，通过皮肤、诸窍、腧穴等给药方式来治疗温病某些病证的治疗方法。具有退热消肿、止痛解毒、醒神开窍等作用。外治法与内治法的作用相辅相成，与内治法相比，外治法具有起效快、使用方便、比较安全的特点，尤其对于难以内服药物的昏迷患者或小儿发热患者更为适用（表 33）。

表 33　温病外治法简表

外治法	治法解释	主治	具体应用	备注
洗浴法	中药煎剂进行全身沐浴或局部浸洗以发挥散热、透疹、托毒外出等作用	温病表证无汗、热势壮盛或疹出不畅	风热病邪而致高热、无汗，可用荆芥、薄荷各等分煎水擦浴	
			高热而无恶寒，用 25℃～35℃的 30%乙醇擦浴，或用 32℃～34℃的温水擦浴，有明显的散热降温效果	

续表

外治法	治法解释	主治	具体应用	备注
灌肠法	根据辨证论治所确定的方剂，煎成一定浓度的汤液作保留灌肠或直肠点滴	痢疾	白头翁汤煎液灌肠	小儿及处于昏迷状态等无法口服药物者
		肾综合征出血热、急性肾功能衰竭	泻下逐瘀剂作高位保留灌肠	
		风温病肺胃热盛	白虎汤加千金苇茎汤灌肠	
敷药法	用药物制成膏药、搽剂、熨剂等，在病变局部或穴位作外敷	壮热、烦渴，甚至神识昏迷	具有解表、清热、通达阳气的药物研细（如大黄、山栀子、生石膏、葱白等），用米醋或蛋清调成糊状，外敷涌泉穴或手足心处，包扎固定，4～6小时取下	
		温毒所发生的局部肿痛	水仙膏外敷，敷后如皮肤出现小黄疮如黍米者，改用三黄二香散外敷	
		温病热盛衄血	吴茱萸、大蒜捣敷于涌泉穴，以引热下行而止衄	
搐鼻法	将辛窜芳香气味的药物研细，抹入鼻孔少许，使病人打喷嚏，达到开窍醒神的目的	温病热入心包或中暑神昏	朱丹溪的通关散（细辛、皂角按6∶1调配），治疗高热头痛或神昏、呼吸不畅、鼻塞等症	
吹喉法	将具有清热解毒、祛腐生新作用的药物研细，吹于喉部少许	烂喉痧咽喉红肿糜烂	锡类散具有解毒消肿、利咽清热的作用	

温病兼夹证的治疗

在温病发展过程中，一些兼夹的病理因素如痰饮、食滞、气郁、瘀血等，对温病的病理演变、病情发展和预后都具有重要的影响（表34）。

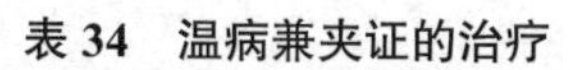

表 34　温病兼夹证的治疗

兼证	具体治法	适用病机	临床表现	方药应用	备注
痰饮	燥湿化痰理气	痰湿气阻	胸脘痞闷，拒按，泛恶欲呕，渴喜热饮而不欲多饮，舌苔黏腻	主治方中加半夏、陈皮、茯苓等，或用温胆汤类	
	清热化痰开结	痰热互结	痰热壅肺者，症见身热，咳嗽或气喘，胸闷甚则胸痛，痰黄而黏稠，舌苔黄腻	主治方中加瓜蒌、川贝、蛤粉、胆南星等	
			痰热结胸者，症见发热，胸下按之痛，舌苔黄滑腻，脉滑数	小陷胸汤	
			痰热闭窍者，症见神昏，舌蹇肢厥，喉中有痰声，舌红绛，苔黄腻	清心开窍剂中加用胆南星、天竺黄、竹沥、菖蒲、郁金及猴枣散等	
			痰热阻于肝经者，症见灼热，肢体抽搐，甚至角弓反张，喉间痰鸣，舌质红绛，苔黄滑，脉弦滑数	清热息风剂中加用牛黄、天竺黄、竹沥等	
兼食滞	消食和胃	食滞胃脘	胸脘痞闷，嗳腐吞酸，恶闻食臭，舌苔厚垢腻，脉滑实	主治方中加用消化食滞之品，如神曲、山楂、麦芽、莱菔子、陈皮，保和丸	
	导滞通腑	食滞肠腑	腹胀而痛，肠鸣矢气，其气臭秽，大便秘或溏，舌苔厚而浊腻，脉沉涩或滑	治方中加用消食导滞、通导肠腑之品，如枳实、槟榔、大黄、厚朴等，或用枳实导滞汤	
兼气郁	疏肝解郁	气机郁结，肝脾不和	胸胁满闷或胀痛，时有嗳气或叹息，泛恶，不思饮食，脉沉伏或细弦	主治方中加用理气解郁、疏肝理脾之品，如香附、郁金、青皮、枳壳、木香、苏梗、佛手、绿萼梅等，或用四逆散	
兼血瘀	消宿血	瘀伤宿血和热入营血	身体灼热，胸胁或脘腹刺痛或拒按，舌质有瘀斑或紫晦，扪之湿润	清营凉血方中加入活血散瘀之品，如桃仁、红花、赤芍、丹皮、丹参、紫草、当归尾、延胡索、山楂等	
	清化血室	热入血室	壮热或寒热往来，小腹胀满，昼日明了，暮则谵语	小柴胡汤中加延胡索、当归尾、桃仁	

温病瘥后调理

温病瘥后是指温病邪气已退，但机体尚未恢复正常状态，或余热未清，津液尚未恢复的阶段，此时应采取一些积极有效的调理措施，促使病体早日康复。瘥后调理包括很多内容，如调节饮食、劳逸结合、调适精神、适避寒热及药物调理等（表 35）。

表 35　温病瘥后药物调理简表

<table>
<tr><th>调法</th><th>病机</th><th>临床表现</th><th>方药</th><th>备注</th></tr>
<tr><td>补益气液</td><td>气阴两虚</td><td>精神委顿，不饥不食，睡眠不酣，口渴咽燥，舌干少津</td><td>薛氏参麦汤或三才汤</td><td rowspan="3">正虚未复</td></tr>
<tr><td>滋养胃阴</td><td>胃肠阴虚</td><td>口干咽燥或唇裂，大便秘结，舌光红少苔</td><td>益胃汤、增液汤</td></tr>
<tr><td>补养气血</td><td>气血亏虚</td><td>面色少华，气弱倦怠，声音低怯，语不接续，舌质淡红，脉弱无力</td><td>集灵膏</td></tr>
<tr><td>清解余热</td><td>余热未净、气阴两伤</td><td>低热不退，虚羸少气，口干唇燥，呕恶纳呆，舌光红少苔，脉细数</td><td>竹叶石膏汤</td><td rowspan="4">余邪未尽</td></tr>
<tr><td>芳化醒胃</td><td>湿热余邪未净而胃气未复</td><td>身热已退，脘闷不畅，知饥不食，舌苔薄白微腻</td><td>薛氏五叶芦根汤</td></tr>
<tr><td>健脾化湿</td><td>余湿阻气，脾气虚弱</td><td>胃脘微痞，饮食不馨，四肢倦怠，大便溏薄，舌苔薄白而腻，脉虚弱，甚至可见肢体浮肿</td><td>参苓白术散加藿香、佩兰、荷叶、砂仁</td></tr>
<tr><td>温阳利水</td><td>温病后阳气虚衰，水湿内停</td><td>形寒肢冷，神疲乏力，心悸眩晕，面浮肢肿少尿，舌淡苔白，脉沉细</td><td>真武汤</td></tr>
</table>

温病的预防

预防，就是采取一定措施防止疾病发生和发展，传统称为“治未病”。“预防为主”是我国卫生健康工作的方针之一。

古代温病预防的认识与成就

两千多年前的中医典籍早已强调了疾病预防的重要性。《素问・四气调神大论》云：“圣人不治已病治未病，不治已乱治未乱……夫病已成而后药之，乱已成而后治之，譬犹渴而穿井，斗而铸锥，不亦晚乎？”《素问・刺法论》云：“正气存内，邪不可干，避其毒气。”皆主张预防疫病，强调一方面增强人体的正气以防病邪侵袭，另一方面避其邪气，以防染病。

古代中医文献记载的温病预防措施包括以下几点。

1. 预先服药以预防

《诸病源候论》载温病可预先服药以防;《肘后备急方》及《备急千金要方》载有20余首辟温方剂。

2. 重视个人卫生与环境卫生

《礼记》云：“鸡初鸣……洒扫室堂及庭。”《楚辞・渔父》云：“新沐者必弹冠，新浴者必振衣。”

3. 谨慎饮食，不随地吐痰，保持水源清洁

《备急千金要方》中记载“勿食生肉”“常习不唾地”,《鸡肋编》中记载“饮煎水”。《霍乱论》云：“人烟稠密之区，疫疠时行……故为民上及有心有力之人，平日即宜留意，或疏浚河道，毋使积污或广凿井泉，毋使饮浊，直可登民寿域。”

4. 防传播

古人认识到蚊、蝇、鼠等是传播疾病的载体，为了防止蚊蝇传播疾病，后汉已使用蚊帐，南宋使用防蝇食罩。《北江诗话》云：“时赵州有怪鼠，白日入人家，即伏地呕血死。人染其气，亦无不立殒者。”明确记载了老鼠在疫病传播中的作用。

5. 隔离

《晋书・王彪之传》“永和末（356年）多疾疫，旧制：朝臣家有时疾染易三人以上者，身虽无疾，百日不得入宫。”《夷俗记》云：“凡患痘疮，无论父母兄弟妻子，俱一切避匿不相见。”这些记载说明了古人认识到隔离患者可防止疾病传染和流行。

6. 免疫接种

《肘后方》记载“疗猘犬咬人方：仍杀所咬犬，取脑傅之，后不复发”，这是最早的人工免疫法尝试。清朝逐渐成熟的种痘术，是人工免疫法的开端，亦是世界医学史上的重大成就。

温病的预防方法

1. 培固正气，强壮体质

增强人体正气，就是提高机体抗御温邪入侵的能力，使正能胜邪以致邪不能伤于人而不发病，或即使发病，也因病邪被正气所抵御而致病情轻微，易于治愈、康复。可采取以下方法增强人体正气。

（1）锻炼身体：气功、太极拳、五禽戏、八段锦、保健按摩等，提高自身抵抗力，有助于抵御外界温邪的侵袭。

（2）顺时调气：根据季节变化和气温升降，合理安排作息时间、及时增减衣被和调整室内温度。

（3）避免劳伤：人体正气可抵御外来温邪的侵袭，因此必须注意保护正气，避免过度消耗。

（4）注意环境、个人、饮食卫生：保持生活、工作环境清洁卫生，养成良好的个人卫生习惯，不随地吐痰，饭前便后洗手。在饮食方面，不饮生水，不食用不洁及腐败变质食物等。

2. 及时诊治，控制传播

有传染性的温病患者，须早发现、早隔离、早诊治，及时向有关防疫部门报告，使防疫部门能随时掌握疫情状况，采取相应措施。不仅有利于患者及早得到诊治，也有助于疾病传播及早得到控制，防止疾病大范围流行。

3. 药物预防

预施药物是指在温病流行期间，在一定范围里，对可能感染温邪的人群使用药物，以防止温病进一步传播。可采取以下几种药物预防方式。

（1）熏蒸预防：用药物加温燃烧烟熏，或煮沸蒸熏，一般适用于以呼吸道为传播途径的温病预防。如食醋煮沸蒸熏，或采用苍术、艾叶、青蒿等芳香化浊避秽浊药物燃烧烟熏，可用于室内空气消毒。

（2）香囊预防：将芳香化浊避秽浊药物共研细末，制作香囊，或用于佩戴、或用于悬挂，有一定的预防作用。

（3）服药预防：即用一味或多味中药煎服，或制成丸、散剂内服。如预防流感可选用银花、连翘、野菊花、桉树叶、贯众、螃蜞菊、黄皮叶等；预防流行性脑脊髓膜炎可选用大蒜、银花、连翘、九里光、贯众、野菊花、蒲公英、鲜狗肝菜、鲜鬼针草等；预防猩红热可选用黄芩、忍冬藤等；预防麻疹可选用紫草、丝瓜子、贯众、胎盘粉等。

温病的常见类型

风温

风温是感受风热病邪而引起的，以发热，微恶风，咳嗽，口微渴，舌边尖红，苔薄，脉浮数等为初起症状的急性外感热病。

风温病名，首先见《伤寒杂病论》，东汉以后历代医家对风温各有不同的阐述，至清代温病学家对风温的认识已趋全面，形成了理法方药详备的辨证施治体系。

现代临床常发于冬春季的流行性感冒、社区获得性肺炎、急性支气管炎、各种病原体引起的肺炎等，症状表现符合风温特点者，可参考本病辨证论治。

【病因病机】

1. 病因

春季以风气为主令，阳气升发，气候渐暖，故风邪易从热化而变成风热病邪，侵袭人体以致风温病。冬季虽寒气主令，但气候异常时，应寒反温，也可致风邪从热化以致风温。人体抗邪能力下降，是风温发生的内因。素体虚弱、起居不慎、饮食失节、劳逸失常等均可导致抗邪能力下降，此时腠理失于固密，卫外功能减弱，一旦风热病邪侵袭，则易致病。

2. 病机

风温病以肺经为病变重心。风温初起邪在肺卫，若感邪不甚，经及时治疗，可终止病变发展。若肺卫邪热不解，则其传变趋向大致有两种情况：一是“顺传”，风温由卫入气，可致痰热壅肺的阳明热盛证或阳明腑实证。二是“逆传”，邪热由肺卫直接内传心包，闭阻心窍，使人出现神昏谵语、身热肢厥、舌蹇、舌绛等危重证候，病情急剧变化，骤然加重，故称为“逆传心包”。正如叶天士在《温热论》中指出：“温邪上受，首先犯肺，逆传心包。”本病后期常因邪热耗伤肺胃之阴以致肺胃阴伤证。

【诊断与鉴别】

1. 诊断要点

（1）本病常发于春冬季节，起病急，初起即见发热，微恶风，咳嗽，口微渴，咽红咽痒，舌边尖红，苔薄白，脉浮数等肺经卫分证。继而可出现多种气分证，但以肺、胃、大肠等脏腑及部位为主。逆传心包者若邪盛正虚，可致内闭外脱之危重症。

（2）实验室检查可作为诊断参考。如大叶性肺炎出现血象中白细胞总数升高，中性粒细胞＞80%，伴有核左移或中毒颗粒，痰培养或涂片可发现病原菌，X 线检查见肺纹理增多，阴影呈片状等有助于诊断。

2. 鉴别诊断

（1）风热感冒：初起与风温相似，均有肺卫见证。但风热感冒病情轻浅，全身症状较轻，病程短，传变少，数日即愈。

（2）麻疹：与风温发病季节、初起邪在肺卫的临床表现相似，但麻疹伴两眼发红，畏光流泪，喷嚏，初起耳前耳后、发际出疹，继而遍布全身，发病 2 ～ 3 日后口腔颊黏膜可见麻疹黏膜斑。儿童多见，易流行发病。

（3）春温：同发于春季，但春温属伏气温病，以初起即见里热为特征，初起虽可见卫分证，但多卫气同病，卫营同病，病情重，变化快，后期常见肝肾阴伤。

（4）肺痈：初起与风温类似，较难鉴别，但肺痈喉中有腥味，振寒、咯吐浊痰明显。风温经正确及时治疗后，多在气分而解，如经 1 周治疗身热不退，或退而复升，咯吐浊痰，应进一步考虑肺痈之可能。

【辨证论治】

1. 辨证要点

（1）辨肺经证候：风温以肺为病变核心，初起即见肺卫表证，症见发热微恶寒，咳嗽，头痛，咽痛等；继则邪热壅肺，症见高热，咳喘，汗出，口渴；若伤及肺络，可见胸痛，咯痰带血，或吐铁锈色痰；后期多表现为肺胃阴伤，症见低热，咳嗽少痰，口干咽燥等。

（2）相关脏腑病变：如肺热传入阳明胃经，症见壮热，汗出，口渴，脉洪大等；肺热移肠，肠腑热结者，可见潮热，腹胀满，腹痛，便干结等；肺热内陷营分，扰及血络者，可见肌肤红疹。

（3）证候的传变：邪热由肺卫传入肺、胃、肠，热势虽盛，但邪尚在气分；若出现神昏谵语，则属邪热传入心包，病情较重；如出现正气外脱或化源欲绝，则病情更为危重。

2. 治疗原则

风温的病变重心在肺，故以清泄肺热，透达外邪为总的治疗原则，按照卫、气、营、血各阶段进行辨证治疗。

风温初起，邪在肺卫，治以辛凉解表，宣肺泄热；邪传气分，邪热壅肺，治以清热化痰，宣肺平喘；热炽阳明治以辛寒清气，泄热保津；热结肠腑治以软坚散结，攻下泄热；热陷心包治以清心凉营，泄热开窍；后期肺胃阴伤，治以滋养肺胃，清涤余邪。

本病肺卫热盛，治疗以辛凉疏泄为主，忌用辛温发汗，如麻黄汤、桂枝汤等，以防劫夺肺津、心液，耗散肺气、心阳。本病初起也不可过用寒凉，以免冰伏病邪，阻遏气机，使邪热难以外达，反致内陷。

3. 分证论治

风温分证论治见表36，银翘散与桑菊饮方证区别见表37，麻杏石甘汤与千金苇茎汤方证区别见表38，安宫牛黄丸、紫雪丹、至宝丹方证区别见表39。

表36　风温分证论治简表

证候名称	临床表现	病机	治法	代表方
邪袭肺卫	发热，不恶风寒或微恶风寒，无汗或少汗，头痛，咳嗽，口微渴，咽红或痛，舌边尖红，苔薄白或微黄，脉浮数	风温初起，邪犯肺卫	辛凉解表，宣肺泄热	银翘散桑菊饮
邪热壅肺	身热，汗出，烦渴，咳喘气急，或咯痰黄稠；或痰中带血，或痰呈铁锈色，胸闷胸痛，舌红苔黄，脉数	风热入里，邪热壅肺	清热化痰，宣肺平喘	麻杏石甘汤或千金苇茎汤
热炽阳明	壮热，恶热，大汗出，面红目赤，渴喜冷饮，苔黄而燥，脉浮洪或滑数	阳明气分，邪热壅盛	辛寒清气，泄热保津	白虎汤
热结肠腑	日晡潮热，大便秘结，或下利恶臭稀水，肛门灼热，腹部胀满硬痛，时有谵语，苔黄燥，甚则灰黑而燥裂，脉沉实有力	气分热邪，肠中糟粕	软坚散结，攻下泄热	调胃承气汤
热陷心包	高热，神昏谵语或昏愦不语，四肢厥冷，舌謇，舌红绛鲜泽，或伴黄燥苔，脉细数	邪陷心包营热阴伤痰热阻闭	清心凉营，泄热开窍	清宫汤送服安宫牛黄丸或紫雪丹、至宝丹
肺胃阴伤	低热或不发热，干咳不已或痰少而黏，口舌干燥而渴，舌干红少苔，脉细	邪热已退余邪未净肺胃津伤	滋养肺胃，清涤余邪	沙参麦冬汤

表37　银翘散与桑菊饮方证区别（邪袭肺卫证）

	银翘散方证	桑菊饮方证
病机	卫失开阖，殃及于肺，肺气不宣，以卫气失和为主	肺失宣肃，病及卫气不利，以肺部症状为主
主证	发热，微恶风寒较明显，咳嗽较轻	咳嗽为主，发热微恶风寒不甚明显
治法	辛宣风热	辛凉宣肺止咳
方药	银花、连翘、桔梗、薄荷、牛蒡子、竹叶、荆芥穗、淡豆豉、生甘草	桑叶、菊花、杏仁、连翘、薄荷、桔梗、甘草、芦根

表 38　麻杏石甘汤与千金苇茎汤方证区别（邪热壅肺证）

	麻杏石甘汤方证	千金苇茎汤方证
病机	热邪壅肺，肺失肃降，气机上逆	风热郁肺，与血相搏，气蒸血腐
主证	喘咳气粗，发热口渴，无汗或有汗，苔黄，脉滑数	咳嗽，胸闷胸痛，咳吐臭痰脓血
治法	宣肺清热，降逆平喘，	清热散结，逐瘀排脓
方药	麻黄、石膏、杏仁、甘草、	苇茎、薏苡仁、冬瓜仁、桃仁

表 39　安宫牛黄丸、紫雪丹、至宝丹方证区别

	安宫牛黄丸方证	紫雪丹方证	至宝丹方证
病机	毒热炽盛	邪热引动肝风	湿浊痰壅
病证	高热神昏，谵语，痰涎壅盛，舌謇，肢厥等危重症	高热神昏痉厥，大便秘结	高热昏愦不语，痰壅气粗
治则	清心豁痰，清热解毒	息风止痉，清热通便	芳香辟秽，化浊开窍
方药	牛黄、黄连、珍珠、黄芩、郁金、山栀、冰片、雄黄	滑石、石膏、寒水石、磁石、羚羊角、木香、犀角、沉香、丁香、升麻、玄参、炙甘草、朴硝、硝石	牛黄、安息香、琥珀、玳瑁
	同有犀角（现用水牛角代替）、朱砂、麝香		

【经典名句】

叶天士《温热论》中记载“温邪上受，首先犯肺，逆传心包”“肺位最高，邪必先伤”“在卫汗之可也，到气才可清气，入营犹可透热转气……入血就恐耗血动血，直须凉血散血”。

吴澄《不居集》中记载“肺为娇脏，所主皮毛，最易受邪”。

汪琦石《理虚元鉴》中记载“肺气一伤，百病蜂起”。

春温

春温是发生于春季或冬春之交的急性外感热病。起病以发热、口渴、舌红、苔黄等里热证为主，甚则出现高热、神昏谵语、痉厥、斑疹等症，起病急，病情重，变化快，涉及脏腑多。

春温初起即表现为里热证，故而古代医家多将本病归属于伏气温病，正如《素问·生气通天论》所述：“冬伤于寒，春必病温。”历代医家通过实践对本病的认识逐步深入，至

清代已臻完备，清代柳宝诒的《温热逢源》，详细阐述了春温的病因、病机、证候、辨证及治疗，被认为是集历代医家论述之大成者。

现代临床春季及冬末春初的重型流感、流行性脑脊髓膜炎、病毒性脑炎、败血症等，如发病之初即有明显的里热证候，可参考本病进行辨证论治。

【病因病机】

1. 病因

春温的病因，传统观点认为是“伏寒化温”。冬季感受寒邪，当时未立即发病，邪伏藏于体内，日久郁而化热，温热内蕴，至春季阳升气暖之时发病。也有学者认为，春温源自春季致病力强的温热病邪，病邪迅速入里直接表现为气分证或营分证。两种观点不尽一致，但都突出了春温致病初起即以里热亢盛为主症的特点。

《黄帝内经》云：“藏于精者，春不病温。”强调精气不足是导致春温发生的重要体质基础。《温热逢源》云：“盖以肾气先虚，故邪乃得凑之，而伏于少阴，逮春时阳气内动，则寒邪化热而出。”明确提出真阴耗损、不能制火，内热由生，再感时令之邪而同气相求，发为春温。

2. 病机

由于冬季感寒，郁久化热而形成的温热病邪的伏藏部位、阴精亏损程度不一，故春温有发于气分和发于营分的不同。初起发于气分者，病情较轻，进一步发展可向营分、血分深入；初起发于营分者，病情较重，营分之热既可向外透达，转出气分而解，亦可深入血分或耗伤下焦肝肾之阴，以致病情更为危重。

里热炽盛，阴精亏损是本病的主要病机。病变初期，里热炽盛兼有阴津不足，邪实为病机关键；病至极期，邪热盛极，阴伤渐重，甚则出现气阴两伤，或动风、动血、闭窍等病理变化；病至后期，总以虚多邪少为病理基础。素体阴精亏损之体，再加邪热久郁不退，耗损阴精，更易致肝肾阴亏，甚至虚风内动之候，病情危重，预后较差。

【诊断和鉴别】

1. 诊断要点

（1）本病是发于春季或冬末春初的急性外感热病，具有起病急、变化快，病情重，证情危急的临床特征。初起以高热、烦渴、头痛、呕吐、项强为主症，甚则出现神昏谵语、斑疹、痉厥等症。

（2）实验室检查可作为诊断参考。如流行性脑脊髓膜炎（简称流脑），可见白细胞总数、中性粒细胞比例显著升高，脑脊液压力增高，混浊，有时有凝块，细胞数增加，蛋白增加，糖减少，涂片培养可有脑膜炎双球菌等有助于流脑的诊断。

2. 鉴别诊断

风温与春温的鉴别具体见表 40。

表 40　风温与春温的鉴别

鉴别要点	风温	春温
病因	风热病邪	温热病邪
发病季节	常见于冬春，其他季节也见	春季
初起症状	肺卫表热证：发热，恶寒，咳嗽，口微渴，舌边尖红，脉浮数，	里热证：高热，烦渴，小便黄赤，舌红苔黄，脉弦数
后期表现	多伤肺胃之阴	易伤肝肾之阴
初起治法	辛凉解表	苦寒清里

【辨证论治】

1. 辨证要点

（1）*辨在气在营*：病发于气分者，正气抗邪能力较强，病情尚轻，以发热伤津的症状为主要表现；病发于营分者，正气抗邪能力较弱，病情较重，以热入营分的症状为主要表现。

（2）*辨邪实正虚*：本病为阴精先亏，复感温热病邪而发，病程中邪热亢盛与阴液耗损并存而呈虚实错杂之候。病变初期，里热炽盛而兼有阴虚，邪实为病机关键；病变中期，热炽阴伤并重；病变后期，邪热渐退或余邪留伏，肝肾阴伤，邪少虚多成为此期的证候特点。

（3）*辨动风虚实*：春温中、后期多见动风之候，需辨别虚实。实风多见于春温极期，是热盛动风之候，证属里热炽盛，引动肝风，其证属实；虚风多见于春温后期，乃阴虚动风之候，证属肝肾阴亏，筋脉失养，其证属虚。

2. 治疗原则

春温总的治疗原则是清泄里热，并注意顾护阴精，透邪外出。卫气同病者，解表清里；卫营同病者，泄卫透营；热盛伤阴者，清热保津；邪入心包，动风、动血者，清心开窍，凉肝息风，凉血散血止血。

3. 分证论治

春温分证论见表 41。

表 41　春温分证论治简表

证候名称	临床表现	病机	治法	代表方
卫气同病	发热恶寒，无汗或有汗，头身疼痛，心烦口渴，腹胀，大便干燥，唇焦，舌苔黄燥，脉滑数或弦数	邪伏于里，新感引发，卫气同病	解表清里	增损双解散
卫营同病	发热，微恶风寒，少汗或无汗，咽痛，咳嗽，口渴，肌肤斑点隐隐，心烦躁扰，甚或时有谵语，舌红绛，苔白黄相兼，脉象浮弦数	卫表受邪，营分郁热，卫营同病	泄卫透营	银翘散去豆豉，加细生地、丹皮、大青叶，倍玄参方
热炽津伤	壮热，面赤，汗多，心烦，渴喜凉饮，舌质红，苔黄而燥，脉洪大或滑数	阳明热盛，灼伤津液	清热保津	白虎汤
热盛动风	高热不退，头晕胀痛，烦渴，烦闷躁扰，甚则狂乱，神昏，手足抽搐，或见颈项强直，角弓反张，舌干红绛，脉弦数	热陷厥阴，肝风内动	清热凉肝息风	羚角钩藤汤
气营（血）两燔	壮热，目赤，头痛，口渴饮冷，心烦躁扰，甚或谵语，斑点隐隐；甚或大渴引饮，头痛如劈，骨节烦痛，烦躁不安，或时谵语，甚则昏狂谵妄，或发斑吐衄，舌绛或深绛，苔黄燥，脉滑数、弦数或洪大有力	气分邪热未解，营血分热毒又盛	气营（血）两清	玉女煎去牛膝、熟地黄加生地黄、玄参方，或用化斑汤、清瘟败毒饮
热盛动血	身体灼热，躁扰不安，甚或昏狂谵妄，斑疹密布，色深红甚或紫黑，或吐、衄、便血，舌质深绛，脉数	邪陷血分，热迫血溢，神明被扰	凉血散血，清热解毒	犀角地黄汤

【经典名句】

《素问·阴阳应象大论》中记载“冬伤于寒，春必病温”。

《素问·金匮真言论》中记载“藏于精者，春不病温”。

暑温

暑温是夏季感受暑热邪气而引起的急性外感热病，初起见壮热、烦渴、汗多、脉洪大等症，本病起病急骤，热象重，传变快，易耗气伤津，常有闭窍、动风及津液外脱等危重变证。

《素问·热论》云：“凡病伤寒而成温者，先夏至日者为病温，后夏至日者为病暑，暑当与汗皆出，勿止。”介绍了暑病于夏季发病，治疗上“不宜止汗”的原则。叶天士明确提出“夏暑发自阳明”及“暑必兼湿”的病机特点。吴鞠通《温病条辨》云：“暑温者，正夏之时，暑病之偏于热者也。”书中确立了暑温病名，还详述了暑温的病因病机，症状特点，治疗原则。

现代临床发生于夏季的流行性乙型脑炎、登革热和登革出血热，以及钩端螺旋体病、流行性感冒、中暑及热射病等出现类似暑温症状表现者，可参考本病辨证论治。

【病因病机】

1. 病因

暑温的病因是暑热病邪。夏季气候炎热之时，人体毛窍腠理开泄，汗出津亏，暑热邪气易乘虚入里产生暑温。“暑必兼湿”，暑热常常与湿邪相合为患。若体虚元气不足，或劳作过度，汗出气伤，或饮食失节伤及正气，均可导致暑热病邪乘虚入侵人体而发为暑温。

2. 病机

暑温的病情轻重及预后，均取决于人体感邪之后邪正双方的力量对比。邪盛正虚易发病，邪少正强则不易发病。古人强调正气的主导作用，正如《素问·刺志论》提到“气虚身热，得之伤暑”。

暑为火热之极，其性酷烈，传变迅速，故侵犯人体后大多直入气分，初起即见壮热、口渴、大汗、脉洪大等气分热盛证候。暑邪易耗气伤津，因而病中常伴津气不足之象，甚至出现津气欲脱的危候。

感受暑湿者，初起以热盛阳明兼湿邪困阻为主要病机。气分邪热不解，可迅速深入心包营血，生痰生风，迫血妄行，从而导致痰热闭窍，出现神昏谵语，皮肤发斑疹，身体各部位出血等危重病证。亦有儿童在起病之初，病邪即内陷心包或犯于肝经，引起儿童神昏、惊厥。

本病后期，暑热渐退而津气未复，属正虚邪恋证。偏于气阴亏损者，可见低热久留、心悸、烦躁等症，甚或因虚风内动而致手指蠕动。包络痰热未净，机窍不利者，则可见神情呆顿，甚或痴呆、失语、失明、耳聋等症。痰瘀阻滞经络，筋脉失利者，则可见手足拘挛、肢体强直或瘫痪等症。

【诊断和鉴别】

1. 诊断依据

（1）本病发于夏至到处暑期间，起病急，热象重，传变快。初起发病即可见高热、汗多、烦渴、脉洪等里热炽盛的表现；若伴脘痞、身重、苔腻等症则为暑温兼湿证。

（2）实验室检查可作为诊断的参考依据。

2. 鉴别诊断

（1）中暑：中暑与暑温同属暑热致病，但中暑是在酷暑炎热或室温过高的情况下出现的，起病急，患者突然昏仆，不省人事，经妥善处理可以很快缓解和恢复；而暑温多先见阳明气热证，进一步发展可邪入心营，或引动肝风，一旦出现窍闭神昏，肝风扰动，则较难恢复。

（2）暑湿：暑湿与暑温同在夏季发病，且暑多兼湿，症状表现较为类似。但暑湿是由暑湿热邪所引起，初起多以脾胃功能受困、湿邪内蕴的肠胃症状为主，可有较为明显的湿郁卫表之证。总以三焦的气化失常为主，后期可出现伤气之证，伤津不明显。

（3）湿温：湿温发生于夏末秋初、长夏季节，起病缓慢，初起以湿遏卫气为主。病变中湿与热交争，或湿重，或热重，或湿热并重。病变部位以脾胃为中心，病势缠绵，病程较长。

（4）春温：春温可发生在夏至前，初起以里热为特征，与暑温初起有类似表现。但暑温发于夏季，初发以阳明热盛为主，易伤津气，可资鉴别。

【辨证论治】

1. 辨证要点

（1）辨病位：壮热，大渴，大汗，脉洪大为邪热在气分；灼热烦躁，身热夜甚，时有谵语，脉数为邪在营分；腹胀满硬痛，大便秘结，谵语狂乱，苔黄燥为邪在肠；四肢抽搐，牙关紧闭，角弓反张，神识不清，脉弦滑数为邪在肝经；心烦口渴，肢体麻痹，低热，舌红苔黑，脉细数为暑伤心肾。

（2）辨伤阴程度：口渴引饮，舌干少津者为津伤；神疲脉虚为气耗；二者同见即为气津耗伤。烦渴不已，或渴不咽水，舌光绛而干，脉细数，为肝肾真阴损耗；咯血，为肺阴灼伤，脉络受损；心烦失眠，为心阴亏耗；汗出淋漓，喘促脉散，为元气欲脱。

（3）辨神昏、痉厥先兆：嗜睡，甚而沉睡，或烦躁不寐，神志恍惚者，为神昏之兆；手足微微抽动，筋惕肉颤，项强者，属肝风内动、痉厥先兆。

2. 治疗原则

暑温的基本治则为清暑泄热。暑入阳明者，治以清泄暑热，益气生津；暑伤津气者，治以清热涤暑，益气生津；津气欲脱者，治以益气敛津，扶正固脱；暑热动风者，治以清泄暑热，息风定惊；暑伤心肾者，治以清心泻火，滋养肾阴。因暑多夹湿，本病治疗需慎用滋腻之品，以防湿碍脾胃而致病势缠绵。

3. 分证论治

暑温辨证论治见表42。

表42　暑温辨证论治简表

证候名称	临床表现	病机	治法	代表方
暑入阳明	壮热口渴，心烦，多汗，面赤气粗，或背微恶寒，头晕痛，苔黄燥，脉洪数或洪大而芤	暑入阳明，伤气耗津	清泄暑热，益气生津	白虎汤或白虎加人参汤

续表

证候名称	临床表现	病机	治法	代表方
暑伤津气	身热，口渴，心烦，尿黄，多汗，气短而促，肢倦神疲，苔黄干燥，脉虚无力	暑热迫津，气随津泄，津气两伤	清热涤暑，益气生津	王氏清暑益气汤
津气欲脱	身热已退，汗出不止，神疲气短，喘息气促，脉散大无力	邪退正虚，津气不守	益气敛津，扶正固脱	生脉散
暑入心营	灼热烦躁，夜寐不安，时有谵语，舌蹇肢厥，舌红绛，脉细数；或猝然昏倒，不知人事，身热肢厥，气粗如喘，牙关微紧，舌绛脉数	暑传心营，心神被扰，或直陷心包，心窍被阻	清营泄热，清心开窍	清营汤送服安宫牛黄丸、紫雪丹等
暑热动风	身灼热，四肢抽搐，甚则角弓反张，牙关紧闭，神志不清，或喉有痰壅，脉弦数或弦滑	暑热炽盛，引动肝风	清泄暑热，息风定惊	羚角钩藤汤
暑伤心肾	心热烦躁，消渴不已，肢体麻痹，舌红绛，苔薄黄或薄黑而干，脉细数	暑热不解，耗伤肾阴	清心泻火，滋养肾阴	连梅汤

【经典名句】

《素问·热论》中记载“凡病伤寒而成温者，先夏至日者为病温，后夏至日者为病暑，暑当与汗皆出，勿止”。

《素问·刺志论》中记载“气盛身寒，得之伤寒，气虚身热，得之伤暑”。

叶天士《温热论》中记载“暑必兼湿”。

湿温

湿温是由湿热病邪所致，以脾胃为中心的急性外感热病，临床表现为身热不扬、头身困重疼痛、胸脘痞闷、苔腻脉缓等。本病起病较缓，传变较慢，病程较长，病势缠绵，病情较重，一年四季均可发生。湿热病邪主要流连气分，主要病位为脾胃。湿能化浊，热能化毒，所以湿温的临床表现既有化燥伤阴的一面，又有湿伤阳气的可能，症状表现复杂多样。

《难经·五十八难》首载湿温病名。刘河间《素问病机气宜保命集·病机论》云：“治湿之法，不利小便，非其治也。”并以六一散开清热利湿治法之先河。叶天士在《温热论》中将温病分为夹风、夹湿两大类，提出湿热病与体质有关，认为分解湿热的具体方法应是“渗湿于热下，不与热相搏，势必孤矣”及“热病救阴犹易，通阳最难，救阴不在血，而在津与汗，通阳不在温，而在利小便”等观点。薛生白《湿热病篇》是湿热类温病的专著，创湿热病三焦辨证方法，详细阐述了芳香化湿、理气化湿、淡渗利湿、清热燥湿、祛风胜湿等治湿五法，使湿热类温病的辨治自成体系。吴鞠通《温病条辨》详述湿热病三焦分证论治规律，并创三仁汤、三石汤等治疗湿温的名方。

现代临床的伤寒、副伤寒、沙门菌属感染、钩端螺旋体病，以及某些肠道病毒感染等具有湿温临床特征的感染性疾病，可参考本病进行辨证论治。

【病因病机】

1. 病因

湿温的主要病因是湿热病邪。本病夏末秋初（长夏）最为常见，此时天暑下迫，地湿上蒸，自然之湿与热太过则成湿热病邪。此外，江南地区环境潮湿，人体易感湿邪，郁而化热，湿热互结亦常致病。

湿热病邪能否侵入人体及侵入人体后是否发病，取决于人体的脾胃功能。脾失健运，痰浊内生，与外湿“同类相召”，内外相合而发湿温。

2. 病机

湿热病邪侵入人体多从口鼻而入，由肌表而伤者较少。湿为阴邪，其性重浊黏腻难以骤化，与热相合，胶着难解，所以本病比普通温病起病缓，传变慢，病势缠绵，病程迁延。

湿温初期以湿遏卫气为主要病理变化，湿热外遏肌表，内蕴脾胃，病变以脾胃为主。病偏于脾者，证为湿重于热；病偏于胃者，证为热重于湿；病在脾胃，则证为湿热并重。

湿热病邪有蒙上流下的特性，容易弥漫三焦，波及其他脏腑，产生多种复杂病证。湿热蒙蔽清窍，引起头晕胸闷，甚或神志昏昧；湿热下注大肠，蕴结膀胱，则致大便溏而不爽、小便不利，甚或二便不通；湿热蕴毒，上壅咽喉，内聚肝胆，则咽喉肿痛、身目发黄；湿热外蒸肌腠，则发白瘖。

本病若治疗及时，湿热病邪可在气分渐解，从而进入恢复期。本病发展到后期，可见湿热化燥、化火侵入营血，出现动血、闭窍、动风等证；或因湿困日久，脾阳受损，久则脾肾阳虚，阳不化水，水湿内停而发生心悸、水肿等病。

【诊断与鉴别】

1. 诊断要点

（1）本病多发生于夏秋雨湿季节，其他季节雨湿较重时也可见到。起病缓慢，传变较慢，病势缠绵，病变以脾胃为中心。初期见恶寒，身热不扬，进而热势渐高，稽留不退，头重如裹，身重肢倦，胸闷脘痞，苔腻脉缓。

（2）实验室检查可作为诊断参考。伤寒、副伤寒可做血象检查：血中白细胞总数减少，分类计数见中性粒细胞减少伴核左移，淋巴、单核细胞相对增多，嗜酸性粒细胞减少；血清肥达氏反应阳性，粪便细菌培养可见伤寒杆菌。

2. 鉴别诊断

暑温：湿温与暑温发病季节有部分重叠，临床表现方面有相似性，就临床而言，鉴别的意义在于明确诊断以指导治疗，具体鉴别要点见表43。

表43　湿温与暑温鉴别要点

	暑温	湿温
发病	起病急骤，初起即见气分热证，暑湿可见寒热身痛、尿赤脘痞等卫气同病	起病较缓，初起即见表里同病，以脾胃为病变中心
证候	以热为主，见高热，心烦，汗出，尿赤，口渴，脉洪大，夹湿可伴恶寒、呕恶、苔腻、脉滑等症状	以湿为主，见身热不扬，脘痞腹胀，身重肢倦，少汗，渴不欲饮等湿中蕴热、热处湿中的矛盾性症状
病程	起病急，热象重，传变快，病程短，以暑热为突出，兼湿者亦为热重于湿	发病缓慢而病程长，湿热证表现突出，病变过程中，可逐渐演变为湿轻热重，但总以湿与热同时为患为特征

【辨证论治】

1. 辨证要点

（1）辨病程：湿温初期可见恶寒，身热不扬，身重脘痞，苔腻脉缓。中期可见身热不扬，脘痞呕恶，苔白腻，或黄腻，或黄而微腻，脉濡数或滑数。后期可因湿热化燥，深入营血而见大便下血；或湿从寒化而见脘痞便溏，身冷汗泄等。恢复期表现为脘中微闷，知饥不食等症。

（2）辨病变部位：湿热病邪侵犯上焦肺卫，常见恶寒发热，头重，胸闷，咽肿，耳鸣等症。湿热蒙蔽心包，轻则神志淡漠，重则神识昏蒙。湿热阻于中焦，多见胃脘痞满、恶心呕吐、苔白腻或黄腻等症；偏于脾者，可见知饥不食、大便溏薄等症。湿热熏蒸肝胆，可见身目发黄，胁肋胀满等症。湿热阻于下焦膀胱，则见小便不利，尿频尿急，甚或尿闭等症。湿热阻滞肠道，则见大便黏滞不爽，腹满等症。

（3）辨湿热轻重：湿温病在卫、气分阶段有湿重于热，湿热并重，热重于湿三种病证，均有胸痞，身重，苔腻等表现。湿重于热者，以身热不扬，口不渴，苔白腻，脉濡缓为特点。湿热并重者，以发热较甚，渴不欲饮，溲赤，苔黄腻，脉濡数为特点。热重于湿者，以壮热，汗多，烦渴，溲短赤，苔黄微腻，脉滑数为特点。

2. 治疗原则

本病的治疗原则是祛湿清热，应注意本病湿热交结，只有湿化热方能透，只有湿去热方能除。此外，还应根据湿热侵犯部位的不同而施治。

湿重于热，湿遏卫气治以芳香化湿，宣通气机；邪阻膜原治以疏利透达，膜原湿浊。湿热并重，湿热中阻治以辛开苦降，燥湿清热；湿热蕴毒治以清化湿热，解毒利咽；湿热酿痰，蒙蔽心包治以清化湿热，豁痰开窍。

吴鞠通《温病条辨》提出湿温病治疗："汗之则神昏耳聋，甚则目瞑、不欲言；下之则洞泻不止；润之则病深不解。"说明湿温治疗，应注意禁汗、禁下和禁补。因湿温初期，湿遏卫气，有恶寒少汗、头痛身重、口不渴等类似伤寒在表的表现，易误作伤寒而予辛温发汗。因湿为阴邪，黏滞难以速除，峻发其汗不但湿不易祛，反易助热动湿，使湿随辛温发表药蒸腾上逆，内蒙心窍则神昏，上蒙清窍则耳聋、目瞑、不欲言。若湿阻中焦，气机不畅而见脘痞腹胀，甚或大便数日不解，易误当积滞而予苦寒攻下，则易损伤脾阳，使脾气下陷，致湿邪乘虚内渍，而致洞泻不止。湿热交蒸可见午后热甚，易误为阴虚而予滋润腻补，则滋腻助湿，反致湿热胶着难解，病情迁延难愈。

3. 分证论治

湿温辨证论治见表44。

表44　湿温辨证论治简表

<table>
<tr><th colspan="2">证候名称</th><th>临床表现</th><th>病机</th><th>治法</th><th>代表方</th></tr>
<tr><td rowspan="2">湿重于热</td><td>湿遏卫气</td><td>恶寒少汗，身热不扬，午后热盛，身重肢倦，面色淡黄，头重如裹，胸闷脘痞，纳呆不饥，口黏不渴，苔白腻，脉濡缓</td><td>湿郁卫表，中阻脾胃，卫气同病</td><td>芳香化湿，宣通气机</td><td>藿朴夏苓汤或三仁汤</td></tr>
<tr><td>邪阻膜原</td><td>寒热往来，寒甚热微，身痛有汗，手足沉重，呕逆，脘腹胀满，舌红苔白厚腻浊，或如积粉，脉缓</td><td>湿热秽浊郁伏膜原，阻遏气机</td><td>疏利透达，膜原湿浊</td><td>达原饮或雷氏宣透膜原法</td></tr>
<tr><td rowspan="3">湿热并重</td><td>湿热中阻</td><td>发热，汗出不解，口渴不欲多饮，脘痞呕恶，心中烦闷，便溏色黄，小便短赤，苔黄腻，脉濡数</td><td>湿热中阻，脾胃不和</td><td>辛开苦降，燥湿清热</td><td>王氏连朴饮</td></tr>
<tr><td>湿热蕴毒</td><td>发热口渴，胸痞腹胀，肢酸倦怠，咽肿溺赤，或身目发黄，苔黄而腻，脉滑数</td><td>湿热交蒸，酝酿成毒</td><td>清化湿热，解毒利咽</td><td>甘露消毒丹</td></tr>
<tr><td>湿热酿痰，蒙蔽心包</td><td>身热不退，朝轻暮重，神识昏蒙，似清似昧，或时醒时昧，时或谵语，舌苔黄腻，脉濡滑而数</td><td>湿热蕴蒸，痰浊上蒙，阻闭心包</td><td>清化湿热，豁痰开窍</td><td>菖蒲郁金汤</td></tr>
<tr><td>热重于湿</td><td>阳明热盛兼湿</td><td>高热汗出，面赤气粗，口渴欲饮，身重脘痞，苔黄微腻，脉滑数</td><td>阳明热炽，太阴湿阻</td><td>清泄阳明胃热，兼化太阴脾湿</td><td>白虎加苍术汤</td></tr>
</table>

【经典名句】

刘河间《素问病机气宜保命集·病机论》中记载"治湿之法，不利小便，非其治也"。

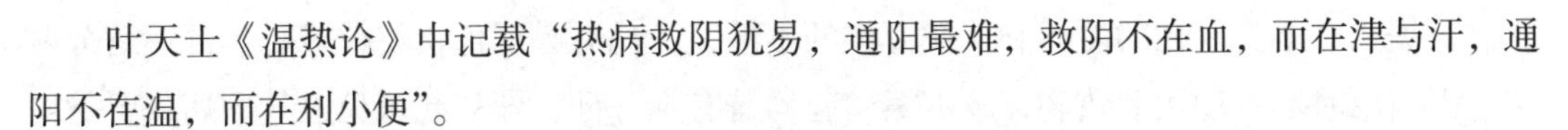

叶天士《温热论》中记载“热病救阴犹易，通阳最难，救阴不在血，而在津与汗，通阳不在温，而在利小便”。

薛生白《湿热病篇》中记载“湿热病属阳明太阴经者居多，中气实则病在阳明，中气虚则病在太阴”。

薛生白《湿热病篇》中记载“膜原者，外通肌肉，内近胃腑，即三焦之门户，实一身之半表半里也”。

吴鞠通《温病条辨》中记载“汗之则神昏耳聋，甚则目瞑、不欲言；下之则洞泻不止；润之则病深不解”。

伏暑

伏暑是因暑湿或暑热病邪伏藏体内，至秋冬季节由时令之邪触发引起的一类急性外感热病，起病急骤，病情较重。本病初起即见高热，心烦，口渴，脘痞，苔腻等暑湿郁蒸的气分症状，或见高热，烦躁，口干不甚渴饮，舌红绛等暑热内炽的营分表现。

《素问·阴阳应象大论》云:“夏伤于暑，秋必痎疟。”痎疟是夏季感受暑邪，邪伏体内至秋发病的疾病，与伏暑的临床表现、病机特点和发病季节相似。王肯堂《证治准绳》中记载“暑邪久伏而发者，名曰伏暑”，明确提出了伏暑病名。清代俞根初《通俗伤寒论》指出:“夏伤于暑，被湿所遏而蕴伏，至深秋霜降，及立冬前后，为外寒搏动而触发。”吴鞠通《温病条辨》云:“长夏受暑，过夏而发者，名曰伏暑”。并在书中制定了治疗方剂。周扬俊《温热暑疫全书》、吴坤安《伤寒指掌》、陆子贤《六因条辨》等书，都设专章论述伏暑的发生发展及诊治规律，从而使本病在理论和诊治上渐臻完善。

现代临床的流行性出血热、流感、散发性脑炎、沙门氏菌感染、钩端螺旋体病等急性传染病或感染性疾病，临床表现符合伏暑临床特征者，均可参考本病辨证治疗。

【病因病机】

1. 病因

伏暑的主因是暑热或暑湿病邪，邪气伏藏于体内，为为秋冬时令之邪所诱发。伏暑的内因是正气亏虚，虚不达邪，主要是气虚。当机体夏季感受暑邪后，根据邪正强弱之不同，有不病、即病、邪气隐伏过时而发三种可能，若正盛邪微则不发病；若正虚邪盛，或正盛邪实，均可感邪即病；若感邪后，正虚较甚，不足以抗邪外出，导致邪气伏藏，则至秋冬复感时令之邪触动而发病，此时气虚愈甚，病发愈晚，病情愈重。

2. 病机

伏暑具有起病急、病情深重、证候复杂、病势缠绵的特点。伏暑病情轻重与病发时间的迟早也有一定关系，吴鞠通认为:“霜未降而发者少轻，霜既降而发者则重，冬日发者尤重。”

根据伏邪本身属性的差异和伏藏部位的不同，发病有暑湿郁伏气分或暑热郁伏营分两类。因当令时邪触动伏邪致病，故本病初起均兼有卫分证，即初起可见卫气同病或卫营同病。本病一般卫气同病较多，病情较轻；卫营同病少，病情较重。卫气同病者，表证解除后则见暑湿郁阻少阳，进而暑湿困阻脾胃，或暑湿积滞搏结肠腑。卫营同病者，表证解除后则见热郁营分，或为心营热盛下移小肠；邪热亦能深入血分而见热瘀交结，出现迫血动血，引动肝风等症。晚期常以心气、肾气的损伤为主，并夹有瘀滞。

【诊断和鉴别】

1. 诊断要点

（1）本病发病季节为深秋或冬季。起病急，病情重，初起即见外邪束表和明显的里热证。暑湿发于气分，初起即见高热，心烦口渴，脘痞，苔腻等症。暑热发于营分，初起即见高热，心烦，口干，舌绛少苔，甚至皮肤、黏膜出血发斑等。严重者可出现尿少，出血，发斑，神昏，厥脱等危重证候。邪退后，可见多尿，遗尿等肾虚不固表现。

（2）实验室检查可作为诊断参考。如流行性出血热，早期尿蛋白阳性，且出现快，增长迅速，易波动，发热消退时尿蛋白反而增加；周围血象红细胞增加，血红蛋白上升，白细胞总数增加，异常淋巴细胞增加，血小板计数减少；血尿素氮增高，提示有肾功能损害；免疫检查见 IgM 抗体阳性并升高，IgG 抗体升高等。

2. 鉴别诊断

（1）风温：风温初起以卫分证为主，整个病程也以肺及其相关的脏腑为核心。伏暑初起虽可兼卫分证，但里热证或里湿热证明显，发病急，病情重，病位以胃肠为主。

（2）暑温：暑温夏季发病，初起虽里热为甚，但以大热、大渴、大汗、脉洪大等阳明气分热盛为特征，且伴见伤津耗气，甚至津伤气脱证，暑温兼湿者，仍以暑热为重。伏暑发病多在秋冬季节，初起多见卫气同病或卫营同病。

（3）湿温：湿温与伏暑在发病季节上相同，初发病证亦接近，较难区别。然湿温初起多发病缓慢，邪遏卫气明显，里热证不明显，病变过程以脾胃为中心，病势缠绵。伏暑则起病急骤，初起热象显著，初发即可见营分热盛的表现，病变过程中易入血分，可见闭阻心包而神昏痉厥、斑疹等。

【辨证论治】

1. 辨证要点

（1）辨发病部位：伏暑初起有发于气分和发于营分的区别。初起卫气同病，暑湿在气而兼表证，气分阶段的脏腑病位可在脾胃、肠等；初起卫营同病，暑热在营而兼表证，病程中病位可涉及心包、小肠、肝、肾和全身脉络。

病在卫，有恶寒，头痛，周身酸痛；病在气，无恶寒，身热口渴，汗出；病在营，身热夜甚，神昏谵语，心烦失眠，舌绛；病在血，口干漱水不欲咽，肌肤斑点，灼热，舌红深绛紫暗；病在少阳，寒热如疟；病在胃肠，呕恶，便溏，苔垢；病在肝，动风动血，腰酸，头晕；病在心包，神昏窍闭；病在心，肢厥气脱；病在肾，耳鸣，尿频。

（2）重症判断：冬季发病，初起即见营血分症者，病情多重而险，当促其从气分而解。凡病变过程中出现痰热瘀血、热闭心包、热盛动风、出血发斑等症均属重症，应采取急救措施，以防生变。

2. 治疗原则

伏暑初期治则为解表清里，以清里湿热为主，兼解表邪。极期偏于气者，邪在少阳，以清气分热为主，兼分消湿热；邪在胃肠，以通下为主，兼化湿导滞；偏于营血者，以清心凉血、化瘀通络开窍为主要治法。末期，若出现热瘀气脱，肾气不固者，则当凉血活血，益气固脱，或温阳化气，补肾固摄。

3. 分证论治

伏暑辨证论治见表45。

表45 伏暑辨证论治简表

证候名称	临床表现	病机	治法	代表方
郁阻少阳	寒热似疟，口渴心烦，脘痞，身热午后较甚，入暮尤剧，天明得汗诸症稍减，但胸腹灼热不除，苔黄白而腻，脉弦数	气分暑重湿轻，郁阻少阳	清泄少阳，分消湿热	蒿芩清胆汤
邪阻肠腑	身热稽留，胸腹灼热，呕恶，脘痞腹胀，便溏不爽，色黄如酱，苔黄垢腻，脉滑数	暑湿积滞，阻结肠腑	导滞通下，清热化湿	枳实导滞汤
热结阴伤	壮热，口渴，无汗，小便短少不利，舌干红，苔黄燥，脉细数	气营同病，热结阴伤	滋阴生津，泻火解毒	冬地三黄汤
热闭心包，血络瘀滞	身热夜甚，神昏谵语，口干而漱水不欲咽，皮肤、黏膜出血进行性扩大，舌深绛或紫晦	瘀热闭窍，血络瘀滞，机窍失灵	凉血化瘀，开窍通络	犀地清络饮

【经典名句】

吴鞠通《温病条辨》中记载“长夏受暑，过夏而发者，名曰伏暑”。

秋燥

秋燥是秋季感受燥热病邪引起的，以咽干、鼻燥、咳嗽少痰、皮肤干燥为特征的急性外感热病。因温病为感受温邪所致，所以本章论述的秋燥是指燥热病邪所引起的温燥，而凉燥不属温病范畴。

《素问·阴阳应象大论》提出“燥胜则干”的理论，介绍了燥邪的致病特点，《素问·至真要大论》确立了“燥者润之”“燥者濡之”及“燥化于天，治以辛寒，佐以苦甘”等治燥法则。清代医家将燥病分为内燥与外燥，内燥多指津血干枯的内伤病证；外燥则指秋季外感时令之气而致的外感病。喻嘉言《医门法律·秋燥论》首载秋燥病名，并创“清燥救肺汤”治疗本病。

现代临床发于秋季的呼吸系统感染性疾病，如上呼吸道感染、急性支气管炎及百日咳等具有秋燥症状表现者，可参考本病辨证论治。

【病因病机】

1. 病因

秋燥的病因是秋令的燥热病邪。秋承夏后，秋阳以曝，气温高，加之久晴无雨，致气候干燥而温热，易形成燥热病邪。素体阴虚，肺卫不固的人更易感邪。

2. 病机

燥热之邪常通过口鼻侵入肺卫而发病，所以本病初起多在肺卫，燥盛则津伤，故以津液干燥的肺卫见症为主。肺卫燥热之邪不解，由卫及气，入里化火，津液耗伤更为突出，除伤肺之外，还可波及胃、肠等脏腑。如燥热伤肺则肺宣肃失常，甚则肺热伤络咳血，或燥热下移大肠，导致肺燥肠热证；肺受燥热，肺津不能下布，大肠失润，则成肺燥肠闭；燥热结滞肠腑而耗伤阴液，可致腑实阴伤。气分证不解，燥热化火，可深入营血，或致气血两燔证。若感邪较重，失治、误治或素体较弱，亦可传入下焦肝肾而见肝肾阴伤，虚风内动等。

【诊断与鉴别】

1. 诊断要点

（1）本病初秋燥热偏盛时多发，起病急，病情轻，传变较少。初起除发热恶寒、咳嗽等肺卫表热证外，同时伴有口、鼻、唇、咽、皮肤等干燥表现。后期肺胃阴伤较多，较少传入下焦。

（2）实验室检查可作为诊断参考。如血常规，胸片及大便镜检等。

2. 鉴别诊断

（1）风温：本病与风温初起症状相似，皆有发热恶寒、咳嗽、口渴等肺卫见症。但风温多发于冬春两季，初起以表热证为主，津液不足不显，且病情发展快，易逆传心包。秋燥多发于早秋，初起除肺卫见症外，必伴有口、鼻、咽、唇、皮肤等干燥表现。

（2）伏暑：伏暑与秋燥均发于秋季，且初起均可见到卫分证。伏暑多发生于深秋，初起虽有卫分证但里热证明显，病位多不在肺经，而以暑湿在里或暑热内蕴为特征，病情较重。秋燥多发生于初秋，初起除卫分证外，必有干燥现象，病位以肺经为主，病变以气分为核心，病情较轻，传变较少。

【辨证论治】

1. 辨证要点

（1）辨病位：秋燥虽以肺为病变重心，但也可波及胃、肠等脏腑。病变以肺为主，表现为燥热炽盛、肺津受损，或可因燥热损伤血络而咳血。若肺经燥热下移大肠，则见大便泄泻；如肺不布津于肠而见大便秘结；若燥热循经上干头目诸窍，可致清窍干燥。

（2）辨阴伤：秋燥初起以体表津液和肺津不足为主，见口、鼻、咽、唇、皮肤、舌苔津液干燥之象，津伤程度较轻。燥热在肺，见干咳或痰少而黏难咯，津液耗伤程度较重。后期出现口渴而不欲多饮，舌红少苔等症为胃阴受伤，津液耗伤程度亦较重。如见手足心热、虚烦不得眠、颧红则为肝肾阴伤，津液耗伤程度更重。

2. 治疗原则

秋燥的治疗原则为清热润燥。初期邪犯肺卫，治以辛凉甘润，轻透肺卫。中期燥热伤肺，治以清肺润燥养阴；肺燥肠闭，治以肃肺化痰，润肠通便；肺胃阴伤，治以甘寒滋润，清养肺胃。后期邪入气营，治以气营两清；燥伤真阴，治以滋养肝肾，息风潜阳。

秋燥治疗用药应注意“宜柔润，忌苦燥”，因燥性虽近火，但又不同于火，“治火可用苦寒，治燥必用甘寒”。

3. 分证论治

秋燥辨证论治见表46。

表46　秋燥辨证论治简表

<table>
<tr><th colspan="2">证候名称</th><th>临床表现</th><th>病机</th><th>治法</th><th>代表方</th></tr>
<tr><td>初期</td><td>邪犯肺卫</td><td>发热，微恶风寒，少汗，干咳或痰少而黏，咳甚则声音嘶哑，咽干痛，鼻燥热，口微渴，舌边尖红，苔薄白欠润，右脉数大</td><td>燥热初起，肺卫津伤</td><td>辛凉甘润，轻透肺卫</td><td>桑杏汤</td></tr>
<tr><td rowspan="3">中期</td><td>燥热伤肺</td><td>身热，干咳无痰，气逆而喘，咽喉干燥，鼻燥，齿燥，胸满胁痛，心烦口渴，舌边尖红赤，舌苔薄白而燥或薄黄干燥，脉数</td><td>肺燥不解，化火灼肺，阴伤气闭</td><td>清肺润燥养阴</td><td>清燥救肺汤</td></tr>
<tr><td>肺燥肠闭</td><td>咳嗽不爽，干咳多痰，胸腹胀满，大便秘结，舌红而干</td><td>燥热伤肺，肺不布津液亏肠闭</td><td>肃肺化痰，润肠通便</td><td>五仁橘皮汤</td></tr>
<tr><td>肺胃阴伤</td><td>身热已退，或身有微热，干咳或痰少，口、鼻、咽、唇干燥乏津，口渴，舌干红少苔，脉细数</td><td>燥热渐退，肺胃阴伤</td><td>甘寒滋润，清养肺胃</td><td>沙参麦冬汤
五汁饮</td></tr>
</table>

续表

证候名称		临床表现	病机	治法	代表方
后期	邪入气营	身热，口渴，烦躁不安，甚或吐血、咯血、衄血，斑点隐隐或紫赤显露，舌绛，苔黄燥，脉数	燥侵气营，气营（血）两燔	气、营（血）两清	白虎加地黄汤
	燥伤真阴	昼凉夜热，口干，或干咳，或不咳，甚则痉厥，舌干绛，脉虚	燥热伤真阴，邪少虚多	滋养肝肾，潜镇息风	三甲复脉汤

【经典名句】

吴鞠通《温病条辨》中记载“温病燥热，欲解燥者，先滋其干，不可纯用苦寒也，服之反燥甚”。

大头瘟

大头瘟是感受风热时毒引起的，以头面焮红肿痛，伴憎寒壮热为特征的急性外感热病，多发于冬春两季。本病除全身症状外，伴有头面红肿疼痛的表现，故属于温毒范畴。

《古今医案按》载有李东垣用普济消毒饮治疗“大头伤寒”，广施其方而全活甚众的史实。陶华《伤寒全生集》指出本病的病因为“一曰时毒，一曰疫毒，盖天行疫毒之气，人感之而为大头伤风也”，治疗宜“退热消毒”。张景岳在《景岳全书》中称本病为“大头瘟”，将其归属于温疫范畴。俞根初《通俗伤寒论》称本病为“大头风”，病因为“风温将发，更感时毒”。吴鞠通《温病条辨》将本病归于“温毒”范畴，并谓本病“俗名大头瘟、虾蟆瘟”。

现代临床的颜面丹毒、流行性腮腺炎、猩红热等与本病有似表现者，可参照本病辨证施治。

【病因病机】

1. 病因

本病病因是风热时毒，在温暖多风的春季或应寒反暖的冬季容易形成。风热时毒既具有风热病邪的致病特点，又具有热毒的特性，常从口鼻入侵人体。本病发展迅速，易致局部红肿热痛，并造成传播。当人体正气不足，或气血阴阳失调时，更易感邪发病。

2. 病机

风热时毒自口鼻而入，初起邪犯卫气，热毒充斥，因卫受邪郁，故先有短暂的憎寒发热，继而气分热毒蒸迫肺胃，出现壮热烦躁、口渴引饮、咽喉疼痛等里热炽盛的临床症状；邪毒攻窜头面，搏结脉络，导致头面红肿疼痛，甚则发生溃烂。正如《诸病源候论·诸肿候》所述："肿之生也，皆由风邪、寒热、毒气客于经络，使血涩不通，壅结皆成肿也。"本病一般很少深入营血，预后较好。

【诊断和鉴别】

1. 诊断要点

发于冬春季节。初起见憎寒发热、无汗、全身酸楚、咽痛口渴等症，同时伴有明显的肿毒征象。如头面焮赤肿痛，皮肤发硬，表面光滑，界限清楚。多由鼻旁、面颊肿起，向眼、耳、面部蔓延，甚至波及头皮，或出现水疱。伴有咽喉肿痛，但一般不会破溃糜烂。

2. 鉴别诊断

（1）*痄腮*：痄腮即流行性腮腺炎，是全身性病毒性传染病，儿童罹患为多，且以一侧或两侧腮肿为主，其肿胀表现是以耳垂为中心的漫肿，皮肤紧张而不红。儿童常可并发脑炎，表现为呕吐、嗜睡，但可完全康复；成年男性可并发睾丸肿痛，病程约 7 ～ 10 天。

（2）*发颐*：发颐为外科痈疖，属化脓性的感染。急性期也有憎寒壮热、面颊红肿热痛等症状，病变常为单侧，初起下颌角疼痛，肿如核桃，成脓时加剧，红赤肿胀，可波及同侧耳后及颊部，溃破后可从口内颊部流出脓液。

【辨证论治】

1. 辨证要点

（1）*辨病变部位*：先肿于鼻额，以至于面目肿甚者，属病发于阳明；发于耳之上下前后并头目者，属病发于少阳；发于前额、头顶及脑后项下者，属病发于太阳；发于头、耳、目、鼻者，为三阳俱病。

（2）*辨肿痛特征*：肿胀处发硬，肌肤焮红灼热者，热毒较甚；肿胀伴疱疹糜烂者，属热邪夹湿毒秽浊。

（3）*辨病程*：伴见恶寒发热者，病在卫分；若憎寒壮热，或但热不寒，烦躁口渴者，病在气分。

2. 治疗原则

本病以疏风清热，解毒散结为治疗原则。初期以疏风清热，解毒消肿为主。极期以攻下泄热，解毒消肿为主。末期邪退阴伤，胃阴耗伤，则以养阴益胃为主。

大头瘟初起毒壅卫表，卫阳被遏，勿妄用辛温之品，以防助热伤阴；但也不宜寒凉太过，过用寒凉既可致热毒蕴结不解，又易损伤阳气。此外，本病治疗不宜用降药，因病在高巅之上，误用降药可引邪深入，反增治疗难度。

3. 分证论治

大头瘟辨证论治见表 47。

表 47　大头瘟辨证论治简表

证候名称	临床表现	病机	治法	代表方
邪犯肺卫	恶寒发热，热势不甚，无汗或少汗，头痛，头面轻度红肿，全身酸楚，目赤，咽痛，口渴，舌苔薄黄，脉浮数	风热时毒侵犯肺卫，聚于头面	疏风透表，宣肺利咽	加味葱豉桔梗汤
毒盛肺胃	壮热口渴，烦躁不安，头面焮肿疼痛，咽喉疼痛加剧，舌红苔黄，脉数实	肺胃热毒炽盛，上攻头面	清热解毒，疏风消肿	普济消毒饮
毒炽肺胃，热结肠腑	身热如焚，气粗而促，烦躁口渴，咽痛，目赤，头面及两耳上下前后焮赤肿痛，大便秘结，小便短赤，舌红苔黄，脉数	风热时毒内壅肺胃，结于肠腑	清透热毒，攻下泄热	通圣消毒散
胃阴耗伤	身热已退，头面焮肿消失，口渴欲饮，不欲食，咽干，目干涩，唇干红，舌红少津、无苔或少苔，脉细数	热毒消退，胃阴耗伤，津液不足	滋养胃阴	七鲜育阴汤

【经典名句】

巢元方《诸病源候论·诸肿候》中记载“肿之生也，皆由风邪、寒热、毒气客于经络，使血涩不通，壅结皆成肿也”。

烂喉痧

烂喉痧是外感温热时毒引起的，以发热、咽喉肿痛糜烂、肌肤丹痧密布为特征的急性外感热病，属于温毒范畴。本病多发于冬春二季，有较强的传染性，易引起流行。

叶天士《临证指南医案·疫门》记录了治疗以咽痛、痧疹为主症的病案，其中“喉痛，丹疹，舌如珠，神躁暮昏”等表现与本病酷似，可认为是本病首次较可靠的病例记录。金保三《烂喉丹痧辑要》较真实地记录了本病传染流行的情况及临床特征。夏春农《疫喉浅论》、陈耕道《疫痧草》等书均详细阐述了本病的发生发展机理、证治理论和防治经验。

现代临床的猩红热及其他一些出疹性疾病与本病有似表现者，可参考本病进行辨证论治。

【病因病机】

1. 病因

本病病邪为温热时毒，一般形成于冬、春气候偏暖之时，其热毒属性突出，易引起局部气血壅滞产生红肿、疼痛、糜烂及肌肤丹痧密布，故温热时毒又称为“痧毒”。素体阴亏者更易感受温热时毒引起本病。本病传播途径主要为空气飞沫传播和直接接触传播。

2. 病机

温热时毒由口鼻入侵人体，充斥肺胃，故初起发热憎寒，继则邪犯阳明，故见里热蒸迫证候。咽喉为肺胃之门户，热毒充斥肺胃，上攻搏结咽喉，血为毒滞，导致咽喉红肿疼痛，甚至血败肉腐而糜烂；肺胃热毒外窜肌肤血络则出现肌肤丹痧。正盛且感邪轻者，邪毒在肺胃可解。正虚且感邪重者，邪可深入营血或迅速内陷心包，甚至因内闭外脱而死亡。后期，亦可见余毒未尽、阴液耗伤之象。

【诊断和鉴别】

1. 诊断要点

（1）本病发于冬春季节，发病前常有与烂喉痧患者的生活接触史。起病急，急性发热，咽喉肿痛糜烂，肌肤布满丹痧，舌红绛或紫绛起刺，状如杨梅。多数患者在发病后12～24小时内出现丹痧，最早见于颈部、腋下及腹股沟，从颈胸、躯干蔓延到四肢，一般在24小时内遍布全身。皮疹为弥漫性红色小点，疹点之间呈一片红晕。当丹痧遍布全身后，发热便逐渐降退。丹痧消退后有脱屑，但无色斑痕迹。

（2）实验室检查可作为诊断参考。血细胞总数增高，中性粒细胞增多，咽拭子培养示链球菌阳性。

2. 鉴别诊断

（1）白喉：本病与白喉均发于冬春季节，都有咽喉肿痛，但白喉咽喉多有典型的白色伪膜，与口腔粘连很紧，不易剥离，且肌肤无丹痧及皮疹。

（2）麻疹：本病与麻疹均好发于冬春，皆有皮疹。麻疹发病二三日，可于口腔两侧颊黏膜靠臼齿处出现具有诊断意义的麻疹黏膜斑；皮疹出疹也较迟，一般在起病后三四日出现，先从耳后、发际、头面发出，然后遍布全身，最后手足心均现疹点，疹形为点状或融合成片，且高出皮面，疹间皮肤正常，疹后有糠秕样脱屑及棕色斑痕；可有咽喉肿痛，但不溃烂。烂喉痧皮疹多在发病当天出现，先从颈胸、躯干发出，再蔓延到四肢，皮肤皱褶处更为密集，疹间皮肤红晕，压之退色；疹后有鳞片状脱屑；且有显著的咽喉肿痛，甚则糜烂。

（3）风疹：本病虽皮疹初现及出齐时间与烂喉痧相近，但疹色淡红，稀疏均匀，皮肤有瘙痒感。发热等全身症状轻微，一般不伴咽喉症状，皮疹消退较快，一般2～3日即可隐退，无脱屑。

（4）药疹：药疹四季皆可发生，有近期服药史，无明显的卫气营血过程及杨梅舌等表现，一般无咽喉红肿糜烂。停药后症状缓解。

【辨证论治】

1. 辨证要点

（1）*辨病势顺逆*：烂喉痧起病急骤，病情重，传变快，可以从观察痧疹、咽喉、神情、热势、脉象等变化来判断病势的顺逆。痧疹颗粒分明，颜色红活，咽喉糜烂不深，神清气爽，热势随痧疹出齐而下降，呼吸亦趋平稳，脉浮数有力者，为正能胜邪，温热时毒有外达之机，属于顺证。若痧疹稠密，甚至融合成片，颜色紫赤，或急现急隐，咽喉糜烂较深，热势亢盛，身热不降或骤然降于正常之下，神昏谵语，呼吸不利，脉细数无力者，属于正不胜邪，邪毒内陷的逆证。

（2）*辨病程*：初期邪在肺卫，热毒搏结，可见咽喉肿痛、肌肤丹痧隐现，肺卫证为时甚短，或表现为卫气同病。中期气分热毒炽盛，或气营两燔，迅速出现咽喉糜烂、丹痧密布等症。后期常为余毒未尽，阴液耗损。

2. 治疗原则

本病以清泄热毒为基本治则。初起毒侵肺卫，治以透表泄热，清咽解毒；中期热毒壅结气分，治以清气解毒，利咽退疹；热毒内陷营血，治以清气凉血，解毒救阴；后期余毒伤阴，治以滋阴生津，兼清余热。

3. 分证论治

烂喉痧辨证论治见表48。

表48　烂喉痧辨证论治简表

证候	临床表现	病机	治法	代表方
毒侵肺卫	初起憎寒发热，继则壮热烦渴，咽喉红肿疼痛，甚或溃烂，肌肤丹痧隐约，舌红赤，或有珠状突起，舌苔薄白，脉浮数	温热时毒侵袭肺卫，肺胃热盛，毒热上壅	透表泄热，清咽解毒	清咽栀豉汤
毒壅气分	壮热口渴，烦躁，咽喉红肿疼痛，甚则腐烂，肌肤丹痧显露，舌红赤有珠状突起，苔黄燥，脉洪数	毒热壅结，气分热盛，毒窜血络	清气解毒，利咽退疹	余氏清心凉膈散
毒燔气营	咽喉红肿糜烂，甚则气道阻塞，声哑气急，丹痧密布，红晕如斑，赤紫成片，壮热，汗多，口渴，烦躁，舌绛干燥，遍起芒刺，状如杨梅，脉细数	邪毒化火，燔灼气血	清气凉血，解毒救阴	凉营清气汤
余毒伤阴	咽喉腐烂渐减，但仍疼痛，肌肤丹痧渐退，并陆续脱屑，壮热已除，唯午后仍低热，口干唇燥，舌红而干，脉细数	毒邪未净，肺胃津伤	滋阴生津，兼清余热	清咽养营汤

【经典名句】

叶天士《临证指南医案·疫门》中记载“喉痛，丹疹，舌如珠，神躁暮昏”。

温疫

温疫是感受疫疠病邪引起的急性外感热病，起病急，传变快，病情重，死亡率高，发病有一定的季节性和地域性，是温病中具有强烈传染性并能引起广泛流行的一类疾病。

早在甲骨文和《左传》《礼记》中就有“疫”“疠”等病的记载，并认识到疫病与环境、气候异常相关。《礼记·月令》云：“孟春……行秋令，则其民大疫。”《素问·刺法论》云：“余闻五疫之至，皆相染易，无问大小，病状相似，不施救疗，如何可得不相移易者？岐伯曰：不相染者，正气存内，邪不可干，避其毒气。”既指出了疫病有传染性，能引起流行，又强调了人体的正气强弱是能否患病的关键，但即便是体质正常，也应该合理采取防疫措施。张仲景《伤寒论·原序》云：“余宗族素多，向余二百，建安纪年以来，犹未十稔，其死亡者，三分有二。”可见其所言的伤寒已包含了温疫。

明清时期温疫的流行更为严重，鼠疫、霍乱、白喉、天花、猩红热、伤寒、斑疹伤寒等传染病在多地流行，温病学医家们精研典籍，通过大量临床实践，对疫病的病因机理和诊治规律有了更深入的研究和认识。吴又可亲身经历了崇祯辛巳年间疫病的流行，著《温疫论》一书，对温疫的病因、病机、传变、诊断和治疗做了全面系统地阐述，认为疫是感受“疠气”所致，治疗应重在祛邪，并创疏利透达法祛邪，为温疫学说的建立做出了巨大贡献。清乾隆甲子年，京都大疫，余霖在前人理论基础上，结合自身实践经验，撰写《疫疹一得》一书，论述了温疫中以肌肤发斑疹为特点的疫病，主张以清热解毒为治法，创清瘟败毒饮等方，对后世产生了深远影响。

现代临床的甲型流感、人感染高致病性禽流感、鼠疫、霍乱、艾滋病、登革热和登革出血热、斑疹伤寒、流行性出血热、流行性感冒等，凡能引起较大范围流行，与本病有相似表现者，都可归属温疫进行辨证论治。

【病因病机】

1. 病因

温疫的病因是疫疠病邪，其形成往往与反常的或灾害性的气候条件有关，或由于战乱、饥馑、卫生条件低劣、污秽不洁之物处理不善导致疫疠病邪的形成并侵犯人体。疫疠病邪具有极强的致病力，触之极易感染患病，所以温疫具有较强的传染性，可引起较大程度的流行。

本病染邪后是否发病，取决于人体抗邪能力与病邪的盛衰。吴又可《温疫论》指出：“本气充满，邪不易入；本气适逢亏欠，呼吸之间，外邪因而乘之。”说明人体正气强盛，则病邪不易伤人，不能引起发病，即使发病，病情也相对较轻。倘若疫疠病邪太盛，超出人体的防御能力，即使人体正气无明显不足，也难以抵御疫疠病邪的侵犯。正如吴又可《温疫论》所述："无问老少强弱，触之者即病。"可见，本病外因是疫疠病邪，内因是正气亏虚，邪盛正不敌邪。

2. 病机

疫疠病邪侵犯人体，由于感邪方式、病邪性质及毒蕴部位的差异，温疫发病后的病机变化与临床表现十分复杂。但由于疫疠病邪都具备性质暴戾的特性，侵入人体后往往迅速充斥表里、内外，弥漫上、中、下三焦，造成多脏腑、多组织的广泛损害。

湿热属性的疫疠病邪多从口鼻而而入，直达膜原，出现憎寒壮热，继而但热不寒，肢体沉重酸楚，纳呆，胸脘痞闷，秽气喷人，腹满胀痛，舌红绛，苔白如积粉等邪遏膜原的表现，膜原之邪不解则向里传变。

温热属性的疫疠病邪从口鼻入里，充斥三焦，初起即表现为壮热不寒，头痛身痛，鼻干咽燥，口干口苦，烦渴引饮，大便干结，小便短赤，舌红苔黄，脉洪滑等里热炽盛证；邪可内扰心神，或迫血动血，还易出现多脏腑同病，后期邪伤正气，可出现气阴两伤证。

暑热属性的疫疠病邪初起多为卫气同病，入里则熏蒸阳明胃肠；邪甚不解，充斥表里上下，出现气分、营分的热毒症状；热毒深伏，可致昏愦不语。若邪势亢盛，则无明显阶段过程，而直接表现为气营两燔，甚至肝风内动，病情危重。若患者出现明显的神志异常、痉厥、肌肤发斑疹、或有多部位出血，甚至正气外脱的症状，则大多病势凶险，预后不良。

【诊断和鉴别】

1. 诊断要点

（1）起病急骤，初起或见发热恶寒，头身疼痛，口渴心烦等卫气同病证候；或见憎寒壮热，继则但热不寒，苔白如积粉，舌质红绛等邪伏膜原证；或见身大热，头痛如劈，吐泻腹痛，或吐衄发斑，舌绛苔焦，脉浮大而数等热毒充斥内外之象。

（2）传变迅速，症状复杂，病情凶险。可在短时间内出现闭窍神昏、动风痉厥、伤络动血、喘急、厥脱、尿闭等危重证候。

（3）有强烈的传染性，易发生流行，在短时期内即有较多的人患病，应注意有无与温疫患者接触史。

【辨证论治】

1. 辨证要点

（1）辨病邪属性：温热疫毒侵犯，发病以但热不寒，头身疼痛，口干咽燥，烦躁便干等里热症为主。湿热秽浊疫毒侵犯表现为身热不扬，或憎寒发热，周身困重，胸脘痞满，苔白如积粉。暑热疫毒侵犯则表现为高热口渴，唇燥舌干，肌肤斑疹，尿少便结。

（2）*辨病势*：热势、神志、斑疹的色泽及分布可用于判断病势及预后。热势突降，呼吸急促甚至喘憋，神志由烦躁转谵语、昏愦，或发生痉厥，斑疹色深稠密，甚至融合成片，均属病势危急，预后不良的征象。热势逐渐降低，或身热夜甚转为白昼热盛，呼吸平稳，神志无明显异常，或虽外发斑疹，但色泽明润不深，则提示病势好转，预后较佳。

2. 治疗原则

温疫的治疗以祛邪为主，卫气同病治以透表清里；温热疫邪充斥三焦治以升清降浊，透泄里热；湿热疫毒阻遏膜原治以疏利透达，辟秽化浊；阳明热炽，迫及营血治以清胃解毒，凉血化斑；邪毒炽盛，气营两燔治以气营两清，解毒化斑；血分实热，血热妄行治以清热解毒，凉血止血；毒陷心包，肝风内动治以清心开窍，凉血解毒，平肝息风。

应注意温疫初起症状类似表证，不宜妄用辛温解表药。若用辛温解表药，犹如抱薪投火，加重热势，助热伤津，邪热会随升提之性而上逆，出现狂躁、发斑、衄血、亡阳等重症。

3. 分证论治

温疫辨证论治见表49。

表49　温疫辨证论治简表

证候	临床表现	病机	治法	代表方
卫气同病	发热恶寒，无汗或少汗，头痛项强，肢体酸痛，口渴唇焦，恶心呕吐，腹胀便结，或见精神不振、嗜睡，或烦躁不安，舌边尖红，苔微黄或黄燥，脉浮数或洪数	温疫初起，热斥表里，卫气同病	透表清里	增损双解散
温热疫邪充斥三焦	壮热，不恶寒反恶热，头痛目眩，身痛，鼻干咽燥，口干口苦，烦渴引饮，胸膈胀满，心腹疼痛，大便干结，小便短赤，舌红苔黄，脉洪滑	温热疫邪，充斥三焦	升清降浊，透泄里热	升降散
湿热疫毒阻遏膜原	初起畏寒（或寒战）壮热，继而但热不寒，头痛且重，面目红赤，疹粒显现，肢体沉重酸楚，纳呆，胸脘痞闷，呕逆或呕吐，秽气喷人，腹满胀痛，腹泻或便秘，小便短赤，舌红绛，苔白厚腻浊或白如积粉，脉濡数	湿热疫毒，郁遏膜原，困阻气机	疏利透达，辟秽化浊	达原饮
阳明热炽，迫及营血	壮热日晡益甚，口渴引饮，烦躁不宁，或腹满便秘，斑色红赤，甚或紫黑，初见于胸膺部，迅速发展至背、腹及四肢等处，舌红，苔黄燥，甚或干裂，脉洪大或沉实	暑热疫毒，直传胃腑	清胃解毒，凉血化斑	化斑汤

续表

证候	临床表现	病机	治法	代表方
邪毒炽盛，气营两燔	起病急骤，壮热，头痛如劈，两目昏瞀，骨节烦痛，身如被杖，或狂躁谵妄，口渴引饮，或惊厥抽搐，或吐血衄血，斑色深紫，疏密不匀，舌绛苔焦或生芒刺，脉浮大而数或沉细数	邪毒充斥，气营两燔	气营两清，解毒化斑	清瘟败毒饮
血分实热，血热妄行	身热，心烦失眠，斑疹连结成片，颜色紫赤，或兼有鼻衄、齿衄、便血，舌深绛紫暗，脉数	毒侵血分，迫血妄行	清热解毒，凉血止血	犀角地黄汤
毒陷心包，肝风内动	身灼热，肢厥，神昏谵语或昏愦不语，颈项强直，牙关紧闭，两目上视，手足抽搐，呕吐频作，斑疹紫黑，舌质红绛，脉细数	热陷心包，肝风内动	清心开窍，凉血解毒，平肝息风	清宫汤合羚角钩藤汤

【经典名句】

《素问·刺法论》中记载“五疫之至，皆相染易，无问大小，病状相似”“不相染者，正气存内，邪不可干，避其毒气”。

《瘟疫论》中记载“凡人口鼻之气，通乎天气，本气充满，邪不易入，本气适逢亏欠，呼吸之间，外邪因而乘之”。